◎2021年河南省科技厅软科学项目资助

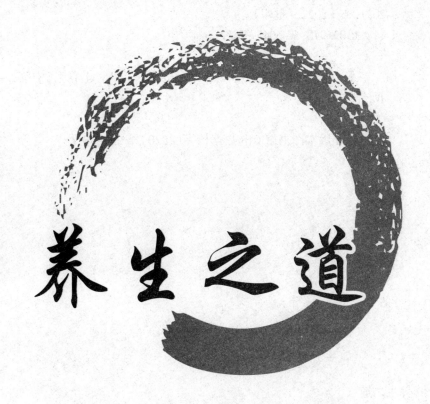

养生之道

李根林　王晓艳　张　楠　主编

郑州大学出版社

图书在版编目(CIP)数据

养生之道 / 李根林,王晓艳,张楠主编. — 郑州:郑州大学出版社,
2021. 6 (2022.9 重印)

ISBN 978-7-5645-7651-6

Ⅰ. ①养… Ⅱ. ①李…②王…③张… Ⅲ. ①养生(中医) - 基本知识
Ⅳ. ①R212

中国版本图书馆 CIP 数据核字(2020)第 257830 号

养生之道

YANGSHENG ZHI DAO

策划编辑	苗 萱	封面设计	苏永生	
责任编辑	李龙传 董 珊	版式设计	凌 青	
责任校对	薛 晗	责任监制	凌 青 李瑞卿	

出版发行	郑州大学出版社有限公司	地 址	郑州市大学路 40 号(450052)
出 版 人	孙保营	网 址	http://www.zzup.cn
经 销	全国新华书店	发行电话	0371-66966070
印 刷	永清县晔盛亚胶印有限公司		
开 本	787 mm×1 092 mm 1 / 16		
印 张	14.75	字 数	340 千字
版 次	2021 年 6 月第 1 版	印 次	2022 年 9 月第 2 次印刷

书 号	ISBN 978-7-5645-7651-6	定 价	49.00 元

本书如有印装质量问题,请与本社联系调换。

前言

人们都希望健康长寿,更希望家人和自己健康长寿。健康长寿是古今中外人类的共同愿望。随着生活水平的不断提高,人们对自身健康问题的更加重视,各种养生书籍应运而生,但大多专业性较强,故受众有限。作为中医人,我们萌生了写一本养生手册的想法,手册中的养生内容大家既能读得懂又能用得上,养生的方法即学即用,让中医"治未病"的思想贯穿于我们生活的点点滴滴,使我们每一个人都能从中受益。

如何搭建本书的内容架构一直困扰着我们,毕竟自觉手中无生花之笔,胸中乏锦绣之心。偶然的一次机会,经领导点拨,我们开始关注《大河健康报》,报纸的版面分为优生、养育、运动、家庭、饮食、心理、女性、养生等栏目,这些内容不正是大众所关注和需要的吗?于是,我们开始每期必读,从中搜集与我们生活密切相关的养生知识。随之而来的是另外一个问题,划分出一个独立的部分让每个人都能读得懂并且能够激发起阅读的兴趣,该部分的语言形式的确立就显得尤其重要。在当今信息化的时代,人们很难有耐心去感受过多平淡的文字信息。于是我们开始查阅大量资料,期待能找到一种简洁明了、可读性强且实用的语言形式,直到看到浙江大学出版社出版的《健身养生名言谚语荟萃》,我们突然明白,谚语是反映劳动人民的生活实践经验,经过口头传的通俗易懂的短句或谚语,这不正是我们要找的言简意赅的语言表达形式吗?于是,我们在书的结尾部分附上有关养生的名言谚语供读者阅读。但是,想写好一本书仅凭日常零散的资料收集是不够的,于是,我们开始了读报纸、读谚语、读养生专著的系统的资料搜集历程,历经5年的搜集、整理、编辑、加工,遂成本书。

本书分为3个部分,第一部分为认知篇,让读者先从思想上正确认识养生,了解养生的重要意义;第二部分划分为儿童篇、女人篇、男人篇、老年人篇,按照人群分类记载生活中遇到的各种养生问题,让读者有的放矢,即用即查;第三部分附上养生名言谚语,让读者读起来朗朗上口,即便是文化程度有限的人读起来都毫不费力。全书内容通俗易懂,内容丰富,特别适合广大群众阅读。

在本书撰写过程中,我们参阅了古代先贤和近现代国内外医学著作和期刊,但因篇幅所限,不能一一列出,深感遗憾。在本书编写过程中,郑州大学出版社苗萱总编辑给予了大力支持和帮助,谨此表示衷心感谢!

希望读者阅读后,在增强自我体质、减少疾病发生、保持健康状态等方面有所收获。限于时间仓促和水平有限,不足之处在所难免,望广大读者批评指正!

王晓艳

2021.01

目 录

3

第一章　绪论

第一节 古代养生箴言中的养生之道

何谓养生？《辞海》中解释为：保护好身体。谈到养生，年近九旬的乔羽说：谁不想保护好自己的身体？在职的人，保护好自己的身体，可以发挥更多能量，为国家为社会多做些事情；退休之人，保护好自己身体，可以延年益寿，安度晚年。养生重要，莫等闲视之！古代名人通过常年实践，总结出很多养生箴言，这些真知灼见仍值得今人借鉴。

一、养生先养德

我国历史上的许多思想家和养生家都把养性和养德放在养生的重要位置，甚至看成是"养生之根"，古代学者就曾提出"仁者寿"的养生理论。《黄帝内经》中所言"恬淡虚无，真气从之，精神内守，病安从来"，就明确提出养生应注重精神方面的保养。唐代医家孙思邈说："百行周备，虽绝药饵，足以暇年；德行不克，纵服玉液金丹未能延寿。"明代养生家吕坤也说："仁可长寿，德可延年，养德尤养生之第一要也。"崇尚养生，并身体力行的药王孙思邈活到百余岁；穷尽一生，希望能够寻找到长生不老方法的秦始皇卒于 49 岁，对比鲜明。科学研究表明，人经常处于紧张、忧郁、压抑的精神状态中，大脑会分泌一种具有剧烈作用的激素——去甲肾上腺素，这种激素一旦分泌过量，会引起血管收缩、血压上升、心率加快，同时容易发生血管栓塞，引起脑梗死。若受损的血管较细，则可引起身体相关部位的症状。故贪婪者早死，清廉者益寿，这是一条人生规律。《道德经》中"德是寿之本""寿源于德"这两句箴言，明确指出养生与养德的关系，养生必先养德，养德可以养生。

二、养"安和"

唐代医家孙思邈在《千金方·养性》中指出，调摄情志应"莫忧思、莫大怒、莫悲愁、莫大惧、莫跳浪、莫多言、莫大笑，勿汲汲于所欲，勿恫恫怀忿恨"。一旦遇到烦恼时，做到"自讼、自克、自语、自解"。

苏东坡一生仕途坎坷，而他却处事豁达、淡泊名利，把"安"与"和"二字视为养生之法宝。被贬为黄州后写下"竹杖芒鞋轻胜马，谁怕？一蓑烟雨任平生"名句，体现了旷达胸怀。"安则物之感我者轻，和则我之应物者顺，外轻内顺则生理备矣。"是苏东坡的养生秘方，他认为"安"即静心，以减少外界的诱惑。"和"即顺心，以顺和来适应外界事物的变化。正如《黄帝内经》所论述的"精神内守，病安从来""积精全神"以延寿祛病。苏东坡正是以此精神对待人生一切不如意的事情，所以他虽然四起四落、颠沛流离，却身体健康、晚年快乐。

三、养生三戒

孔子曾说过,"君子有三戒:少之时,血气未定,戒之在色;及其壮也,血气方刚,戒之在斗;及其老也,血气既衰,戒之在得"(《论语·季氏》)。意思是说,作为一位有道德、有学问的君子,应该对三件事情加以警惕和戒备:年轻的时候,身心尚未完全成熟,不能迷恋女色;等到壮年的时候,体魄强壮,精力旺盛,不能争强好胜;到了老年身心逐步疲惫衰弱,不能贪得无厌。在这里,孔子提出了按少、壮、老3个年龄阶段进行养生的理论。

四、养生"四法"

明代医学家万密斋指出,"养生之法有四:曰寡欲,曰慎动,曰法时,曰却疾。"所谓寡欲,是为了使人的性格坚忍不拔;所谓慎动,是为了保养,安定人的元气;所谓法时,是为了让人的阴阳得以调和;所谓却疾,是说在医药方面要谨慎。个性坚忍不拔,就不会伤害人的根本。保养安定元气,能使人的肢体不会残废;阴阳调和,就不会触犯邪气;在医药方面谨慎,就不会遭遇药物的毒害。

五、养生"五知"

宋代医学家周守忠在《养生月览》中说:"知喜怒之损性,故豁情以宽心;知思虑之销神,故损情而内守;知语烦之侵气,故闭口而忘言;知哀乐之损寿,故抑之而不有;知情欲之窃命,故忍之而不为。"这就告诫我们:喜怒哀乐太过则损性折寿,思虑太过则伤神,话语太多则伤气,纵欲太过则会伤身、甚至夺命,故应节制。

六、养生"六节"

明代医学家江绮石在其著作中写道:"节嗜欲以养精,节烦恼以养神,节愤怒以养肝,节辛勤以养力,节思虑以养心,节悲哀以养肺。"这也是对人体器官如何保养的一个阐释,从精神层面调节生理层面,以达到养生的成效,与周守忠的"五知"有异曲同工之妙。

七、饮食"七宜"

清代养生家石成金指出:"食宜早些,不可迟晚;食宜缓些,不可粗速;食宜八九分,不可过饱;食宜淡些,不可厚味;食宜温暖,不可寒凉;食宜软烂,不可坚硬;食毕再饮茶两三口,漱口齿,令极净。"这些告诫我们,食不可过晚、过快、过饱、过于油腻、过凉、过硬,饭后以茶漱口,以利健康。

八、养生"八乐"

我国清代著名养生家石成金著有《养生镜》一书,其中的《天基乐事》篇讲述"养生八乐",颇具意趣。

一为"静坐之乐":劳作之余,静坐休息,万虑俱忘,恬淡自乐。

中医认为,静则养神。《素问·五运行大论》记载:"神在天为风,在地为木,在体为筋,在脏为肝。"元代道士王处一说:"清心静坐,自是天加护。"静坐使人神清,让人感到快乐。

二为"读书之乐":博览群书,开阔眼界,宽阔胸怀,岂非乐事。

"腹有诗书气自华",读书能够使人风度高雅、气宇轩昂,远胜过服饰上的奢华或家宅中的堆金积玉,而且读书还能使人享有恬淡宁适、心安理得的快乐。

三为"赏花之乐":观赏花木,美化环境,娱目悦心,莫大之乐。

唐代刘禹锡诗云:"唯有牡丹真国色,花开时节动京城。"赏花首看花之色,次闻花之香,花之美在乎"色",亦在乎"香",所谓的"国色天香",缺一不可。

四为"玩月之乐":欣赏夜月,闲坐清玩,心骨俱清,何乐不为。

"玩月"亦称"赏月",即为欣赏夜月,闲坐清玩。郑板桥诗云:"看月不妨人去尽,对花只恨酒来迟。""玩月"最好二三好友,花前月下,闲聊散步,不亦快哉!

五为"观画之乐":品赏绘画,山水楼台,供我娱目,乐在其中。

亭台楼阁、山水树木、人物花鸟,一一跃然纸上,观画是一种视觉享受,也能体会画家的匠心,胸中丘壑,获得精神愉悦。

六为"听鸟之乐":清晨鸟语,百般音韵,清享之乐,高山世外。

鸟鸣宛转悠扬,怡人性情。晨练时听林间鸟鸣,会使心情开朗起来。

七为"狂歌之乐":放歌吟诵,随兴所至,开朗胸心,乐自天来。

"复值接舆醉,狂歌五柳前",狂歌是古人表达精神自由和心灵快乐的一种手段。杜甫诗云:"白日放歌须纵酒,青春作伴好还乡",狂歌可以表达欢喜,也可用来解除心中郁闷,隐士喜欢用狂歌或者啸声表达自得其乐。

八为"高卧之乐":北窗高卧,凉风徐来,转侧神舒,乐似陶春。

王维诗云:"世事浮云何足问,不如高卧且加餐。"人生悠闲自在最得意,任时间流淌,看世间喧嚣,我自高卧,不必自寻烦恼。

享此"八乐",不是神仙胜似神仙。

第二节 养生长寿六字决

近年来中医养生持续升温,人们跟着电视、书籍热情地学习如何饮食、锻炼、防病,可养生的要领到底是什么,很少有人能说清楚。其实,中医养生不是几个方子、几味中药、几个穴位那么简单,其博大精深的内涵可归结为6个字:顺、静、修、调、补、固,真正领会并做到这几点,长寿就离你不远了。

一、顺

养生跟着季节走。古人认为,人身体的变化与四季轮回是一致的,因此,饮食起居、衣食住行必须与季节相适宜。春天万物生发,要养肝、养阳;夏天是生长时节,主养心,要晚睡早起,少发怒,该出汗就得出汗;仲夏季节又热又湿,要注意养脾、化湿;秋天是收获的季节,要养肺、养阴,早卧早起,情绪须安宁,否则会伤肺;冬天讲究养藏、养肾、养阴,要多晒太阳,早睡晚起。

二、静

让心安静下来。《黄帝内经》说:"恬淡虚无,真气从之,精神内守,病安从来"。人安静下来,可以减少很多不必要的消耗,特别是"气"的消耗,做到身体"节能",这样才能预防疾病、益寿延年。大家不妨采取静坐、闭目养神的方式来静养身、慢养心。

三、修

修身行善烦恼少。《易经》里说:"积善之家,必有余庆"。曾子云:"人而好善,福虽未至,祸其远矣"。其实就是说,平时积德行善、豁达大度的人,往往能和这个世界和谐相处,能减少很多烦恼,心情愉悦。可见,修身养性,宽以待人,对别人好,自己收获的将是健康、快乐和长寿。

四、调

多做深长呼吸。人难免会遭遇营养失衡、过度劳累、病邪袭来等诸多不良因素,这时候就要用到"调"字了。《黄帝内经》强调呼吸的调节,即"调息",练习呼吸吐纳。电影《太极2:英雄崛起》里面陈家沟掌门人教杨露禅深吸、缓吐,调理气息,学会用心看世界,参透太极真谛成为一代宗师的情节,从中可以看出调息的重要。因此,建议大家平时多做深长、缓慢、均匀的呼吸,可以练习"丹田息",即用鼻子吸气后,通过意念把气送到下丹田气海的位置(肚脐下1.5寸,约5 cm),然后再把气慢慢呼出来。

五、补

有补有泻最健康。古人推崇用滋补药物调理阴阳、脏腑、气血,原则有三,一是先辨证,二是食补为先,三是补、泻结合。

滋补要因人而异,根据体质进行合适的食补。气虚的人要多吃主食,还可喝鸡汤,吃鸡肉、鸭肉、鱼肉等。补血可用大枣、猪肝、牛肉、羊肉等。补阴气,多吃水里生的,如鸭肉、海参、甲鱼等。养阳要吃牛肉、羊肉、鸡肉、驴肉、韭菜等。春天要养肝,多吃豆芽、豆苗、草莓、菠萝等。夏天吃点苦味食物能去心火,多吃应季的瓜和豆。秋天应多吃应季水果和栗子等坚果,还要吃润肺的百合、莲藕、杏仁。冬天要养藏,多吃根茎类食物,如山药、土豆、红薯、萝卜、白菜。

养生不能一味地补,要补、泻结合。夏天要利湿,可多吃冬瓜、丝瓜、西瓜,火气重的可吃苦瓜、苦菜,吃绿豆排火毒。秋天燥气盛,便秘、口干的人多,应多吃润燥的梨、萝卜等食物。冬天寒气重,可多吃点生姜、肉桂,以驱寒气。

六、固

固就是要固精、固气、固神。中医认为,精、气、神是人体生命活动的根本,被称为"人体三宝",人们常说"天有三宝,日、月、星;地有三宝,水、火、风;人有三宝,精、气、神"。所以保养精、气、神是健身、抗衰老的主要原则,在日常生活中要注意固精、固气、固神3个方面。

固精,就是要保护肾气,最重要的是节欲。此外可吃养肾精的食物,包括各种肉类,还可吃山药、黄精、枸杞子。

固气,一要减少耗气,少说话;二要多晒太阳,补充阳气;三要多做有氧运动,增加氧气;四要通过饮食带来水谷之气。此外,睡眠可养五脏之气,应尽量避免熬夜。

固神,就要调养七情,避免过喜、过怒、过忧、过思、过悲、过恐、过惊,情绪控制好了,身体才少受伤害。

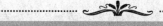

第二章　认知篇

第一节 90%的疾病和情绪有关

每个人的身体里,都有一张关于情绪的地图,恐惧、焦虑、内疚、压抑、愤怒、沮丧……这些情绪不仅带来心理上的变化,90%以上的人甚至还会遭受情绪对身体器官的"攻击"。癌症与长时间的情绪异常有关;焦虑和压力过大会影响肠胃;恐惧则容易紧张,会导致脱发和溃疡……据统计,目前已有200多种疾病与情绪密切相关。美国亚特兰大疾病控制中心研究发现,在所有患病人群中,90%的疾病都和情绪有关。所以这也是老话常说的"病由心生"。

一、情绪对身体的影响很大

现在人们最爱说的一个字就是"累",不仅累身更累心。生存压力让很多人越来越情绪化,有些情绪连自己都没意识到,但身体却早早地发出了"报警信号"。

情绪的变化往往会伴随着一系列生理变化。比如恐惧会让人瞳孔变大、口渴、出汗、脸色发白;而情绪低落或过度紧张时,人会越来越讨厌自己的长相,觉得怎么穿、怎么梳妆都不顺心,然后就会发现自己头发爱出油、鼻翼出油、心烦冒汗,甚至下体分泌物异常或有味。南京脑科医院精神二科主任谢世平表示,不管是正性情绪还是负性情绪,长时间处在某种情绪中不能自拔,会对健康产生不利影响。

二、不同情绪容易引发不同疾病

在亚洲家庭协会行政委员会委员、香港政府专聘情绪管理顾问凌康桐看来,不同的情绪对应着不同的身体疾病。比如恐惧、焦虑会导致腹部疼痛;内疚会引发关节炎;压抑会导致哮喘;经常愤怒的人容易有口臭,还容易发生胀肿;紧张会引发晕车和痛经。

胃肠道被认为是最能表达情绪的器官,心理上的点滴波动它们都能未卜先知。在所有的心身疾病中,胃肠疾病是排名第一位的。比如胃溃疡和十二指肠溃疡,全球约有10%的人一生中患过此病。很多人都有这样的经历:一遇到紧张、焦虑的状况,就容易出现胃痛或腹泻;压力大的时候更容易引起食欲减退。司机、警察、记者、急诊科医生这种高压职业,患胃溃疡的比例较高。其次是皮肤。对很多人来说,紧张时头皮发痒、烦躁时头皮屑增加、睡不好狂掉头发,还有反复无常的荨麻疹、湿疹、痤疮,都可能是长期不良情绪带来的后果。第三就是内分泌系统。女性的卵巢、乳腺及男性的前列腺,最容易受到不良情绪的冲击。

大量临床医学研究表明,小到感冒,大到冠状动脉粥样硬化性心脏病(简称冠心病)和癌症,都与情绪有着密切的关系。心理矛盾、压抑,经常感到不安全和不愉快的人,免疫力低下,容易感冒,一着急就喉咙痛;紧张的人则会头痛、血压升高,容易引发心血管疾病;刻意忍受、紧张焦虑、爱生闷气会导致患癌症风险增加。

三、保持好情绪有三招

坏情绪每个人都难以避免，关键是如何做好自我疏导，将它转变成好情绪，专家们教了大家以下三招。

第一招：一手掌心对准胃脘部，一手掌心对着丹田，闭上眼，缓慢呼吸。

第二招：面对压力情绪无法缓解的时候，可以采取四肢放松法，即深吸气，然后缓慢呼出，四肢肌肉完全放松。多做几个回合，直至注意力从压力这件事上得到转移。

第三招："四一二经络调理法"。四是指合谷、内关、足三里、太冲4个穴位的按摩，每天2次，每次5分钟；一是以腹式呼吸为主的基本气功锻炼法，每天2次，每次5分钟；二就是以两条腿为主的下蹲运动，每天1次，每次5分钟。可起到调畅气血、缓解抑郁的作用。

第二节 精神健康，身体才愉快

祝福亲友，我们经常说"身体健康、心情愉快"，前几年热播的反腐大剧《人民的名义》中的祝酒词却道出健康新知——精神健康，身体才愉快。

剧中的贪腐人物京州市副市长丁义珍出席宴会，地产商王总给他敬酒："祝您老人家精神健康、身体愉快！"祝酒词虽然是戏谑的玩笑，但从健康角度分析，却很有道理。精神不健康，身体一定不会愉快。

法国思想家帕斯卡曾说："人是大自然中最脆弱的芦苇，但人是一根会思考的芦苇。"正因为此，外界事物才会时刻影响人的心情，所以人们常遭遇喜、怒、忧、思、悲、恐、惊7种情志。

中医认为，七情与脏腑的功能活动关系密切，喜伤心，怒伤肝，思伤脾，忧（悲）伤肺，恐（惊）伤肾。正常情况下，人的七情不会危害健康，但如果突然或长时间遭遇一种情志刺激，必会引起对应的脏腑气血功能紊乱，从而引发疾病。

情志致病，在现代医学界也已形成共识。20世纪70年代末，医学界建立起一个全新的医学模式——生物-心理-社会医学模式，该模式从生物、心理、社会等综合因素认识健康和疾病。这要求医生看病不能只见病不见人，要更加关注人的社会生存状态。被七情所伤，会导致焦虑抑郁，但外在表现未必是失眠、胸闷、叹息等其核心症状，也可能是耳鸣、腹泻、头晕等症状。

豫南有位70多岁的老人，头晕2年，做了很多检查，查不出病，吃了很多药，都没效。患者经过心理治疗，最终说出了病根：两年前，村里一个四五岁的孩子被害，歹徒作案手段极其残忍，村民一度惊恐万状，老人也十分害怕大祸降临到自家孩子身上，此后就开始头晕。老人为何会头晕呢？中医认为，恐伤肾，肾主骨生髓，脑为髓海，肾虚则脑空；无痰、无风、无虚不作眩。所以，老人的头晕为惊恐所致。

人体的五脏六腑、耳鼻口舌、筋骨皮毛，都是情绪的靶器官。人体很聪明，能敏锐地感知世界,能记忆储存伤害,也决不迁就。皮肤受过的创伤会留下有形的瘢痕,而心理受过的伤害会留下无形的阴影。所以,精神不健康,身体一定不愉快。要想身体好,需要先调适好心情。

第三节　四部曲调摄情绪

一、怡情畅神

性情是健康的寒暑表。《红楼梦》中的林黛玉,好忧愁伤感,看到月缺花残都要和自己的生活联系起来,黯然落泪。她的精神生活充满了忧愁和悲伤,以致过早死亡。

中医学认为,性情不调,百病丛生;调和性情,则可康泰。所以,历代医家都十分重视怡情畅神的养生作用。如《证治百问》记载:"人之性情最喜畅快,形神最宜焕发,如此刻刻有长春之性,时时有长生之情,不惟却病,可以永年"。怡情畅神何以能养生延年呢?这是因为人的性情同其他心理过程一样,都是属于脑的功能,与神经系统的多种功能相联系,同时影响到人的一系列生理功能。

按照我国古代对情的二端分类法,人的性情可分为好、恶、喜、怒、乐、哀6种。其中好、喜、乐属于积极的性情,恶、怒、哀属于消极的性情。积极的性情使心神稳定,气和血旺,脏腑调和;消极的性情则使心神不宁、气血不和、脏腑失调。现代心身医学也认为,良好的性情有助于人体新陈代谢的平衡,提高人的免疫功能和抗病能力。长期的精神紧张和心理矛盾,使人可能形成一种条件反射状态,往往成为许多疾病的致病原因和诱发因素。

那么,怎样才能做到怡情畅神呢?《黄帝内经》记载的"圣人"养生之道,有四点值得效法和借鉴。一是"适嗜欲于世俗之间",二是"无恚嗔之心",三是"无思想之患",四是"以恬愉为务,以自得为功"。

适嗜欲于世俗之间,是指人们应按照社会一般的观念和行为规范来享受和生活。有悖于这个尺度,就可能引起心理上的不平衡。大千世界,欲望无穷。嗜欲必须胜理合情。《吕氏春秋》指出:"夫乐有适,心亦有适。人之情,欲寿而恶夭,欲安而恶危,欲荣而恶辱,欲逸而恶劳。四欲得,四恶除,则心适矣。四欲之得也,在于胜理"。也就是说,人的性情应当符合四欲四恶的规律,这就提示我们人的欲望必须适度,把握的标准就是世俗观念和规范。不合时宜的雄心勃勃,莫须有的悲观厌世,均不利于身心健康。

无恚嗔之心,是指要少生或及时消除恼怒、愤恨等消极情绪。客观现实常使人产生喜、怒、哀、乐,也是人之常情。真正"无恚嗔之心"者,恐怕举世罕见,但是少发怒、善制怒,通过努力是可以做到的。《友渔斋医话》说:"遇逆境,善自排解""当拂逆而善自释"。这些都要求人们遇到困难时,要善于排解不良情绪。实现无恚嗔之心,首先要养性避之,平时修养性情,陶冶情操,遇事自然不易恼怒。其次是以理抑之,用理智战胜感情,减轻自己的愤怒之气。再次是排而泄之,如有郁怒在心,可向亲人知己倾诉,郁怒自会随之疏泄。最后是转而移之，遇有不顺心之事，可做些与之无关的事情，如体育运动或体力劳动，以转移自己的注意力，使怒气渐渐消除。

无思想之患，是指不宜思虑过度，要放下不必要的思想包袱，减轻精神负担。中医学认为，脾主意与思，若郁思不解，劳心志苦，使脾气郁结，意舍不清。最大的思想之患，莫过于患得患失；最大的精神负担，莫过于名利枷锁。所以，《黄帝内经》提出，养生应"内无眷慕之累，外无伸宦之形，此恬淡之世，邪不能深入也"。如若贵之尊荣，贱之屈辱，心怀眷慕，忘结忧惶，虽不中邪，病也要从内而生。历代养生家告诫人们不要为虚名物欲所惑。稽康在《养生论》中将名利不去作为"养生五难"之第一难，《太上老君养生诀》亦将重名利列为"养生六害"之首，每个人都应懂得，名利为身外之物，强图必伤身、伤志。

以恬愉为务，以自得为功，是指善于养生者，应保持心境恬静、愉快，不要奢望过高，知足者常乐。事实表明，多愁善感、忧郁寡欢的人，往往容易衰老。唐代诗人白居易曾为早年脱发而忧伤。他在一首诗中说："多病多愁心自知，行年未老先发衰"。在他正当中年之际，就感叹自己老了，结果真的过早衰老。相反，心胸豁达、开朗乐观的人，一般心理年龄要比生理年龄要年轻。著名艺术家秦怡，虽年迈但风采犹在。她曾这样说过："人的年龄要逐渐增大，这是不可抗拒的客观规律，但人的精神状态不能因为年龄增大而松垮下来……从精神上来说，无论什么情况，我都尽量保持开朗、乐观。五十岁时，我就想法保持三四十岁那时的风貌，现在六十岁了，又要努力保持四五十岁那时的精神状态。这样就能使一个人始终充满青春的活力"。要做到这一点，关键是要热爱生活，把生活安排得充实、丰富、多彩，培养高雅的兴趣，陶冶高尚的情操，从而才能保持恬愉的心境。

二、以静养神

人只要在清醒状态，客观事物总是感传于心，使心神日理万机，动而难静。如果心神由于客观或主观某些原因的侵扰，过于躁动，神不内守，必然扰乱脏腑，耗气伤精，容易招致疾病，使人早衰短寿。诚如《黄帝内经》所载："静则神藏，躁则消亡"。历代养生家认为，养神之道，莫过于清心静谧。

现代心身医学认为，心理活动失衡容易使人产生焦虑反应，即忧虑、恐惧和焦灼兼而有之的情绪反应，往往引起交感神经系统的功能亢进，出现失眠、头痛等症状。临床研究表明，焦虑反应还与特定的疾病相伴生，如甲状腺功能亢进症、绝经期综合征、经前紧张综合征、嗜铬细胞瘤、类癌综合征等。

以静养神，主要着力于内、外两个方面，即内要心静和外要清静。中医学是从精神养生的角度论述心静的。《黄帝内经》指出："恬淡虚无，真气从之，精神内守，病安从来？"这里的恬淡虚无，主要指心神清静。心静则不躁，神安则不乱，精神自可内守，精气自然旺盛，邪气就不能侵犯，疾病也就不会萌发。说明清静养神，以静制躁，是防疾去病的重要法门。诚如金元四大家之首刘河间所说："心乱则百病生，心静则万病悉去"。

清静养神，以静制躁，也是促使身体健壮、延缓衰老的重要条件。清代养生家曹庭栋认为："养静为摄生首务"。为什么静能强身抗衰。《淮南子》指出："静而日充者以壮，躁而日耗者以老。"就是说，心神安静者，其精气日渐充实，形体随之健壮；而心神躁动者，精气日益耗损，形体必然过早衰老。这就是"静者寿，躁者夭"之理。

　　清静养神，关键要做到两点。一是排除杂念。杂念是扰乱心神的主要根源，世俗纷争常使人心烦意乱，从而导致心神不宁。《黄帝内经》《太上老君养生诀》都倡导减少私欲，知足常乐。所以我们不可存非分之想、图非分之欲。二是适度用神。人要做到绝对的"静思灭想"是不可能的，但思虑过度，必使心亏神躁，耗精伤气。《医术·养生》记载："人身之精气如油，神如火，火太旺则油易干，神太用则精气易竭"。当然，心神也遵循"用进废退"的规律，勤于用脑与思虑过度是不能相提并论的。老子、庄子都倡导摒弃杂念、淡泊名利，专心致志追求理论，实现抱负，成为救世济人的有用之才。

　　外要清静，主要指排除导致心神不宁的外界因素。主要防止的是噪声，噪声被视为无形的环境污染，列为继废气和污水之后的第三大公害。2011 年世界卫生组织（WHO）的报告将噪声污染称之为"现代瘟疫"。我们常说的"吵死人"，说的就是噪声的危害。

　　物理学认为，噪声是含有多种音调成分的无规律的复合声。从环境保护的角度看，凡是影响人们正常学习工作和生活的声音都属于噪声。按照国际标准，在繁华市区的室外噪声，白天不能超过 55 分贝，夜间不能超过 45 分贝；一般居住区，白天不能超过 45 分贝，夜间不能超过 35 分贝。一般认为，噪声在 30 分贝以下时，环境安静，噪声在 50 ~ 60 分贝时，就会对心理活动产生干扰。

　　噪声对身心健康十分有害。声音聒噪，震耳欲聋，常使人头痛失眠、倦怠无力，也使人心烦意乱、脾气暴躁。噪声容易引起动脉血管收缩，加快心脏跳动，使肌肉紧张，瞳孔散大。长期噪声的影响，可促使人体内器官功能失调，特别对哮喘、溃疡、心血管疾病的影响较大。有学者发现，英国大城市的神经官能症患者，每 3 个患者中就有一个是由于噪声造成的。

　　噪声对心理活动的影响也是很大的。它使人的听觉感受性降低，听力下降，注意力不易集中，注意的稳定性减低。噪声使人烦躁、发怒、情绪紧张、不安，甚至精神异常。噪声影响人的思维进程，在强烈的噪声下，思维的连贯性受到很大的影响。噪声可导致人的记忆力下降，进而影响学习效率和工作效率。噪声也会导致人性格特点发生某些改变。噪声对儿童智力发展有很大的危害。意大利奥利机场旁的一所小学，学生整天生活在飞机的噪声中，导致 40% 的学生智力下降，学习成绩下降。

　　噪声对人的心理的危害程度，一方面取决于噪声的强度和频率，另一方面也取决于人的心理状态。那么，怎样可以有效地排除噪声干扰，使人心神宁静呢？首先，人的心理状态要保持愉快乐观。研究发现，人在心情愉快的时候，对噪声的心理反应比较小；人在心情不佳的时候，对噪声的心理反应比较大，噪声可使人心烦意乱。其次，绿化也可以有效降低噪声的影响。声音通过 30 m 厚的灌木丛以后，可使 80 分贝减低 7 分贝。草坪和菜园也有减低噪声的作用。当然，如有条件，最好选择噪声在 30 分贝以下的环境居住生活。

三、常笑舒心

　　据《儒门事亲》记载，项关令之妻患病，不想吃饭，经常叫呼怒骂，欲杀左右。许多医生处以方药皆无效。后由名医张子和唤来两个乐妓，面涂丹粉，扮成戏子，妇人大笑。第二天，又叫乐妓要乐舞杂技，妇人又大笑。同时安排两个很能吃饭的妇女在其身旁狼吞虎咽。这样,没过几天,妇人怒减食增,不药而愈。这就是笑的神奇力量和作用。人们常说:"笑一笑,十年少;愁一愁,白了头""生气催人老,笑笑变年少"。可见,笑是促进人体健康的良方。

笑,能够调节神经功能,促进肌肉运动,加强血液循环,增进新陈代谢。中医学认为,气顺则无疾。笑能疏气,营卫之气周流,气机升降出入有序,气血调和,从而防止早衰,延年益寿。笑,是一种连续性的张口呼吸动作,是一套绝妙的呼吸操,它可形成过度通气,加快体内气体交换。并且能使肺部扩张,胸肌兴奋,排除呼吸道分泌物,通畅呼吸道。英国有位医生,让一个无法自主呼吸的患儿穿着能辅助呼吸的金属背心,这个背心迫使孩子的胸腔一起一伏,借以达到呼吸的目的。医生把孩子带到喜剧院,艺术大师的滑稽表演使患儿发出了笑声,患儿每笑一声,他的胸腔就把人工呼吸器的电流切断 1 次。整个演出使患儿自主呼吸达 40 分钟之久。

笑,能增强迷走神经兴奋,使胃幽门部黏膜 G 细胞释放胃泌素,引起消化液的分泌和消化道的活动,促进食欲,帮助消化与吸收。笑,是一种天然镇静剂,能缓解精神、神经和肌肉紧张,使人安定,疲劳消除,睡眠改善。笑,又是一种天然的麻醉剂,因为它能刺激大脑产生激素,进而引起内啡肽的释放,而这种物质可以有效缓解疼痛。所以,笑能治疗多种痛症。

笑,作为一种愉悦的情绪,还能驱散各种忧愁,解除烦恼,抒发心中积郁,克服孤独、寂寞,调整人的心理活动,从而提高生活情趣和工作效率。所以,人们常说,笑笑精神好,恼恼病倒了。笑的确是一种有效的精神保健操。

由于笑对于调整人体功能,保持身心健康具有如此特殊的功能,所以,人们千方百计寻找愉快,运用欢笑防病治病。在我国,一些擅长心理治疗的中医,在开完药方之后,常常要给患者加上一种特殊的"药引子",这就是每天大笑 8 次。在德国,有人组织了一个"笑联盟",把笑作为一种体育锻炼,甚至还举行笑的比赛。在美国,一些疗养院定期让老年人服用"笑剂",就是让他们阅读妙趣横生的幽默小说,欣赏讽刺取乐的连环漫画,观看逗人发笑的滑稽喜剧。在英国,有一所大学建立了"幽默空洞",人们在那里可以用多种手段进行娱乐。世界卫生组织曾召集过有名望的医学家和生理学家,研究怎样才能长寿的问题,最后,大家认为最好的办法是"快乐"。

当然,物极必反。正如老子所说:"正复为奇,善复为妖"。同样,乐极也易生悲,《黄帝内经》就有"喜伤心"的记载。因为暴喜动心不能主血,喜气太过则缓,心气耗散,反而使"神惮散而不藏"。所以,欢乐过度,特别是狂笑更有害无益。至于那些奸笑、狞笑,那更是不健康的情绪,根本不在养生之列。健康长寿与笑相伴,我们应该笑口常开,以欢乐来拥抱生活。

四、制怒养肝

愤怒,是一个人的意愿和活动遭到挫折而产生的一种勃发粗暴的情绪。荀子认为,怒是由荣辱而生的不快之感。愤怒的程度可以分为轻微不满、生气、愠怒、忿、激愤到大怒、暴怒。一般人都体验过怒的情绪。

怒的起因是很复杂的。例如,愿望受到阻碍而不能实现,秘密、隐私及罪恶被人揭露,权利受到侵犯,事见不平或人见厌恶,人格受到侮辱,自己的努力不被理解,失恋及其他挫折等,都可能在一定的心理背景下产生愤怒。另外,身体状态与心理状态也与愤怒有一定的关系。心境不佳和脾气急躁的人也容易发怒。身体有病或疲劳时,也易发怒。

愤怒,对于身体健康来说,是一种负性情绪。现代心身医学认为,发怒使人交感神经兴奋,心率加快,血压升高。患有高血压、冠心病的人,发怒时,常可使病症加重,甚至导致死亡。发怒可影响唾液,愤怒时唾液增加,但愤怒时间长,唾液则枯竭。愤怒时唾液成分会发生变化,因此吃东西时感觉味道变异,甚至饮酒也觉得酸。愤怒还会影响腺体的分泌,乳母发怒能使乳量减少或使成分改变。有临床研究,长期有压抑、愤怒和不满情绪的人易患肺癌、乳腺癌和食管癌等。总之,强烈或持续的愤怒对人体的健康是不利的。此外,人在愤怒时,意识狭窄,思维局限,不能全面把握问题,容易使工作产生错误。清代林则徐为了不使自己感情用事,特在案头写上"制怒"两个字。人生道路,常有坎坷和挫折,令人气愤的事并不鲜见,但是愤怒不仅伤身,而且容易坏事。所以,我们必须克制自己,尽量不要发怒,怒气一旦出现,又要善于制怒。这里介绍如下几种制怒方法。

(一)让步

遇到使自己愤怒的人和事,应该想到,发怒并非良策,可能会增添新的烦恼,应该采取让步的办法。理智的让步,不仅自己会在心理上获得解脱,还会引起别人的谅解和同情。春秋战国时期,有个蓝田侯叫王述,脾气十分暴烈。后为克服这个弱点,与人相处时,一直采取让步办法,从而不轻易被人激怒。有一回,谢无奕上门大吵大闹,王述强压性子,默然面壁而立,直到谢无奕离去很久,他才长吁一口气,转过身来继续办自己的事情。

(二)升华

遇到令人气愤、不顺心的事,长期处于逆境之中,要善于支配自己的感情,化气愤为干劲,在逆境中奋发。这样,一方面使自己做出一番事业来,另一方面也使自己在有所作为中得到解脱。历史上因屈辱气愤而有所创造的人是很多的。司马迁曾生动描述过:"盖西伯(文王)拘而演《周易》;仲尼厄而作《春秋》;屈原放逐,乃赋《离骚》;左丘失明,厥有《国语》;孙子膑脚,《兵法》修列;不韦迁蜀,世传《吕览》;韩非囚秦,《说难》《孤愤》;《诗》三百篇,大底圣贤发愤之所为作也。"

(三)宣泄

令人气愤之事一旦发生,为了不使悲愤进一步加剧,或是强压在心中憋出病来,就必须设法解散悲愤而形成的"情结"。可以理智地找一个通情达理的人,尽情地倾诉一番自己的委屈,求得他的开导和安慰;或是唱唱笑笑把"气"放出来,实在无法除解痛苦和悲伤,也可短时间地痛哭一场。当然,有的人采取迁怒于他人或损坏公物的粗暴行为,那是不足取的。

(四)转移

发怒时在大脑有一个强烈的兴奋灶,转移怒的刺激物,就是在大脑皮质建立另一个兴奋灶,用以削弱与抵消发怒的兴奋灶。这是一种积极的接受另一种刺激以达到制怒目的的方法。例如,当要发怒时,可强制自己去做一些平时感兴趣的事情。如有意识地唱歌、听音乐,或欣赏名画,或去有利于放松自己精神的环境。天真活泼的儿童常常使人恢复平静的情绪,所以,跟小孩玩耍,也是平息怒气的有效方法。

(五)意控

凡是自我意识比较健全正常的人,发怒时,必会先行意识控制。这是以自己的道德修养与意志修养使消极的愤怒不发生或减低情绪反应。意识控制常以内部语言或文字作媒介。例如在发怒时,心中可默念:息怒! 息怒! 犯不着这样! 这样可使心理活动的动力系统产生抑制作用,从而收到制怒的效果。

(六)回避

生活中如遇有怒的刺激,要主动避开,眼不见则心静,以避免发怒。这当然是一种消极排除愤怒的方法。儒家提倡"非礼勿视,非礼勿听",确能起到回避致怒刺激的效果。

总之,在生活中愤怒的情绪难于完全避免,但只要理智地对待,学会掌握各种制怒的方法,愤怒伤身还是可以避免的。

第四节 吃出健康来

据《中国居民营养与慢性病状况报告(2015)》记载,2002—2013 年我国 18 岁以上成人的超重率为 30.1%,肥胖率为 11.9%,而超重和肥胖是慢性疾病的罪魁祸首。所以健康的饮食在预防慢性疾病中,起着至关重要的作用。如何吃出健康来,食品安全所专家建议从以下 8 点做起。

一、肉、奶、豆、苹果,主食不可少

食物多样化是健康饮食的基础,每天摄入的食物种类要尽量多样化,几乎所有国家的膳食指南中都提到了这点。因为每种食物中所富含的营养有限,不同食物之间的营养成分可以互相补充,因此,吃的食物种类越多,摄取的养分也就越全面。

食物类包括谷薯类、动物类(肉、禽、鱼、蛋、奶)、豆类和坚果、蔬果和菌藻类、纯能量食物(油、糖、酒等)。其中,谷薯类食物作为主食,应该占到每天能量来源的一半以上。

二、顿顿有蔬菜,天天有水果

做到顿顿有蔬菜、天天吃水果,健康就会"赖"上你。世界癌症研究基金会(WCRF)和美国癌症研究所(AICR)汇总分析了世界各国的研究结果,认为有充分证据表明多吃蔬菜和水果能降低多种癌症的患病风险。在选蔬菜时大家可以"好色"一点,比比谁的菜

篮子更富色彩。菠菜、胡萝卜、紫甘蓝、红苋菜……深色蔬菜要占一半。当然,少不了食用菌(口蘑、香菇、木耳)和海菜(裙带菜、紫菜、海白菜)。吃水果则要挑选应季、新鲜的,现吃现买。

三、做菜用盐勺,隐盐别忽视

"盐超标"的危害,虽不如洪水猛兽般来势汹汹,但架不住其长年累月对身体的侵蚀。高盐饮食是国际上公认的高血压的危险因素之一,可诱发脑血栓和心肌梗死。因此,日常饮食中,要注意控制盐的摄入量。

如果实在管不住手里的盐勺,可以按照每人 5 g(世界卫生组织推荐量),把全家一天的用盐量出,每天就限定这些量。控盐就是炒菜少放盐这么简单吗?不完全是这样,我们还要留意隐性盐。看包装上的营养标签,标注 400 mg 钠就相当于 1 g 盐。此外,还要注意酱油、咸菜及各种酱中的"隐性盐"。

四、白开水要喝够,饮料要少碰

过量喝含糖饮料的危害众人皆知,能量高,会导致很多健康问题,但现实中贪求口感而喝饮料的人不在少数。事实上,白水(如白开水、矿泉水、纯净水)是日常生活中的最廉价的保健饮品,而白水中又以白开水为最佳。

每天足量饮水对维持身体代谢和各项生理功能的运转很重要,而饮水不足容易导致体力及脑力下降,影响工作和学习效率,甚至还可能引起一些疾病(如高血压、肾炎、肾结石等)。虽然很多人都认识到健康饮水的重要性,但在日常生活中,很多人只有口渴的时候才会想起来要喝水,也有的人认为只要每天喝水达到一定的量就可以了,于是一次性大量喝水。其实这些想法或者做法都是错误的,当人感到口渴时机体已处于缺水状态,并且开始利用调节系统进行水平衡的调节。此时饮水虽可补充丢失量,但并不是最佳饮水时机,而且往往容易一次性饮大量水,加重胃肠负担,稀释胃液而影响消化功能。所以,饮水应在一天中的任何时刻,少量多次。

五、猪肉少吃点,鱼肉是首选

目前,老百姓在吃"肉"上存在两个问题:一是吃猪肉太多,二是吃鱼肉和海产品太少。鱼肉的蛋白质容易消化吸收,而脂肪含量低,且富含对心血管系统有益的不饱和脂肪酸(尤其是金枪鱼、鳕鱼、沙丁鱼等深海鱼),应该增加摄入量,每天吃 50～100 g。

六、饮食八分饱,吃动两平衡

胖子是一口一口吃出来的,每天吃 10 分饱,甚至 12 分饱,吃得多、动得少,长期下来造成能量在体内累积,就会把自己吃成胖子,吃成"三高"。饮食方面,8 分饱非常重要,尤其是晚餐,如果一下子做不到,那就先从每天少吃一两口做起。养成天天运动的好习惯,特别是快步走、慢跑、游泳、骑车等有氧耐力运动,既可以增强心肺功能,还能提高骨密度。但要注意,保证运动时间(每天 30 分钟以上)及长期有规律的运动才有用。

七、早饭要吃好,三餐要按时

俗话说:"早餐吃得像皇帝,午餐吃得像贫民,晚餐吃得像乞丐"。道理都知道,但许多人却完全反过来,早餐吃得像乞丐,晚餐吃得像皇帝。营养早餐包括4类:主食、肉蛋、奶或豆类、蔬果。如果你只吃了两类或以下,则容易导致营养不足。吃不好早餐是孩子成长的绊脚石,影响学习、体能和认知能力;对成人来讲,不吃早餐也会影响工作效率和健康。年轻人的胃病高发,大部分都是与三餐不按时吃有关,饥一顿饱一顿,这一点也是许多妈妈对孩子唠叨最多的。按点吃饭,消化系统会形成与饮食行为相适应的规律,两餐间隔4~6小时,有利于营养的消化吸收和胃肠健康。

八、新鲜食物好,少买加工品

天然、新鲜的食物营养价值相对较高,而食物在生产加工过程中会破坏部分营养成分,甚至会产生一些对健康不利的物质。比如,粗粮中含有大量对肠道健康有益的谷物纤维,但精细加工后谷物纤维含量大大减少,保护肠道的功能也几乎丧失。这也是结直肠癌高发的重要原因之一。

第五节 买到健康食品的法宝

相信大家不论是去商场超市还是集贸市场买食品,都面临着"挑"食品的问题,大部分人通过看价格、看颜值、凭感觉确定买还是不买。可是,买食品怎么能看颜值、凭感觉呢? 买到健康食品的法宝——看标签。具体从5个方面看标签:一看日期,二看名称、类别,三看配料表,四看营养成分表,五看特殊标识。

一、看日期

日期包括保质期和生产日期。通过看这两个日期,我们可以确定商品是否过期、能否食用。程女士在某商场购买了一些面包,回家后发现竟然已经过期了。如果误食了过期产品,将对她和她的小孩造成极大的伤害。于是,她要求商场对其进行赔偿。根据《中华人民共和国食品安全法》,程女士可以获得1 000元的赔偿金。

买食品时注意看日期是最基本的要求,吃过期变质的食品将会危害我们的健康。

二、看名称、类别

名称和类别决定了食品的性质,有些食品的名称只有一字之差,性质却有天壤之别。

例如,无蔗糖食品等于无糖食品吗? 答案是否定的。无蔗糖食品并不是无糖食品,如果糖尿病患者吃了这类食品,对于自身疾病无疑是雪上加霜。

乳饮料可以代替牛奶吗? 显然不能,因为乳饮料里牛乳的含量是大于或等于30%,

这与牛奶完全是两个概念。孩子还是应该多喝牛奶而不是乳饮料。

橄榄油和橄榄调和油有区别吗？由于国家对橄榄调和油的比例没有具体的标准，所以在一些廉价的基油中加几滴橄榄油也可以叫作橄榄调和油。

所以看名称是很重要的，购买商品前一定要看商品的名称和类别。

三、看配料表

配料表所列出的是食物中含的主料、辅料及添加剂的比例。一般情况下配料表以各种原料占的比例按递减顺序排列。排在第一位的是占比最多的成分。例如，很多人认为蜂蜜姜是蜂蜜制成的，但是看配料表我们会发现，它的配料有姜、食用盐、水、食品添加剂等，从配料表来看，这个蜂蜜姜和蜂蜜没有一点关系。

大家一谈到食品添加剂就色变，其实合理使用食品添加剂是可以有效保持食物的营养成分。但是我们平时说的对人体有害的苏丹红、三聚氰胺等，不是食品添加剂，而是非法添加物。当然了，食品添加剂虽然无害，但是也没什么益处，营养师还是推荐大家多吃原汁原味的食品，这样会更加营养健康。

四、看营养成分表

营养成分表位于包装上面的小方框内，它的组合大概是"4+1"的模式，"4"代表食物的核心要素，即蛋白质、脂肪、碳水化合物和钠的含量，"1"代表能量。NRV 代表食品中所含营养素占人体每日建议摄入量的比例。

有人说吃话梅就是吃盐，这是为什么呢？以某品牌的话梅为例，100 g 话梅中含钠3 260 mg，相当于 9 g 的盐，一天吃 100 g 话梅的话，盐的摄入量就超标了。同款调味紫菜的含盐量差别很大，100 g 烧烤味和 100 g 原味的调味紫菜中分别含盐 750 mg、174 mg，因此同一种食品尽量选择原味的。生产商为了保持面条口感的筋道，会在面条中放很多盐。100 g 方便面和 100 g 挂面中分别含钠 1 650 mg、1 200 mg。做饭时如果放很多带盐的调料，那么每天盐的摄入量就会超标。盐摄入量过多，容易引发高血压、骨质疏松等疾病。

雪糕的脂肪含量特别高。饮料中的含糖量特别高，一般水果味饮料的含糖量是12 g/100 mL，喝一瓶 500 mL 的饮料就会摄入 60 g 糖，人每天正常的糖摄入量是小于50 g，最好是小于 25 g。我们每天糖的摄入量很可能会因多喝了一瓶饮料而超标。

五、看标识

食品中常见的特殊标识包括无公害标识、质量安全认证标识、中国检验检疫标识、食品安全 HACCP 认证标识。无公害食品要求限量使用化肥、农药、激素，禁用高毒、高残留农药。绿色食品允许少量使用化肥、农药、激素。有机食品禁止使用化肥、农药、激素。通过看标识，可以找到那些既营养又健康的食品。

第六节 月饼中的防腐剂与保质期的关系

很多月饼的保质期都不一样，有的保质期不到1个月，有的却长达半年。不少人因此担心保质期长的月饼添加了大量的防腐剂。那么，是不是保质期越短的月饼越好呢？过去有的月饼非常干、非常硬，糖特别多，水分特别少。这种月饼不用添加防腐剂也可以在常温环境下放很久。而现在，人们更喜欢口感酥脆、柔软的月饼，所以月饼的水分含量随之升高，这就会给微生物提供可乘之机。为了能在常温中便于保存和运输，人们就必须借助于防腐剂。

一般来说，蛋白质和水分越丰富，微生物越容易生长，保质期就会短一些。而水分含量越低，糖含量越高，微生物就不容易生长繁殖，保质期就会长一些。很甜的豆沙馅、杂粮馅等月饼，由于其中糖分含量高，就相当于有了天然的防腐剂，比较耐存放，不需要添加防腐剂也可以存放较长时间，这样的月饼添加少量防腐剂就能存放很久。而如果本来基础比较差，比如火腿馅儿的月饼，即便添加标准限量值的防腐剂，在室温下也不能存放太久，保质期就短一些。

所以，月饼保质期限的长短，与防腐剂添加数量的多少并无必然联系。影响月饼保质期的原因是多方面的，制造工艺不同、包装不同、运输条件不同、使用原材料不同，都会导致保质期不同。保质期短并不意味着防腐剂添加量少，因此，不能单凭保质期长短断定月饼的好坏。

第七节 菠菜豆腐汤未必会引起肾结石

坊间流传，菠菜富含草酸，而豆腐富含钙，草酸与钙结合容易沉淀为草酸钙，在肾里形成结石。事实的真相是这样吗？草酸又名乙二酸，是一种有机酸，广泛存在于植物源食品中，易溶于水。草酸进入人体后，先经过消化系统，再进入循环系统。

草酸本身是可以溶解在我们的消化液及血液之中的，但是它容易与一些矿物质元素结合，比如钙，形成难溶的草酸盐。做菠菜豆腐汤时，菠菜中的草酸会与豆腐中的钙结合形成一种不溶于消化液的沉淀物质，食用后会直接排出体外。就好像人吃了一粒沙子进去会通过大便排出体外，这对于人体健康不会产生明显影响。

需要注意的是草酸通过消化道进入血液，会与血液中的钙结合，严重的情况下会引起人体发生功能性低血钙痉挛。如果血液中形成的草酸钙沉淀后会聚集到肾脏或者膀胱里，会引起肾结石或者膀胱结石，这是要引起重视的，要注意避免让过量的草酸进入血液。如何减少菠菜中有草酸呢？很简单，焯一下可以减少菠菜中50%的草酸含量。因此，在做菠菜豆腐汤的时候，菠菜要先焯一下，然后把焯过菠菜的水倒掉就可以了。

第八节　远离冰箱性肠胃炎

每到夏季,各大医院消化内科门诊常常接诊不少拉肚子的患者。在这些患者中,近半数是吃了自家冰箱里的不洁食物后得病。"即使是包上了保鲜膜,食物上的细菌照样会大量滋生",食品卫生专家提醒,冰箱并不是食物的"保险箱"。

一、冰箱其实不干净

很多人认为,冰箱是食物的"保险箱",只要把食物放进冰箱里,就能保持食物既干净又新鲜,然而事实并非如此。全球卫生理事协会在 9 个国家做过一项家庭卫生状况调查,对浴室密封条、冰箱、厨房抹布、水壶柄等日常频繁接触的物体进行了细菌检测。结果发现,浴室密封条是家里最脏的地方,而冰箱内部是第二受污染重地。46% 家庭的冰箱无法通过细菌检测,44% 家庭的冰箱已经有霉菌繁殖扩增的迹象。

参与检测的食品专家介绍,从检测结果看,冰箱里的细菌主要有大肠埃希菌、沙门菌、李斯特菌、志贺菌、耶尔森菌等。这些细菌都是放在冰箱里的食物带进去的。其中,沙门菌主要来自于鸡蛋、肉类等农产品;志贺菌(也就是痢疾杆菌)来自于蔬菜和水果;李斯特菌喜欢"躲"在喝了一半的牛奶里,夏天直接从冰箱里拿冷牛奶喝最容易感染李斯特菌;耶尔森菌主要来自于生猪肉,它是一种嗜冷菌,感染这种菌会导致"冰箱肠炎",每年肠道门诊中有 2% 的患者被检测出感染了耶尔森菌。

冰箱冷藏室温度是 4~8 ℃,耶尔森菌、李斯特菌等嗜冷细菌,在这种温度下反而能迅速增长繁殖,而冰箱内的异味大部分是由细菌产生的。夏天大部分患急性肠胃炎的患者,是因为食用冰箱里的我们认为干净但实际上却被细菌感染了的食物引起的。

二、冰箱食物摆放有讲究

一到夏天,我们冰箱的冷藏室都塞满了东西:豆角、番茄、西瓜、生鸡蛋、面包、葡萄、剩饭剩菜,甚至还有药品的身影。冷冻室则是杂七杂八地放着速冻饺子、带鱼、棒冰等。即使罩上保鲜袋或保鲜膜,随着时间的增长,食物还是会滋生大量细菌。

那么,食物应该如何科学存放？基本的原则是生熟分开。冰箱上层的冷藏室温度较为稳定,剩菜剩饭、饮料、速食品等均可以存放。而下层的冷冻室温度较低,更适合排骨、冷藏肉、半化冻的肉鱼和鲜虾等放入保鲜盒后存放。冷藏室里的抽屉适宜存放瓜果和蔬菜。很多水果如苹果、桃子、梨、哈密瓜等都会释放乙烯,这是一种催熟剂,会让蔬菜提前变黄、变蔫或腐烂,最好分开保存。大块肉冷冻后再解冻,再反复冷冻,容易加速变质,因此最好分割成一次可吃完的量,套上密封袋后放进冰箱冷冻室。特别需要提醒的是,放入冷冻室的食物需要注意"急冻缓融"。肉类清洗净甩干后,立即放入冰箱冷冻保存,要食用时则提前拿出来放在常温下慢慢融化。冰箱门是冰箱里最"温暖"的部分,这里最好留给最不容易变质的食物,如调味品、果汁等。馒头、花卷、面包等淀粉类食物放在冷藏室,会加快变干、变硬,最好先用保鲜膜或保鲜袋装好后再放入冷冻室。

第九节　素食养生并不是你想的那样

看到一则新闻,一女子因长期吃素食,晕倒在水果摊前,虽经抢救挽回了生命,但这件事却为我们敲响了健康警钟。现在很多人都在进行素食行动,笔者在这里想说:"素食,真的不是大家想的那个样子。"

和身边素食的朋友聊天,他们会和你讲很多有关吃素以后的积极感受,例如,身体变得轻松、精神变得愉悦、在国外素食有多么流行等等。我相信这些朋友讲的确实是他们的切身感受,不过,理性地思考一下,有时自身的感受未必反映的是真正正确的事情。

首先,素食群体属于小众群体,素食这种行为很多时候是通过互相推荐进行传播的,因此,这种"小众群体"很容易形成一个非常特殊的文化氛围。素食者处在这样的环境中,自然会推崇素食,这和所谓的"企业文化"是同样的道理。

其次,素食的确会给人带来不一样的感觉,这种感觉就是饥饿感来得要比普通膳食更快一些,这是因为素食的食材本身都是植物性食物,在体内消化吸收会比动物性食物快。而且,植物性食物中的膳食纤维丰富,因此,在排便时的感受要比普通膳食顺畅很多,对于那些原本动物性食物吃得很多、在短时间内开展了连续几天的纯素膳食者,这种感觉尤为明显。这种感受还会让一些因为动物性食物摄入过多而身患代谢性疾病的人感到自己好像突然抓到了"健康的救命稻草"。

最后,就是对素食的理解出现误差。目前社会上的一些素食餐厅用豆制品把菜肴做成海参、鲍鱼、大虾、猪肉、牛肉等食物的样子,吃到嘴与肉味接近。如果从美食的角度来看,我们无权评判,但是从营养学的角度来看,或者从素食健康的角度来看,这些菜肴真的算健康素食吗? 健康素食是指人对食物的选择产生自主改变,主动放弃(或部分放弃)动物性食物的具有情怀的饮食行为,是以不食肉、家禽、海鲜等动物性食物为主,追求健康而产生的积极影响的饮食行为。如果为了口腹之欲而选择上述所谓素食,其实违背了健康素食的核心内涵。

从另一个角度来说,一个人真正放弃了口腹之欲,真正意义上完全坚持吃素食后,也很难让自己的身体变得真正健康。当然,这种健康风险是隐匿的,是难以发现的,就如开篇介绍的那位女性,就是一个典型例子。

目前,很多素食者要求自己不吃或仅吃部分动物性食物,我们称为全素、蛋素、奶素、蛋奶素等。在这几类人群中,全素的风险最大,新闻中报道的女性就属全素,她坚持 2 年多不吃任何动物性食物,完全用植物性食物代替。更可怕的是,她每天吃的素食不仅品种单一,而且数量也很少,只有少量米饭、叶菜及水果。这种长期不合理的膳食,导致她出现了厌食症,体重也降到了健康体重以下,体内铁、多种维生素和微量元素、矿物质严重匮乏,进而出现了生命危险。

因此,如果您有素食的诉求,那么更重要的是需要对素食进行合理搭配,尽量不要选择纯素食,同时有几条健康素食的建议提供给您。

1. 谷类为主,食物多样,适当增加全谷物食物的摄入。

2. 增加大豆及其制品的摄入,每天 50～80 g,尽量选用发酵豆制品。

3. 常吃坚果、海藻和菌菇类食物。

4. 蔬菜、水果要充足。

5. 合理选择烹调油。

在进行素食的同时,兼顾以上 5 条建议,可以让素食对您的身体产生真正意义上的健康影响。

第十节　脂肪肝不只是胖人的专利

40 岁的杨先生对自己的体检结果感到很惊奇,自己一向身材清瘦,已坚持吃素 10 多年了,体检时竟然查出了脂肪肝。杨先生对体检结果产生了怀疑,自己不抽烟,只喝点酒,即使素食也是食不过量,零食也只吃瓜子之类的果仁类,怎么会患上脂肪肝?

其实,认为"吃素食的瘦人不会患脂肪肝"是一个误区。脂肪肝不只是胖人的专利,瘦人同样会患上脂肪肝,不过,这种脂肪肝并非营养过剩所引起,而是由于营养不良所导致。像杨先生这样,10 多年来坚持素食和节食,使营养摄入不能满足机体需要,体内缺少蛋白质和维生素,影响蛋白质及磷脂的合成,致使脂蛋白生成不足,缺乏胆碱、氨基酸或趋脂物质,从而引起人体内的白蛋白合成减少,促使脂肪组织分解和动用脂肪,大量脂肪酸从脂肪组织中释放进入肝,最终导致肝内脂肪积蓄,形成营养不良性脂肪肝。因此,吃素者出现脂肪肝也就不足为奇了。

除了长期吃素可引发脂肪肝外,其他一些消耗性疾病和行为同样可引发脂肪肝,如长期腹泻、肺结核、长期厌食、吸收不良综合征及过度减肥等。特别值得一提的是药物减肥,几乎所有的减肥药对肝都有损伤,再加上减肥者严格节食,更易患上脂肪肝。

在日常的生活中,喝酒和吃瓜子等果仁也是患上脂肪肝的诱因之一。众所周知,酒易伤肝,酒精进入人体后 90% 在肝代谢,长期饮酒可引起肝内脂肪氧化减少,引发酒精性脂肪肝。而瓜子等果仁类食物,本身所含的蛋白质和油脂比较高,像葵花籽,光是脂肪含量就占了一半,热量比较高,长期进食过多会加重肝负担,这也是诱发脂肪肝的原因之一。

事实上,引起脂肪肝的原因很复杂,也没有特效的治疗药物。只要人们在日常生活中注意合理搭配饮食,即增加蛋白质的摄入量,重视脂肪的质和量,戒酒并限糖、限盐,减少胆固醇的摄入量,保持生活规律,避免服用伤肝药物,积极参加运动,就可远离脂肪肝。

第十一节　吃素不一定就能减肥

生活中,与一些素食者交流,他们往往会说,素食会让人变得清瘦,身体更轻便,精神更好。但同时,人们又发现,素食者肥胖的也不少。吃素与减肥瘦身可以画等号吗?

一、能量平衡与否是关键

当然一个人是否肥胖,受很多因素影响,如饮食、运动、精神状况和疾病等。除了继发性肥胖和遗传性肥胖以外,肥胖者中99%属于单纯性肥胖,即因能量摄入和消耗之间的不平衡引起的体重增加。

为什么我们每个人在一段时间内体重可以基本维持不变呢?主要是因为我们在这一段时间内从食物中摄入的能量和消耗的能量大致平衡,所以体重维持稳定状态。对于长期从事轻体力劳动的城市人群来说,女性每天大约需要 2 100 cal 能量,男性需要 2 400 cal 左右。

二、素食增加进食量

由上面分析可知,人体体重变化与否取决于摄入的总能量与消耗之间是否平衡,而不完全与肉食还是素食有关。而且在生活中,我们常常会发现,很多素食者进食量比吃素前明显增多。笔者有几个素食朋友,经常在微信朋友圈和微博上晒她们的零食,这些零食品种繁多,除了肉类及相关加工品不吃,其余几乎包罗万象:膨化食品、薯条、炒豆子、板栗等。我曾经很诧异地问她们,为何这么爱吃零食,她们往往回答我,吃素总有一种没饱的感觉,容易饿。

我们常常有这种体会,早晨吃馒头和吃肉包子,到中午的时候,明显吃馒头容易饿,这是因为人们在进食肉类后,在肠道内能产生一种肠抑胃素,使得人体产生一种饱腹感,而且肉类含有丰富的蛋白质和脂肪,不易消化,所以吃肉更耐饿。所以素食者会通过增加主食摄入和食用零食的方式来消除饥饿感。而很多零食,如油炸类食品及坚果类是高能量食物,所以素食者每天获取的总能量并不一定少于一般人群。

三、烹调方法影响能量高低

我们说素食是低能量食物,往往针对的是未加工的食物如蔬菜。而一旦经过烹调加工,实际从素食中获取的能量可能会更高。这主要取决于烹调方法,素食的烹调手法决定其热量及脂肪含量。

脂肪是能增加食物口感和风味的食物,有一种使人愉悦的香味,能给人一种饮食的满足感。巧克力这么受青睐,就与其中含有较多的脂肪关系很大。素食因为缺少脂肪,所以加工的膳食就寡淡无味、口味较差。为了增加素菜的香味和口感,在烹饪过程中一般会多用油、多放调味料。这样一来,人在不知不觉中反而会摄入更多的隐性脂肪,也更容易引发一些疾病。

现在城市地区素菜馆越来越多,很多素菜做得非常美味,而且会模拟出荤食的状态,让人们更容易接受素食,这不失为一种素食烹调多样化的体现,也积极传播了素食文化。这样色、香、味和形俱佳的素食,谁能拒绝呢?但,这里面油、盐、糖会少吗?很多人会因为其是素食,觉得能量低,大快朵颐,反而在不知不觉中增加了能量的摄入。

四、纯素食不可取

素食因为食物单一,如果搭配不合理,容易导致人体营养缺乏。如植物性食物中所含的锰元素人体很难吸收,只有肉类食物中所含的锰元素才容易被人体吸收,完全不吃荤(也包括不吃牛奶、鸡蛋)的人,营养不均衡,免疫功能较弱,素食者贫血更高发。素食者往往容易缺乏锌和脂溶性维生素,会带来相应的健康问题。所以,建议不要采用纯素食,可适当食用些牛奶、奶制品及蛋类,多吃些菌菇类、豆类和坚果类,尽量做到膳食合理平衡。

第十二节　脂肪"青睐"腰腹部

"肉全长在肚子上了""唉,一不小心,腰上游泳圈又大了一圈",这样的抱怨,您是不是经常听到或者经常自己感慨?为什么脂肪就这么爱长在腰腹部呢?这是腰腹部自身的特点和外部因素共同作用的结果。腹部有其自身特征,腹壁本身就有两层脂肪。而腹部内有众多脏器,特别是消化道的脏器,人胖了以后内脏脂肪也会堆积。另外腰腹部一般都很少得到活动锻炼,再加上办公族上久坐不动,脂肪很容易"爬上"肚皮。

腹部脂肪多可能还跟人体的消化系统有关。据相关研究发现,脂肪在人体中囤积的速度,通常比我们想象得要快很多。研究表明,人们在吃下大餐约3小时后,食物中的脂肪就会迅速积累到腰部。腰部脂肪组织的细胞最容易"黏住"这些脂肪滴,并将其储存起来。不过,在进食早餐后,只有一少部分脂肪会储存在腰部;但是进食晚餐后,食物中一半左右的脂肪都会囤积在腰部。

第十三节　运动减肥"越减越肥"

很多人都知道,要想减肥,绕不开"管住嘴、迈开腿"这条经典道路。和前些年的辟谷、三日苹果餐、七日蔬菜汤之类极端减肥方法相比,运动减肥已经成为新的时尚。

不过,很多增加运动量减肥的女生都会纠结一件事:为什么开始运动一两个月之后,体重不但没有下降,反而增加了呢?

一、弄清体重构成，科学认识减肥

体重到底是由什么构成的呢？中国农业大学副教授范志红指出，其中有骨骼、肌肉、血液、淋巴液、组织间液，还有脂肪。以上每一类身体成分多少，比例怎么样，就叫作"体成分"。骨骼重量不能太低，因为骨骼重量太低，往往意味着中年时有骨质疏松的风险。内脏肌肉减少，也就意味着代谢功能下降。四肢肌肉减少，意味着体能衰弱。整体来说，肌肉的衰减，与代谢率的下降直接相关，而代谢率下降，意味着能量消耗减少，会让人形成"易胖难瘦"的体质。而体液对人体的健康也极为重要，体内水分还和人体的年轻程度、皮肤状态和肌肉数量密切相关。婴儿的身体水分含量最高，而老人的身体水分含量最低。了解了这些基本道理就会明白，减肥的时候，我们要减的不是骨骼、不是肌肉、不是身体水分而是要减脂肪。只有过多的脂肪才会给我们带来疾病的风险，带来臃肿的身材。降低体脂肪的比例，让它达到合理范围，才是真正的减肥。

二、减脂比减"质"更难

减少脂肪和减少肌肉相比，速度完全不同。减少 1 kg 的纯脂肪，需要消耗掉 9 000 cal 的热量，在体重秤上的表现，却只有不到 1.2 kg 的体重下降。即便一名女士一天当中什么都不吃，热量摄入是零，而且正常生活，消耗 1 800 cal 热量，也只能减少 200 g 左右纯脂肪，这点体重变化甚至可以忽略不计。

但是，减少 1 kg 的纯肌肉蛋白质，却会有 3 kg 以上的体重下降。这是因为，蛋白质在体内不是以干粉形式存在的，它总会结合大量的水分。不言而喻，减蛋白质的减肥方法，会带来非常神奇快速的体重变化；而踏踏实实减脂肪的减肥方法，速度是非常缓慢的，缓慢到让那些浮躁的减肥者无法忍受。一般来说，凡是饥饿、半饥饿减肥所减少的体重，除了脂肪的分解，还有很大比例来自于蛋白质的损失。而在体重秤上所表现出来的体重下降，则大部分来自蛋白质和水分的损失。虽然减蛋白质的方式会带来体重秤上的数字变化，但减少蛋白质之后，人体不仅健康受损，体能下降，身体也会变得松垮。

三、运动初期体重会增加

为什么运动减肥会增加体重呢？对于那些原本体能很差、肌肉薄弱的人来说，运动不仅消耗了脂肪，还加强了内脏功能，提高了肌肉在体成分中的比例。然而，肌肉的比重大于水，脂肪的比重则小于水，如果减肥者的身体消耗掉 1 kg 的纯肌肉蛋白质，体重会下降 3 kg 左右；如果减肥者消耗 1 kg 纯脂肪，大约可以减掉 10 kg 的体重。因此，消耗了 1 kg 脂肪，却增加了 1 kg 肌肉蛋白质，那么就必然会表现为体重上升。在运动的初期，这种情况最为明显。

按照世界卫生组织和我国运动医学专家的建议，即便不减肥，仅仅为了避免提前衰老，为了避免各种慢性疾病，也应把每周 150 分钟的运动坚持一生。

第十四节　运动健身不需要喝运动饮料

不管是在健身房还是在办公室,运动饮料和营养素饮料出现的频率越来越高,甚至撼动了水在解渴界的王牌地位。《消费者报道》向第三方权威检测机构送检了宝矿力水特、佳得乐、尖叫、健力宝、屈臣氏爱动等5个品牌主流运动饮料及维动力、水动乐、脉动、魔力维他命等4个品牌营养素饮料,检测其葡萄糖、果糖、蔗糖、麦芽糖的含量。检测结果显示,这9个品牌饮料的含糖量相差较大。专家指出,只有参与较强运动强度、长时间持续运动的消费者才需要饮用运动饮料,普通人群如运动减肥者和较低的运动强度者,则不必通过运动饮料来补充水分。

一、总糖含量低、葡萄糖含量略高的运动饮料较好

饮料中含糖量过高一直饱受诟病。一级营养师焦通说:"饮料中添加的糖主要是葡萄糖、果糖等单糖及蔗糖等双糖。在运动饮料中添加糖的主要目的是为饮用者供给能量,同时也有调节口感的作用,运动饮料的口味往往都很好,无形中会增大饮用者糖的摄入量。"

华南理工大学轻工与食品学院教授叶君解释说,"饮料中甜味的来源不仅仅是标签上的碳水化合物,还有未标注的甜味剂等""添加的糖并不是越多越好,如果饮料中的含糖量过高,对于低强度运动人群、减肥者及糖尿病患者会有一定的风险""在进行持续时间30分钟以上的中、高强度运动时,如果单以迅速补充能量为目的,建议消费者选择总糖含量低、葡萄糖含量稍微高的运动饮料"。

此次检测的总糖为4种糖的总和,包括葡萄糖、果糖、蔗糖及麦芽糖。但此次检测的9款饮料均没有明确标示葡萄糖含量。根据《食品营养标签管理规范》要求,每100 mL含糖量小于或等于5 g的饮料即可称为低糖饮料。此次检测的9款饮料中有3款饮料达到低糖的要求,屈臣氏爱动运动饮料含糖量为4.1 g/100 mL、水动乐、脉动的含糖量分别为4.4 g/100 mL和5.0 g/100 mL。总糖浓度最高的为维动力气泡维生素饮料,其总糖浓度达到7.1 g/100 mL。

二、运动强度不够大,喝运动饮料弊大于利

饮用运动饮料目的是迅速补充体力,只有在进行高强度运动(如马拉松、激烈体育比赛时)才需饮用,普通的消费者大多数是运动减肥,不必选择运动饮料来补充体力。在进行慢跑、散步等低强度运动过程中,若短时间摄入过多的葡萄糖,则会使得人体内血糖迅速升高,造成血糖的大幅度波动,导致运动中能量供给的不稳定,会影响动作的质量、速度和准确性,疲劳会提前发生,发生运动损伤的风险就会增加。除此之外,高葡萄糖含量对于胰岛素分泌不正常的人群尤为不利。

"如果运动强度不大,运动时长不足一个小时的话,喝水就能够满足身体补水的需求,若通过饮用运动饮料或者其他含糖饮料来补水,反而是缘木求鱼。"北京体育大学教授张一民强调。

一般情况下,人体的供能方式的先后顺序是糖、脂肪、蛋白质。如果运动过程中饮用过多的饮料,而运动强度不足或持续运动时间短,将不能完全消耗所摄入的葡萄糖、果糖、蔗糖等简单糖,那么它将最终转化为脂肪储存于体内,这不仅不能够达到减肥的目的,反而会出现越动越肥的怪现象。

第十五节　低脂饮食不只是控制食用油这么简单

低盐低脂,通常的理解是膳食要清淡少盐,即不要太油腻、太咸。《中国居民膳食指南》建议,正常成年人每人每天烹调油用量不超过 25 g 或 30 g。那么,是不是每天做到烹调用油不超标,就意味着达到了低脂的标准呢?脂肪不只是食用油,还有很多形态,而且也有好坏之分,日常饮食需要注意区别。

一、"低脂"的真正含义

从营养学角度讲,低脂实质包括两层含义:一是限制脂肪的数量,即每日脂肪总量不超过 50 g;二是考虑脂肪的质量,即保证饱和脂肪酸在合理范围、反式脂肪酸不超标。怎样才能做到呢?烹调油是提供脂肪的一个大户。首先,要合理选择有利于健康的烹调方式,如蒸、煮、炖、焖、水滑熘、拌、急火快炒等。用煎的方法代替炸也可减少烹调油的摄入,这是减少烹调油的首选方法。其次,要坚持家庭定量用油,控制总量。可将全家每天应食用的烹调油盛入一量具内,炒菜用油均从该量具内取用,逐步养成控制用油量的习惯。再次,减少猪肉、牛肉、羊肉等(饱和脂肪酸含量较高)的摄入,适当增加鱼肉、鸡肉等。

二、合理的脂肪摄入即饱和脂肪酸、反式脂肪酸不过量

脂肪是人体必需营养素之一,可以为机体提供和储存能量,参与构成人体组织成分,供给人体必需脂肪酸,还有助于促进脂溶性维生素的吸收。但如果脂肪摄入不合理,也会给机体带来危害。

合理的脂肪摄入有两项标准:一是饱和脂肪酸含量不能过高,二是反式脂肪酸含量不能过高。脂肪酸是脂肪的基本构成单位,按饱和程度可以分为饱和脂肪酸、单不饱和脂肪酸和多不饱和脂肪酸。如果饱和脂肪酸摄入过多,往往伴有胆固醇过量,会增加罹患动脉粥样硬化等心脑血管疾病的风险。脂肪酸还可以按空间结构分为顺式脂肪酸和反式脂肪酸,如果反式脂肪酸摄入过多,可能升高低密度脂蛋白胆固醇(LDL,其水平升高可增加患冠心病的危险),降低高密度脂蛋白胆固醇(HDL,其水平升高可降低患冠心病

的危险），因而也会增加患冠心病的危险性。

三、学会识别"变装"的反式脂肪酸

反式脂肪酸已广泛存在于我们的日常食物中。从健康角度出发，应严格控制其含量过高的食物，如酥脆饼干、曲奇、派、起酥面包、洋葱圈、巧克力布丁、巧克力糖、巧克力热饮、巧克力酱、花生酱、沙拉酱、冰激凌、奶茶、咖啡伴侣、奶油糖果及各种休闲点心、酥香面点、煎炸食品等。

而且，反式脂肪酸在食物配料表中的标注极其混乱，经常会以不同身份出现。如果见到氢化植物油、植物起酥油、精炼植物油、食用植物油、高档奶油、黄奶油、蛋糕油、酥皮油、酥油、代可可脂等标注，可千万不要被它们蒙混过去。虽然目前我国居民膳食中反式脂肪酸摄入量低于欧美国家，尚不足以达到对机体产生严重危害的程度，但为了健康也应尽可能少吃富含反式脂肪酸的食物。

从严格意义上来讲，脂肪不应该有好坏之分，只要我们摄入的食物中各种脂肪酸比例在合理范围，反式脂肪酸含量不超标，而且总脂肪不过量，就不太会对健康产生负面影响。

第十六节　隔夜菜不一定致癌

节俭是中国人的传统美德，所以吃隔夜菜似乎是很平常的一件事情，大多数中国人都曾经吃过隔夜菜。熟菜如果放置的时间久了，在细菌的作用下，会生成亚硝酸盐。在一定的条件下，亚硝酸盐在胃中和胺类物质可以合成亚硝胺，亚硝胺是一种明确的致癌物质。

查阅相关报道，曾经有检测机构将素菜和荤菜分别放在冰箱和常温环境下，经过8 小时、16 小时后，查看细菌菌落总数究竟会发生怎样的变化。如果细菌菌落多，剩菜剩饭产生亚硝酸盐的概率也将增高。检测人员从饭店带回来炒青菜、韭菜炒蛋、红烧肉和红烧鲫鱼。带回实验室后，经初始检验，这 4 个菜没有任何亚硝酸盐。随后，检验人员将4 个菜分装进一次性降解餐盒，包上保鲜膜后，分别贴上 6 小时、18 小时、24 小时的标签。然后，将这些样本都放进实验室冰箱，在 4 ℃下冷藏（这个温度也是普通家用冰箱设置的温度）。6 小时后，检测人员打开冰箱，把贴有"6 小时"标签的炒青菜、韭菜炒蛋、红烧肉和红烧鲫鱼取出来，然后放进微波炉，用中低火加热 1 分钟，拿出微波炉后，这些菜肴看起来仍然很新鲜。"6 小时基本上就是白天一日三餐的间隔时间，也就是说，午饭吃剩下的菜，到了晚上再吃。"检测人员介绍。结果发现，6 小时后剩菜中亚硝酸盐含量都有所增加，炒青菜增加了 16%，韭菜炒蛋增加了 6%，红烧肉增加了 70%。其中，红烧肉中亚硝酸盐含量已超过了国家《食品中污染物限量标准》中"肉类 3 mg/kg"的限量标准。18 小时后，检验人员用微波炉加热后进行检测。结果发现，炒青菜中亚硝酸盐含量增幅非常大，比 6 小时增加了 43%，红烧鲫鱼增加 54%，韭菜炒蛋增加 47%，红烧肉中亚硝酸盐含

量变化不大。24 小时后的检测结果发现,4 个菜肴亚硝酸盐含量继续大幅增加,且全部超过了《食品中污染物限量标准》的限量标准。看来,时间成为剩菜剩饭是否有危害的关键因素。

"亚硝酸盐多,并不一定代表能致癌,只有亚硝酸盐在胃中和胺分子可以合成亚硝酸胺之后,才能致癌,现代医学证明,亚硝酸胺是一种明确致癌物质。"专家表示,"普通老百姓多吃一些维生素 C,可以预防亚硝酸胺的产生。"维生素 C 可以与胃中的胺分子结合,从而阻止这些胺分子与亚硝酸盐结合,这样,就能阻止亚硝酸胺的产生,也可以说,维生素 C 和亚硝酸盐是一种竞争关系,维生素 C 在胃里的浓度大,体内的亚硝酸胺含量就低,不容易致癌;亚硝酸盐在胃里的浓度大,体内的亚硝酸胺含量就高,容易致癌。

虽然隔夜的绿叶青菜容易产生亚硝酸盐,进入人体后可能生成致癌物质亚硝酸胺,但要长期、大量食用才会对身体造成影响。所以剩饭剩菜最大的问题不是致癌,而是营养成分的流失和吃坏肚子。

第十七节 "以饿养生"不能盲目跟风

时下,在"以饿养生"的人群中,中青年和体重偏胖的人士居多。很多人是为了达到减肥瘦身的目的,还有一些人是为了以此排除体内毒素、降低心脑血管病危险。

历代医家有"想长寿、肠须清"之说,此话有一定的科学道理。适度的饥饿能使自主神经、内分泌和免疫系统受到冲击,然后通过机体生理内环境稳定功能的重新调整,提高人体承受生理负担的能力。适当饿肚子还可以让身体的一些器官得到休息。

饥饿疗法有一定科学道理,但讲究很多。人们不要盲目禁食,而是要遵循一定的方法。在断食期间一定要正常饮水,可以服用一些富含营养的蜂蜜、果汁、酵素等。另外,因每个人的体质不同,"以饿养生"的方式也不同,最好在专业人士指导下进行,切勿盲目跟风。

对营养过剩的超重人群来说,适当的节食有益于健康,能起到控制肥胖、降低体重的作用。需要提醒的是,初次尝试的人一定要量力而行,慢慢尝试着调整自己的饮食方式,循序渐进,时间不宜过长。断食结束后,头几天最好吃流食,吃清淡、易消化的食物,让饮食慢慢恢复正常。日后,也要有意识地控制饮食,每顿饭吃七八分饱,警惕体重反弹。

"以饿养生"一定要在医生指导下进行。患有胃溃疡、糖尿病、肝炎等慢性疾病的人及老人最好不要尝试,否则会加重病情的风险。尤其要注意的是,不能饿着肚子锻炼、洗澡。特别是在炎热的夏天,洗澡是一项耗费体力的活动,如果饿着肚子洗澡,很容易出现低血糖,甚至突然晕倒。

第十八节　别让锻炼伤了您的心

现在跑步锻炼的人越来越多,运动也正成为一种时尚。运动是好事,但要适度,且要因人而异,并注意自身安全。

一、运动强度要因人而异

一位体格健壮的 29 岁年轻白领,由于工作原因久坐、熬夜,目前积极加入运动大军。他多方请教,并根据一些"健身达人"的建议,按照 180～190 次/分钟的心率目标跑步训练。最近,他到医院做了运动心肺评估,检查结果却把他吓坏了。他戴上面罩,在跑台上开始按照负荷试验跑步时,医生通过测定他在跑台上跑步时呼出的二氧化碳量和吸入的氧气量,结果发现了大问题。他无氧界限的心率是 142 次/分钟,也就是说,当他的心率达到 142 次/分钟时,就进入无氧界限了。如果按运动时的 180～190 次/分钟的心率,估算跑步的锻炼强度,他几乎每天都在向心脏病靠拢。

不少人以为 220-年龄＝自己的最高心率,再按照最高心率的 85% 来计算运动心率。这样计算本身没错,但却是职业运动员的计算标准,并不适合一般大众。即使是按照运动员标准来计算,上面这位白领的心率上限也应该是(220-29)×85%＝162 次/分钟,与"健身达人"给出的心率目标也相差甚远。另外,很多人都清楚长期不运动的话,血管会堵塞,但很少注意到,运动过量的话,同样也会引起梗死,增加人体疲劳,加重动脉硬化。长期运动疲劳会引起房颤,运动过量会导致心肌肥厚、免疫力低下。

专家建议:参加体育训练固然是好事,经常运动锻炼的人,心脑血管疾病的发病率大大低于不经常运动的人。但是,运动要适度且要因人而异。跑步者要关注自己的无氧界限心率,用心率表监控,这是最基础的运动安全指标。每个人情况不同,没有人能估算这个心率,只有进行专业检测后才知道。进行正规的运动心肺测试是指导运动康复的基本措施。

二、运动要循序渐进

一位跑步爱好者专门来医院检测自己的运动心肺功能,经过各项检查,身体指标一切正常,几乎达到了优秀运动员的标准。可是,当他结束高速度跑步后,心率却依然居高不下,即使经过了 6 分钟的休息,还是在 110 次/分钟左右。这说明他的心脏负荷能力存在严重问题,平日运动后,如果是这样的心率,其实很危险。很多人体检时发现血脂血压高了,就开始锻炼,但却没有按照循序渐进的原则,一上来就进行高强度的锻炼,丝毫不顾忌心脏的感受。这些人年轻时往往体质很好,但经过了岁月的洗礼和打磨,心脏其实已经今非昔比,但是,他们却高估了自己心脏的负荷能力。对于有血压问题,或有期前收缩和心率偏快等症状的人群来说,运动后一定要充分放松,尤其要关注心脏反应,运动后需要适时安静下来,心跳需要慢下来。

每个人的体质不同,体能的基础也不同,这就要因人而异去打造有针对性的运动处方。有氧耐力处方有一个英文缩写为"FITT"的原则,它包括了运动的频率(frequency)、强度(intensity)、时间(time)和类型(type)。使用 FITT 原则制订运动处方时,需要综合考虑个体的健康状况、运动耐受力和运动目标等。专家建议:对于运动人群来说,在运动计划实施的初期,建议先增加运动时间,比如逐步增加每次运动的时间。此外,还要考虑参与者的惰性和运动的持续性,增加安全性。典型的有氧运动分为 3 个阶段:热身期,耐力锻炼期和恢复期(凉身期)。普通人参与有氧运动训练,尤其要关注热身和凉身的重要性。充分热身预热,使得身体适应运动节奏,否则很容易受伤;运动结束后要充分凉身,让人体回到安静状态,避免运动的激动状态残留。

没有训练足够的里程数,千万别冒险跑马拉松。不要说全程马拉松,仅半程马拉松就有 20 多 km,而走 10 km 与跑 10 km 也不是同一个量级。所以,一定不能轻易去跑马拉松。跑马拉松需要远远超过医疗级别的运动处方,只有科学训练有素、营养得当、跑步攻略齐全的人才能跑。

跑步运动是一项精神毅力的再造之旅,健康而且正能量,但这并不是一件容易事。跑步之前一定要了解清楚自己心脏的承受能力。运动是良药,但这"药"同样不能太猛,要特别注意心脏的安全。心脏要为您提供一辈子的动力,别再让锻炼伤了您的"心"。

第十九节 食物不耐受不等于食物过敏

都说中国人最会吃,但不是每个中国人都能有口福遍尝美味。有些人在吃过某种食物后,会出现胃、肠或皮肤不适,这并不是过敏,也可能是食物不耐受。食物不耐受不等于食物过敏。

一、一半中国人对牛奶不耐受

说到食物不耐受,大家最熟悉的就是牛奶了,有些人在饮用牛奶之后出现胃肠不适、腹泻等,这就是不耐受的典型情况。

数据表明,由于遗传基因与种族的关系,有 50% 左右的中国人身体里都缺乏一种叫乳糖酶的东西。乳糖酶的活性不够,消耗不了牛奶中的乳糖,就会出现不同程度的腹胀、腹泻,甚至腹痛,对于牛奶的不良反应还有一个专门的名字——乳糖不耐受。

除了牛奶,还有部分人吃了比较多的冷冻海鲜过后,皮肤会出现红疹、瘙痒。另外,像辣椒、韭菜等自身含有刺激性的食物,会让人食用过后产生胃肠道的刺激症状或者腹泻。但这种腹泻不是细菌或病毒导致的,只是吃辣太多刺激了胃肠道产生的耐受不良。

二、不耐受和过敏不是一回事

即便症状上有一些相似,但食物不耐受和食物过敏并不是一回事,二者的发病机制并不一样。食物过敏是机体对食物中的某些成分产生免疫反应而引发的疾病。食物不耐受只是身体出现的不良反应，与免疫系统没关系。

就拿海鲜来说，真正对海鲜过敏的人哪怕只喝了一点汤，就可能会产生皮肤瘙痒、发红、水肿等过敏反应。而食物不耐受是，只要吃新鲜的刚从海里捕捞回来的、活的海鲜，再控制好数量，大部分人是不会产生不良反应的。之所以不耐受，往往是因为海鲜不新鲜，蛋白质分解产生了组胺、酪胺和一些血管活性胺，是它们让人吃后产生了痒的感觉。另外从检测上来说，食物过敏者可以通过病史、皮肤测验、血清特异性 IgE 检测等，由医生综合判断进行诊疗。

三、不耐受不等于完全不能吃

让身体耐受不良的食物这辈子真就碰不得了？实际上并非如此。

常常听有些人说"我不能吃这个""我过敏"。一方面是这种食物确实让身体产生了不良反应，这主要是没掌握好吃法或量的原因；另一方面，则是受到了来自医生与自我心理的误导。专业性不强的医生，可能会在诊断时将关联性不强的症状相对应，告诉患者禁食。而患者在食用时也会主观地认为自己不能吃，由心理导致身体上的不适。

对于食物不耐受来说，除非严重不适，并不需要特别治疗，只待症状消除即可；如果症状明显或严重，建议及时到医院就诊。平时只要记住这个让您耐受不良的食物，下次不吃或少吃就行了。

第二十节　过敏体质的人少吃感光性蔬菜

苋菜是餐桌上常见的一道菜，但就是这看着不起眼的小苋菜却险些要人性命。驻马店一位老太太就因为吃苋菜吃出了事。

史老太太是河南驻马店人，2015 年 7 月 21 日的晚上，她凉拌了一盘苋菜，当晚没吃完又舍不得扔掉，就把剩下的菜放在冰箱里，第二天早上接着吃。没想到，这险些要了她的命。22 日早上，史老太太吃完早饭后独自上街买生活用品，到中午 11 点左右，手脚和脸全肿了，脸部黑紫，还有血疱，呼吸困难，全身疼痛。当她被邻居送到医院时，已经神志不清，随即被转往重症监护室抢救。经过专家多次会诊，确定史老太太的病是吃了感光性蔬菜后，长时间暴晒，引发"植物日光性皮炎"所致。经过 10 多天治疗，老太太生命体征已稳定，但面部和手腕的背面已大面积皮肤坏死，需要植皮。

一、过敏体质、有过敏史的人少吃感光性蔬菜

据了解，苋菜为一年生草本植物，茎、叶作为蔬菜食用，根、果实可入药，有通便、明目、去寒热的功效。但是，苋菜感光性强，会在人体内分解出一种感光性物质，一旦接触强光就会发生反应。如果这个人是过敏体质，吃了感光性蔬菜，就会出现一种变态反应，

然后导致日光性皮炎。据介绍，过敏体质的人在食用了感光性蔬菜后，光感物质经血液到达皮肤，若受到阳光直晒且持续时间较长，机体吸收大量日光光能，可激发光感物质发生化学反应而产生半抗原。半抗原与蛋白质结合就会使机体具有抗原性，一旦再遇类似经历就会引起免疫损伤，诱发一种特殊的过敏性皮炎。

这种过敏性皮炎就是植物日光性皮炎，也称"晒斑"，或称"日光红斑"。大多发生在青年和中年女性中，而且发病较急，食用感光蔬菜 5~20 小时后日晒部位就会发病。当然，虽然吃了感光性食物以后会引发植物日光性皮炎，但并不是说这些食物不能吃。只要人们在食用感光蔬菜后注意防护，减少外出，特别是减少直接强光照射，一般情况下是没有事的。专家提醒，有过敏史的人最好不要食用苋菜、荠菜等感光性强的菜，假如在食后出现不适反应，应该及时去医院就医。

二、生活中要注意哪些感光性食物

感光性食物会给过敏体质的人带来意外的伤害，为了避免误食感光性食物后意外受伤害，我们就要好好了解到底生活中哪些常见的食物是感光性食物。

蔬菜类：苋菜、荠菜、芹菜、香菜、小白菜、油菜、紫菜、菠菜、韭菜、胡萝卜、白萝卜、土豆、莴苣、红豆、蘑菇、木耳。

水果类：柠檬、橘子、无花果、木瓜。

非植物类：田螺。

一般而言，含有挥发辛辣气味和特殊气味的蔬菜大部分属于感光性蔬菜。

第二十一节　不妨吃点"绿色零食"

办公室一族大多会有这样的感觉，接近下班时肚子会饿，这往往会影响工作效率，这个时候不妨吃一点"绿色零食"，可以增进脑部血管活力，帮助您集中注意力。

"绿色零食"是指含有丰富的营养素而糖和脂肪相对较低，适合作为日常营养补充的零食。比如低脂乳酪、花生、无花果、海苔、水果食品等。还有超市里销售的果蔬干片，口感非常香脆，这里说的不是油炸或者膨化的食品，而是经高温烘干水分制成的，不仅营养损失小，脂肪热量也很低，不会导致肥胖。

因为大多数上班族早餐较为单调，基本上是牛奶、豆浆配面包，适当地吃点零食如花生等，就可以补充粮食里缺乏的营养素。

大部分人认为吃零食是非常不好的习惯。事实上，只要配合健康、低热量、高营养的食物，适量地吃零食，不但可以减轻饥饿感，还能作为日常均衡营养的一个补充。零食能帮助控制胃口，减少进餐量，只要食用低脂肪的零食，就可以避免大量进餐，减少发生肥胖的概率。并且"边吃边工作"的状态特别容易缓释工作的压力，对于从事一些高密度工作的人来说，是一种很好的选择。

需要注意的是，"绿色零食"的补充也要遵循一定的时间，在上午的十点左右和下午的四点左右是吃零食的最佳时间,这时离正餐还有一段时间,容易产生饥饿感,也是工作中最容易心慌的时候,适当吃点零食会让工作更有效率。

第二十二节　水,您喝对了吗

水是生命之源,在人体中,水的比重占70%,人如果没有食物可以活7天,如果没有水只能活3天。喝水,看似简单,却不是人人都会喝,让我们一起探究喝水的学问。

一、水与我们的健康息息相关

我们拆开"活命"的"活"字来看:左边是三点水,右上是"千",右下是"口"。明代医家李宗梓说"仙家千口水成活字",意思就是想要活命,每天要有一千口水来滋润。水,是第一道食材,能够滋阴、养阴、补津。水被肠黏膜吸收进入血液后,还可以降低血液黏稠度,促进血液循环,甚至可以预防和缓解脑卒中、心血管疾病等。如果身体严重缺水,血液就会浓缩,变得黏稠,流动变缓,最终导致血管堵塞。

二、不渴不等于不缺水

人体所需要的营养物质需要在水环境下进行代谢,身体隐形缺水,营养物质得不到很好的利用。水可以帮助代谢身体废物。生活中,大多数人不注意补充水分,通常是口渴了才喝水,这是个误区。不感觉口渴不等于您的身体不缺水,当您感觉口干舌燥时,身体已严重缺水,此时代谢已经不畅或者停止,对健康极为不利。儿童在不口渴的情况下,不会要水喝,家长要及时观察儿童尿的颜色,来判断孩子是否需要补水。正常人尿的颜色是无色透明或者浅黄色,如果喝水少,尿的颜色就会加深、变黄,还有一股尿臊味。尿臊味是氨的气味,氨对身体是有害的,长时间附着在膀胱黏膜上,会刺激膀胱导致得病,如膀胱炎,甚至膀胱癌。

三、一天喝多少水才合适

喝水很重要,但喝多喝少都不健康。中医认为,水的代谢需要肺、脾、肾共同参与,脾有促进水代谢的作用,肾主排泄。如果喝水多了,会影响排泄和代谢,就会产生湿邪,人就会感到乏力、疲倦。舌苔白腻、稀便的人就不适合喝太多的水。水喝少了也不行,不利于营养物质的吸收和身体废物的代谢。

那么,一天该喝多少水呢?按照《中国居民膳食指南(2016版)》的推荐,成年男性每天饮水量应该在1 700 mL以上,成年女性在1 500 mL以上,儿童每天需饮水1 000~1 200 mL。

每个人的饮水量不一样,如何保持身体水平衡?喝多少水合适?有几个判断依据。排水途径主要有4个,肺通过呼吸排水,皮肤通过出汗排水,消化道通过大便排水,泌尿系统通过小便排水。而进水主要通过饮食，吃一顿饭摄入的水大概是 300 mL，三顿饭摄入的水量大概是 900 mL。

我们每人每天需要的水是 2 000 ~ 2 500 mL。除了饮食进水和内生水，我们还需按照《中国居民膳食指南(2016 版)》的推荐补充水分。对于喝水少的人，菜汤、鱼汤、鸡汤、肉汤也是不错的选择。

四、怎么喝水更健康

首先，每天保证喝足量的水，而且应该主动喝水，不要口渴了再喝。喝水频次也可以适当间隔开。其次，在某些特殊时间段饮水，比如早起和睡前都可以喝一杯水，补充水分，降低血液黏稠度。再者，饮水的水温大约在 18 ~ 45 ℃ 都比较适合，如接近人体温度更好。最后，注意不要用纯净水或饮料等完全代替白开水。一方面，白开水里有一部分营养素是纯净水里没有的；另一方面，饮料里一般会提供比较多的糖分，容易引发肥胖等问题。

五、哪些水不能喝

1. 千滚水、蒸馍锅水。这两种水滚的时间很长，产生了致癌物亚硝酸盐。
2. 阴阳水。阴阳水是指水烧开后兑了一些自来水，没有消毒所以不安全。
3. 剩水。放了几天的水不新鲜，易被污染。
4. 夏天长时间放在车内的水。

此外，无论春、夏、秋、冬，都不提倡喝冰水，长期喝冰水会影响脾胃的运化功能。当然，也不提倡喝滚烫的水，滚烫的水会灼伤口腔、食管、胃的黏膜，久而久之，易得食管癌、胃癌。建议喝温开水。

第二十三节　吃饭时适量喝水不影响消化功能

从小到大，我们都被灌输着这样的观念"吃饭时不能喝水"，这个观念似乎已经深入人心。但事实真的是这样吗？

一、吃饭时喝水不影响消化

现在，世界上反对在吃饭时喝水的人基本都持同一个观点："吃饭时喝水会将胃液冲淡，从而影响消化效率。"这解释听起来确实挺有道理：喝了水，似乎会降低胃酸的浓度，不过换个角度看似乎就没那么简单了：每天，我们都要从食物中摄入大量水分，而大部分蔬菜瓜果中的水分含量更是超过 80%；食物中的水分会在胃中与其他成分分离，并且像饮用的水一样直接进入肠道。这样看来，吃饭吃菜和直接喝水似乎也没有太大的区别。

科研人员曾对一些研究对象的胃液情况进行过分析。他们研究发现，正常的喝水对胃液的浓度、成分或 pH 值都不会有显著影响。喝水前后，这些数值基本没有太大的变化。也就是说，吃饭时候喝几口水还不至于把胃液"稀释"得影响消化。

二、适量喝水反而促进消化

消化其实是一个很复杂的过程，受多种因素影响，它不仅和吃的东西有关，同时也和吃饭的环境、时间和心情有关。在家里舒舒服服地吃碗面，和在公交站端着塑料碗慌慌张张就着西北风吃相比，显然前者更"助消化"。同样的道理，喝点喜欢的汤，让自己吃得舒服些，这对消化是有好处的。适量喝水不但不会对消化造成负担，还会促进消化。吃饭时适量饮水可以将食物软化水解，同时也会冲刷胃肠壁，为后来的食物提供足够的消化空间。

不过，要注意的是，无论喝水与否，我们仍然需要将食物在嘴内充分咀嚼再咽下。如果一边吃饭，一边喝水，让水或者汤直接把食物带到胃里而没有咀嚼充分，这样会增加胃的负担。因为牙齿的咀嚼和舌头的搅拌是吃饭时很重要的初加工步骤，唾液酶也需要一定的时间将食物里可被其分解的部分初步地分解——这些都会帮助胃更好地对食物进行消化。

我们常说"吃好喝好"，可见要想吃好可不能少了适量的水。吃好也要喝好。饭前饭后喝水对肠胃的消化并没有什么害处，不过在饭前喝水的话也许会有一些饱腹感，可以作为减肥的辅助方法。

第二十四节　有机食品不等于安全食品

有机食品其实就是按照有机产品的标准进行生产、加工、销售的供人类消费的产品。事实上，有机食品在生产和加工中不使用人工合成的化学物质，如化肥、化学农药、化学生长调节剂。但它是否会因此更安全呢？未必。

首先，有机食品同样会使用农药。有机食品确实"不能使用人工合成农药"，但不代表它不使用农药，只是它用的是有机农药。有机食品在生产过程中是允许使用农药的，包括一些植物源和动物源的杀菌剂、杀虫剂，如天然除虫菌素、鱼藤酮类等；还有一些矿物源的杀真菌剂、杀虫剂等，如石灰水、波尔多液等。尽管跟人工合成农药来源不同，但它们同样具有毒性，也并非完全不残留，如果不清洗干净就吃下去，对身体同样可能有安全风险。不管是使用人工合成农药还是有机农药，是否安全关键还在于合理使用和监控安全的残留量。

其次，有机食品会有天然毒素的风险。一些植物性食物，为了预防天敌，会产生天然的毒素。而且，有机食品也有被霉菌毒素污染的风险，比如花生同样可能发霉，也会有被黄曲霉毒素污染的风险；谷物也会有被真菌毒素污染的风险；玉米中可能有伏马菌素的风险。

另外，有机化肥有重金属和病菌污染的风险。有机蔬果不使用化学合成的肥料，而使用植物性堆肥或是动物排泄物代替。这就带来了一个问题：动物牲畜体内都有病菌和重金属，会随着粪便排出，用这些肥料种植出来的蔬果，就可能沾染上大肠埃希菌、沙门菌等，可能引发食用者的感染甚至死亡。所以，有机食品并不一定更安全，关键在于种植是否规范。

第二十五节　追捧黑枸杞不如吃点茄子皮

一、花青素并非灵丹妙药

百科上，宣称黑枸杞的神效基本上是基于对花青素或者原花青素的研究，并不是黑枸杞本身。花青素是一种水溶性的色素，它是植物新陈代谢的产物，在不同的酸度和金属离子环境中，会吸收日光中不同波长的部分，从而使植物呈现红色、蓝色、紫色甚至黑色。花青素的种种"功效"是从"抗氧化"衍生出来的。人们认为花青素有助于预防多种与自由基有关的疾病，包括癌症、心脏病、过早衰老和关节炎等。许多人对此进行过研究，也有大量的科学论文发表。一般而言，花青素对于体外培养的癌细胞显示了很强的抑制作用。但是，它是否对人体有效，则缺乏相应的证据。

二、抗氧化剂的功能有待验证

在人体进行正常的生命代谢中，细胞内会产生一些氧自由基。自由基能够攻击DNA、蛋白质、脂肪等。所以，人们认为，体内的自由基是衰老、生病的原因。那些能够清除自由基或者防止氧化反应发生的物质，就被称为抗氧化剂。它是各种各样有抗氧化能力的物质的总称。如维生素 C 和维生素 E、胡萝卜素、多酚化合物等，都是抗氧化剂。

一个很自然的想法就是：如果通过摄入抗氧化剂，来减少或者清除体内的自由基，是不是就会延缓衰老、预防疾病呢？这个想法很美好，也确实有一些研究结果支持这样的理论。比如，在线虫的培养体系中加入某些抗氧化剂，线虫的寿命延长了。于是，抗氧化剂成了"保健品""美容用品"界的宠儿。

但是，对抗氧化剂的质疑从来没有停止过。比如康奈尔大学雷新根教授通过基因技术让动物体内的抗氧化剂硒和谷胱甘肽过氧化物酶过量表达，结果发现，过多的抗氧化剂对于糖尿病产生了负面影响。西班牙科学家萨尔瓦多·马西的研究表明，市场上的任何"抗衰老药"，即使是那些著名的抗氧化剂或生长激素都无法延缓衰老，甚至还会对健康产生危害。《美国医学会杂志》(*JAMA*)2007 年 2 月发表的一篇综述更是给了抗氧化剂保健品当头一棒。如果对总共涉及 23 万多人的 68 项研究进行总结，分析的几种抗氧化剂(维生素 A、维生素 E 和 β-胡萝卜素)对于死亡率没有影响。如果剔除那些质量不高的研究，只对 47 项总计 18 万多人参与的高质量研究进行分析，这几种抗氧化剂甚至小幅度增加了死亡率。

为什么体外和低等动物中显示出了"保健作用"的抗氧化剂在人体中没用,甚至可能有不良反应呢? 一些研究发现,抗氧化剂虽然能够防止或者终止其他的氧化反应,但是它们自身也有可能被氧化产生有害产物。另一种常见的原因则是,某种抗氧化剂在简单体系中显示出了"保健作用",但是在人体内的复杂环境中,还会产生其他的不良反应。正负相抵,结果也就很难说。

三、黑枸杞的抗氧化功效没有那么神奇

当然,一般而言,人们通过食物摄入的抗氧化剂不大可能过量。再考虑到蔬菜水果中含有的其他营养成分,多吃蔬菜水果对于多数现代人而言还是合理的推荐。黑枸杞作为浆果的一种,跟蓝莓、黑莓一样,是很好的水果。即便是要追求花青素的抗氧化功能,黑枸杞也不值得花那么多钱追捧。茄子、蓝莓、红(紫)葡萄、甘蓝、紫玉米等蓝紫色的蔬菜水果中,花青素的含量也都很高。

第二十六节　秋葵不像传说那么神奇

秋葵做"网红"多年了,盛传它具有美容养颜、补肾、降血糖、减肥等功效,被称为包治百病的"神菜",秋葵是否真的这么"神"呢? 让我们一探究竟。

一、秋葵的身世

秋葵,又名黄秋葵、羊角豆,原产于非洲,为锦葵科秋葵属,是一年生的草本植物,以采收其嫩荚供食用,是蔬菜、药、花兼用型的植物。外观上看,颜色翠绿,切面呈星形,"颜值"很高,深受大家的喜爱,可以说是自带"网红"气质。

二、秋葵的营养价值

那么,作为"网红"的秋葵,其营养价值真的很高吗?《中国食物成分表》中有对秋葵的营养介绍,从有关秋葵所含的营养素种类来看,似乎秋葵被大力宣扬的各种功效都并非虚谈,如其中的维生素、矿物质等对于增强人体体质、抗氧化、衰老等有一定的作用。但是,对比餐桌上常见的大部分蔬菜如辣椒、胡萝卜、大白菜等,秋葵含有的营养素在种类上和含量上都无较出众的部分。也就是说秋葵作为一种蔬菜所能起到的营养功效,是人们日常饮食中所吃的大部分蔬菜都具有的营养功效。有人认为秋葵的黏液是高营养的象征,复旦大学附属中山医院营养科主任高键指出,秋葵的黏液跟海带表面的多糖类似,虽然对增强免疫力有帮助,但较难被人体吸收利用,多黏液不意味着秋葵是"高级食物"。

三、秋葵的降糖功能

秋葵之所以具有一定控制血糖的作用,还要得益于其含量较高的膳食纤维。秋葵的荚果中包含有一种带有黏性的液体,这种黏性混合物质中包含了半纤维素、纤维素、木质素、果胶和多糖等物质,它们使食用者对于秋葵的饱腹感比较强,不但具有促进胃肠蠕动、防治便秘、预防肥胖的作用,还可以缓解人们在餐后血糖升高的速度,从而在一定程度上达到了控制血糖升高的目的。但秋葵的这种饮食功效,仅仅是膳食纤维的基本功能,任何一种高纤维素含量的食物都具有这种功效,并非秋葵所特有。同时它也只是在一定程度上缓解了血糖的升高,不能代替胰岛素发挥任何作用。

秋葵跟茄子、黄瓜一样,是我们日常生活中的一道普通蔬菜,每一种食物都有独特的口味和营养,无论它多么好吃或者营养价值多么高,单一食物都不可能满足人体的日常营养。想要身体健康,建议您培养健康的生活习惯,平衡膳食,不挑食、不偏食,做自己的健康管家。

第二十七节 土豆块越大营养流失越少

在加工过程中应尽可能保证土豆的完整性,断面越少,水溶性维生素(如 B 族维生素、维生素 C 等)的损失也会更少。因此,烹饪过程中,土豆越完整,其营养损失就越少。换句话说,就是土豆丝的营养低于土豆片,土豆片的营养低于土豆块。

另外,蒸土豆是最理想的烹调方式。研究显示,土豆在蒸熟后维生素 C、多酚类植物素、蛋白质等营养素损失极少,保留率在 80% 以上。碳水化合物、矿物质、膳食纤维基本没有损失,其中的淀粉颗粒还能得到充分糊化,使它在人体内更容易被消化分解,降低胃肠负担。带皮蒸制的整个土豆营养损失更少,是最佳吃法。若蒸熟后压成泥,口感酥软,更适合老人和孩子。还可以加入一些牛奶、玉米或者蔬菜粒、火腿粒、肉松等调味,营养全面、口感丰富。

第二十八节 喝红酒软化血管降血脂的真相

现在,无论是在网络上还是在生活中,都铺天盖地地在宣扬喝红酒的好处,红酒真的比其他类型的酒水更能带给我们益处吗?要评判葡萄酒是否有益健康,就要从它的成分来分析。葡萄酒因为是用葡萄发酵而得,这个过程中会产生一些其他酒类中没有的成分。最主要的是糖、氨基酸、单宁及一些微量元素,另外就是水和酒精。

红酒中的糖主要是来自于葡萄本身,在酿造红酒过程中,绝大多数的糖都会被发酵,只有极少量的糖会储存下来,但这种糖对健康来说没什么特别意义。红酒中的氨基酸也主要来自葡萄。但是,就算新鲜葡萄氨基酸含量也是极低的,加工成葡萄酒后含量更极低。红酒中的氨基酸含量对健康的作用微乎其微。而且,几乎所有的食物中都含有这种成分。单宁是葡萄皮、葡萄梗中的物质,我们喝葡萄酒时涩涩的口感就来源于此。经过研究发现,单宁的确有软化血管、降血脂的作用,但前提是每天要摄入一定的量才可以实现这个目的。如果仅从单宁来研究,的确会有上面提到的健康益处。但是,我们喝红酒时摄入的不仅是单宁,还有对身体危害很大的酒精。

据世界卫生组织公布的信息,酒精是导致多种癌症的一项风险因素,包括口腔癌、咽癌、喉癌、食管癌、肝癌、结肠直肠癌和乳腺癌等。罹患癌症的风险随着酒精摄入量的增加而增加。如果人们在大量饮酒的同时还大量吸烟,罹患多种癌症的风险会大幅提高。例如,男性中因酒精引起的口腔癌和口咽癌占22%。这类性别差异还体现在食管癌和肝癌方面。与酒精带来的伤害相比,单宁那微弱的健康功效就显得不值一提。

想要降低血脂、软化血管,不一定要通过单宁来实现,其实,很多类型食物和生活方式都可以实现这些作用。例如,每天保证300～500 g蔬菜的摄入,调整动物性食物的摄入结构,多吃鱼、虾类,同比例减少猪肉、牛肉、羊肉,当我们把膳食结构调整到合理的范围时,就会对血脂和心脑血管产生更多的益处。

第二十九节　肿瘤没有想象的那么可怕

在大部分人眼里,得了肿瘤,就相当于收到了死亡通知书,患者的心理负担非常重。广州中医药大学江勋源教授称,得了癌症死亡的患者中,一半以上的患者是吓死的。在河南省中医药研究院肿瘤血液科蔡小平主任看来,肿瘤患者不用惧怕肿瘤,肿瘤早已定性为慢性疾病,是可防、可控、可治的。现在的肿瘤治疗技术日新月异,新方法新手段和新理念层出不穷,即使是晚期肿瘤患者,通过规范治疗,也能取得好疗效。蔡小平总结了肿瘤治疗的"4个变化",帮助肿瘤患者和家属增强其治疗肿瘤的信心。

一、手术治疗微创化

临床中,不少患者排斥手术。其实,手术是治疗部分早期肿瘤的首选。而且近些年,随着医生技术水平和手术器械的改进,手术也向微创化发展,手术部分切口越来越小,损伤越来越少。特别是内窥镜技术的出现,使得一些恶性肿瘤通过钥匙孔大小的切口,就能完成切除,手术禁区一再被突破。

遗憾的是,我国一半以上的肿瘤患者首诊就是中、晚期,失去了宝贵的手术机会。所以,对于肿瘤来说,定期体检、早诊断非常重要。

二、内科治疗靶向化

如果不能手术,一些肿瘤患者可以选择化学药物治疗(简称化疗)等内科治疗手段。

传统的化疗方式是把双刃剑,既可杀死肿瘤细胞,也会伤及正常细胞。所以患者在做化疗时,经常出现恶心、呕吐、掉头发的现象,有些患者甚至因为反应过大,化疗只能半途而废。

近几年,靶向治疗药物在内科治疗中渐入佳境,在肺腺癌(*EGFR* 和 *ALK* 融合基因突变)、胃肠间质瘤、原发性肝细胞癌、肾癌等肿瘤的治疗上,有着不俗的表现,与传统化疗药物相比,几乎没有不良反应。

三、放射治疗精准化

放射治疗(简称放疗)、手术、化疗,被人们称为肿瘤治疗的三板斧,有着举足轻重的作用。放疗通过放射线照射,对肿瘤进行杀灭治疗。

放射性粒子置入治疗是新的放疗方法,它同时又叫体内伽马刀治疗,具体的做法是在影像引导下,把放射性粒子置入实体肿瘤内。放射性粒子在肿瘤内,可以对肿瘤进行持续放射治疗。它的优点是定位准确,直达病灶,创伤小,痛苦少,使肿瘤患者的治疗更加精准有效。

四、防癌体系中医化

中医中药博大精深,在肿瘤治疗和预防的贡献主要体现在以下 3 个方面。

一是未病先防。中医自古就有"上医治未"之说,中医中药通过对体质的调整,提升人体正气,使得肿瘤细胞在人体内不适合生存。对于癌前病变萎缩性胃炎(肠化生)和慢性肝病等疾病,有着独特的治疗优势。

二是辨证施治。辨证施治是中医的优势,也是中西医结合治疗肿瘤的重要内容,到诊的肿瘤患者,中医都会根据患者的体质类型,给出治疗意见,与西医一起为治疗肿瘤做贡献。

三是防癌复发。复发是人们恐惧肿瘤的重要原因,中医的优势在于对人体进行整体调理,达到最佳状态,提升抗肿瘤复发的能力,正所谓"正气存内,邪不可干"。

美国约翰霍普金斯发表的研究报告认为,每个成年人体内都是有癌细胞存在的。江苏肿瘤专家林洪生认为癌症的出现与免疫力低下、生活方式不健康、心态悲观有关。只要身体的免疫功能正常,也就是"正气存内",癌细胞是不可能兴风作浪,或者不至于引起临床上可以观察到的癌块。

第三十节 癌症患者的四大饮食误区

很多癌症患者在营养的摄入方面存在诸多误区。所谓的"饥饿疗法""发物说""吃素疗法""抗癌食品"缺乏明确的科学根据。从某种意义上来说,癌症的治疗,营养的摄入是其中不可或缺的重要组成部分。临床中,不合理的饮食,可能会使患者营养不良、体质下降,从而导致免疫力和抵抗力下降,最终导致疾病的恶化。

一、误区1:减少营养摄入可"饿死"癌细胞

澄清:营养状态好,治疗效果更好。

不少患者听信网络上流传的"饥饿疗法",认为自己吃得太有营养,会让肿瘤细胞快速增长,因此限制自己的营养摄入。目前无证据显示,人体增加营养会使癌细胞成长更快。癌细胞的生长速度并不取决于患者的营养摄入。因为对人体而言,吸收营养的,并非只有癌细胞,还有正常细胞。蛋白质、脂肪通常是合成人体免疫系统的主要成分,是组织细胞修复的重要原料。如果患者的营养摄入不够,造成营养不良,人体的免疫力和对癌症的抵抗力就会下降,这样癌细胞反而会快速增长,从而加速疾病的恶化。相反,营养状况好的患者,治疗效果要好于营养状况差、消瘦的患者。根据美国癌症协会研究的结果,癌症患者膳食热量至少应比平时增加20%。

二、误区2:癌症患者不能吃猪肉、牛肉、羊肉、海鲜等

澄清:无证据表明"发物"会致癌症恶化。

在民间,关于癌症患者的饮食忌口有很多。他们认为豆芽、韭菜、鹅肉、鸡肉、牛肉、海鲜都属于"发物",会导致疾病复发或恶化。

但事实上,目前并没有证据表明,这些"发物"会导致癌症的复发和恶化,也没有证据表明,肿瘤细胞会因为这些"发物"的刺激而快速增长。因此,癌症患者不必过于忌口,每天保证营养的均衡摄入即可。

此外,老百姓也普遍认为,癌症患者务必戒除辛辣食物。国内很多习惯吃辣的地区,在癌症的发病率、死亡率上,并没有高于其他地区。目前也没有证据表示,吃辣会刺激肿瘤的生长。癌症患者是否适宜吃辣,要因患者的饮食习惯而定。如原本习惯辛辣食物的患者完全戒辣,可能会影响食欲,从而减少营养的摄入,导致抵抗力的下降,抗癌效果也会下降。

三、误区3:长期吃素更利于癌症治疗

澄清:植物蛋白质无法替代动物蛋白质。

很多患者认为肉类是患癌的根源,因此不敢吃一切含有动物蛋白质的食物,每天只吃蔬菜、水果和各种杂粮。虽然结直肠癌、乳腺癌可能跟饮食结构中的动物蛋白质占比过大有一定的关系,但是肉类、鱼类、蛋类、奶类、豆制品是优质蛋白质的主要来源,是组织细胞修复的重要原料。抗击癌细胞,动物蛋白质的作用是植物蛋白质所不能替代的。而且,并没有证据表明,吃素的人,癌症的发病率和死亡率更低。

四、误区4:相信"抗癌食品"或保健品的奇效

澄清:若真能抗癌,早已用于临床治疗。

不少患者或者亲人朋友过于相信所谓的"抗癌食品"或保健品的功效。小麦苗、五行

蔬菜汤、蒲公英、红豆杉、青蒿素保健品都被捧为"抗癌神方"。其实,这些保健品或抗癌食品的抗癌机制并不明确或抗癌效果未得到证实。有的保健品中所含的成分,可能还会对某种癌症治疗产生负面作用。而且,如果真的有抗癌奇效,肯定早已用于临床。癌症治疗的个体差异性很大,每个人的情况都不同,不能千人一方。对网传"神方",不要偏听偏信,更不要盲目尝试。

以下几类食品,癌症患者应该"忌口":咸菜、咸蛋、咸肉等腌制品;烟熏、油炸制品;加工肉类;霉变腐败的不新鲜食物。

第三十一节　警惕中药认知四大误区

在很多人的观念里,中药都是纯天然、安全无毒的,因而比西药安全,可以放心服用。尤其是有些人喜欢用各种中药煲汤、养生,在日常饮食中使用中药的频率更高。但事实上,中药和西药一样,都是属于有明确适应证和用法、用量的药品,都有一定的不良反应。因此,在中药的使用中,一定要科学、规范。

一、误区1：把中药当滋补品长期服用

在很多人看来,中药可以"有病治病,无病养生",因而很喜欢买中药进补。

即使是中医,也讲究"阴阳气血平衡",缺什么才补什么。很多人自己觉得"身体有点虚",却分不清楚究竟是阴虚、阳虚、血虚还是气虚,就乱"补"一通。有的人本来身强体壮,仅仅是觉得"补补总没害处",就长期服用某种滋补中药。结果,无端增加了肝的代谢负担。因此,必须戒掉"没事也吃中药"的习惯,有煲汤习惯的家庭,最好不要随便用药材煲汤。

二、误区2：用含中药的保健药养颜瘦身

目前,很多自称含有中药成分的保健品在市面上出售。其中,大黄、芦荟、番泻叶等,更被包装成了各种"润肠、通便、排毒、瘦身"的保健品,声称可以用于治疗慢性便秘、肥胖症等。因而,不少爱美人士选择服用这类保健品,希望能够养颜、瘦身。

其实,中医非常讲究辨证施用。大黄、芦荟、番泻叶属于苦、寒泻下药,仅适用于急性实热性便秘,对于虚性病症患者、老人、慢性便秘者,并不适用。长期服用,可能会引起黄疸等急性肝损伤、肠道黏膜黑变病、免疫力低下。此外,还可能导致女性月经过多引起贫血、卵巢受损引起闭经。

三、误区3：服中药时药量、时间随意

我们在临床上经常遇到一些患者,认为中药是用来调理身体的,那么药量和服药时间可以随意,有的患者甚至会自行加大药量,或者擅自多吃几天。这种做法绝对是禁忌。

在中药的使用中,产生不良反应的主要原因就是长期或超剂量用药。因为不少中药本身含有毒性,如朱砂、雄黄、蟾酥、附子等,过量服用即可中毒。肝本身就特别敏感、脆弱,长时间或超量的药物代谢,很容易加重肝的负担,使肝受到损害,从而加重病情。

中药也需要严格遵照医嘱用药,不要随意更改服药剂量、时间和疗程。中药的剂量是有依据的,相同的中药,不同的剂量,在处方中可以发挥不同的作用。而有毒中药的剂量更是有严格要求,随意加大剂量就有可能引起中毒。比如,中小剂量的大黄,有利胆退黄、泻下的作用,但剂量过大则会引起胆红素代谢障碍,加重黄疸。

此外,服药时间也需注意。一般来说,中药宜在饭后 30～60 分钟内服用,以避免中药成分对胃黏膜的刺激。喝中药时不要喝酒,因为酒精可能会影响药物的代谢,从而引起血药浓度过高,药物积蓄。

四、误区 4:轻信偏方、秘方的神奇功效

现在在民间流传太多的所谓偏方、秘方,有的患者宁可相信偏方,也不愿相信医生科学、规范的治疗方法。其实,这是很危险的。民间流传的各种偏方、秘方,大多数含有损肝药物。当然,偏方、秘方在个别人身上也许发挥了作用,但很可能只是巧合,并非意味着可以人人效仿。

中医讲究辨证论治。比如,如果是风寒感冒,出现咳嗽、咳清稀痰、流清鼻涕、恶寒怕冷等症状,但还用夏枯草、连翘、薄荷、桑叶这些辛凉的药,就会雪上加霜;如果是风热感冒,出现咳嗽、咳黄痰、流黄脓鼻涕、发热等,却还用麻黄、桂枝这些辛温药,结果也会适得其反。

五、误区 5:擅自将中西药一起服用

中西医药物一起服用,一定要咨询医师或药师的建议。有些药物单独服用,对肝的危害不大,但同时服用,药物之间可能发生相互作用,引起肝损伤。因此,联合用药时,一定要考虑药物的相互作用,避免肝毒性的积聚。

如果在中药服用过程中出现乏力、食欲减退、恶心、皮肤和巩膜黄染、大便颜色变浅等症状,要警惕可能出现的肝损伤,应立即就医检查。此外,购买中药材要到正规经营场所,因为中药同名异物、异物同名的情况很多,如果没有一定专业知识,难辨真假,加之中药的产地、种植、采收、炮制等不同,会导致药材的质量参差不齐。此外,农药残留和污染物的蓄积,都会是中药导致肝损伤的原因。

第三十二节　中西医结合治疗幽门螺杆菌效果显著

"人们在看消化道疾病时,经常犯这样的错误:西医看不好了看中医,中医看不好了看西医,很少有人选择中西医同时治疗。"北京协和医院消化内科主任医师钱家鸣教授强

调,在消化道疾病的诊疗中,中西医各有优势,正确的中西医结合诊疗模式应该是同时进行,而不是一前一后。河南省中医院消化内科主任医师牛学恩教授说:"幽门螺杆菌更适合中西医共同参与治疗,可以得到事半功倍的效果。"

一、中西医结合治疗幽门螺杆菌

西药优势:杀伤幽门螺杆菌作用强劲。

中药优势:改善胃肠环境,提高机体对细菌的抵抗能力。

1983年,科学家首次从慢性活动性胃炎患者的胃黏膜活检组织中,分离出幽门螺杆菌。幽门螺杆菌也是到目前为止,人类从胃中发现的唯一一个微生物种类,幽门螺杆菌的发现者之一马歇尔也因此获得了诺贝尔奖。幽门螺杆菌感染率很高,我国成人感染率为40%~60%。

西医治疗幽门螺杆菌,优势在于直接杀灭,西药可以快速地把幽门螺杆菌清除掉。但是,西药的耐药率不容忽视,甲硝唑耐的药率是60%~70%,克拉霉素的耐药率是20%~30%,左氧氟沙星的耐药率是30%~38%,阿莫西林、四环素的耐药率是1%~5%。不仅如此,幽门螺杆菌的复发率也很高,5年复发率是8.7%,平均年复发率是1.7%。

中医学中并无幽门螺杆菌的名称,根据症状,将其归属于中医"痞满""胃脘痛"等范畴。中药在治疗幽门螺杆菌时,杀灭幽门螺杆菌的能力不如西药。但是,中医在治疗过程中,将整个消化道视为一个整体进行辨证治疗,达到调整胃肠内环境,提高机体对细菌抵抗能力,改变幽门螺杆菌寄居环境,使幽门螺杆菌不能定居或繁殖的目的。

二、有些幽门螺杆菌感染者必须接受治疗

幽门螺杆菌感染率那么高,是不是所有感染者都需要治疗呢？答案是否定的。但是,有些幽门螺杆菌感染者是必须治疗的。中国中医科学院西苑医院主任医师唐旭东教授表示,幽门螺杆菌感染在胃癌发病中的作用是明确的,它可以带来胃黏膜广泛的炎症,炎症可以造成腺体的萎缩,并对它刺激造成肠上皮发生改变。在幽门螺杆菌的持续作用下,胃肠黏膜代谢增多,使得炎症向癌前病变转化的可能性大大增加。

所以,对于具有萎缩性胃炎及肠上皮改变,同时伴有幽门螺杆菌感染的患者,唐旭东教授主张应该及时治疗幽门螺杆菌,从而降低患胃癌的风险。当然,对于有其他症状的幽门螺杆菌感染者,也应视情况接受治疗。

唐旭东教授同时提醒大家,慢性胃病不全是幽门螺杆菌造成的,大量饮酒带来的刺激、其他药物的一些不良反应的影响,还有一些不良的情绪、生活习惯,特别是熬夜等,都会造成胃黏膜的损害。这种黏膜损害,造成黏膜的糜烂、出血等炎症。时间长了以后,也会增加胃癌的发生概率。所以,健康的生活方式是预防胃癌发生的内生因素。

第三十三节　食物掉在地上5秒内捡起来还能吃吗

您是不是也曾经有过将掉落的食物迅速捡起,吹一吹就吃下去的经历呢？掉落的时间不长,看上去也不脏,所以继续吃也应该没关系吧？甚至,有人对"迅速"做出精确的量化,得到所谓的"5秒规则"——食物掉在地上后,如果5秒内被捡起来就还可以食用。

芝加哥有个高中女生吉莲·克拉克,对此进行统计整理调查,发现"5秒规则"深入人心:有70%的女性和56%的男性都很熟悉"5秒规则",并在食物掉到地上时用这一规则判断食物是否还可以食用,女性比男性更倾向于把掉在地上的食物捡起来吃掉。相比花椰菜,小熊软糖和饼干从地上被捡起来吃掉的概率更高,她还因为这个研究而获得了2004年的搞笑诺贝尔奖。

一、高糖、高盐食物掉地上捡起来吃是否安全

甚至连《每日邮报》也对这个规则提出了一些新的"见解":一篇报道指出,研究人员使用了5种食物,分别与地面接触3秒、5秒和10秒,并分别检测食物捡起后是否有细菌在上面繁殖。实验结果显示,抹果酱的面包和火腿"表现良好",相同接触时间下繁殖的细菌较其他食物更少,实验人员认为这是因为高糖和高盐的环境不适合微生物生长。因此文章认为"3秒规则"或者"5秒规则"对高糖、高盐的食物似乎是适用的。

然而,根据现有的信息,这项研究可能存在偏差。高糖或高盐的环境确实不适合微生物生长,但人们捡起掉落的食物之后都会立刻吃掉——因此是否适宜细菌"繁殖"并不重要,重要的是掉落的那一刻食物会"沾上"并紧接着被人吃下去多少细菌。而这一点和掉落地点的清洁程度有很大的关系。《每日邮报》的文章中也提及"3秒规则"只在家中适用,并不建议在公共场所也同等对待。这其实是在强调掉落地点清洁程度的重要性。但是病菌的存在与否是没有办法用肉眼判断的,即便是在比较干净的家里也可能存在风险。

二、实验证明,细菌的转移是瞬间发生的

其实早在2006年初,克莱姆森大学从事食品科学研究的道森教授就针对"5秒规则"做过一系列实验,并把实验结果发表在学术期刊《应用生物学杂志》上。

他和同事们先让含沙门菌的培养液均匀覆盖在瓷砖上,并在室温条件下培养以观察细菌数量随着培养时间的变化。实验结果表明,细菌们非常顽强。在干燥环境下,24小时以后瓷砖每平方厘米的细菌数量可以达到上千个,672小时即28天以后,每平方厘米瓷砖上仍有几十到几百个细菌,而这个数量的细菌已足够从瓷砖表面转移到食物上。接着,他们用香肠片分别与表面培养了一段时间沙门菌的木头、瓷砖和地毯接触5秒、30秒、60秒,并用面包片和培养着沙门菌的瓷砖重复了同样的实验,以观察不同的食物

类型、不同的地板类型、不同的细菌培养时间及不同的接触时间分别对细菌转移量有何影响。

实验结果显示：当食物接触刚刚被细菌污染的木头或瓷砖时，细菌转移率（即食物上沾到的细菌数与食物和地板上所有细菌数的比值）为50%~70%，随着细菌在地板上的生长时间增长到24小时，转移率会慢慢下降到10%~30%。但即便如此，转移到食物上的细菌数量还有每平方厘米几百到上千个。

香肠和面包这两种不同的食物之间，并没有明显的细菌转移量上的区别。

值得注意的是，相比较木头与瓷砖，从地毯到食物的细菌转移率要低得多，只有不到1%，不过由于地毯的环境更适合细菌生长，即便细菌转移率如此之低，转移过去的绝对数量还是跟木头和瓷砖相差无几。而且地毯保持细菌活性的能力很持久，相同培养条件下，24小时以后地毯上的细菌量能达到木头和瓷砖的10~100倍。

实验同时还显示，转移的细菌数量与食物和地板的接触时间没有关系，5秒接触带来的细菌和10秒、60秒几乎一样多，细菌的转移是立即发生的。

结论：快速捡起掉在地上的食物并不能避免细菌污染。吃了这样的食物是否会生病，和食物上沾到的细菌是否有致病菌及病菌数量有关，但这些都不是靠肉眼和迅速捡起就可以控制的。

第三十四节　鸡蛋和豆浆一起吃安全且营养高

相信很多人都听说过这样一个传言，鸡蛋和豆浆是不能一起吃的，因为他们里面的成分会相互作用，从而破坏了营养。鸡蛋和豆浆之间的误会首先起源于大豆中含有的胰蛋白酶抑制剂，有人认为，这是一种可以抑制胰蛋白酶发挥消化蛋白质作用的物质。豆浆和鸡蛋一起吃，豆浆中的胰蛋白酶抑制剂会让鸡蛋的蛋白质不易吸收。

很多食物也含有胰蛋白酶抑制物质，比如花生、油菜等。但是蛋白酶抑制物质在经过高温的处理过后就会被破坏掉，所以生豆浆完全煮开后，继续在用小火在慢煮10分钟左右，这类物质就会被消除，这时候再跟熟鸡蛋一起吃就不会有不良地影响了。

鸡蛋和豆浆及牛奶一起吃，不仅很安全，营养价值还很高。

第三十五节　鸡蛋黄越黄越营养吗

大家买菜时，常听到一些口口相传的"买菜指南"。就拿鸡蛋来说，有人说鸡蛋蛋壳越厚越好，蛋黄越大越黄越好。但是，鸡蛋黄到底是不是越黄越好呢？

世界上那么多颜色，为什么鸡蛋黄偏偏是黄色？这主要是类胡萝卜素的原因，比如最常见的叶黄素。叶黄素是植物成分，鸡自身无法合成，只能从饲料或饮水中获取。在鸡生蛋之前,黄色物质主要沉积在嘴、鸡爪、皮和脂肪。当鸡开始生蛋的时候,黄色物质逐步向卵巢转移。蛋黄的成分是从外部一层一层覆盖上去的,所以有时会出现内外颜色不一致的情况。

一、"更黄"的秘密是色素

因为消费者普遍喜欢深色蛋黄的鸡蛋,认为深色蛋黄的鸡蛋营养更高,所以深色蛋黄的鸡蛋价格就比较贵。而养殖户也都想办法让蛋黄颜色变得更深,用料主要分2类。

天然色素:为了获得深色蛋黄的鸡蛋,部分养殖户选择了使用天然色素,也就是植物里面的叶黄素。鸡蛋中的叶黄素最主要的是黄体素和玉米黄质,所以用60%~70%的黄玉米配合豆粕饲养,鸡蛋黄的颜色稍高。而如果用大米或小麦替代一部分玉米作为饲料的话,蛋黄颜色会明显变浅。一些散养土鸡蛋黄的颜色深,主要是因为鸡在野外吃了含有叶黄素的植物,这些野外的植物也是天然的色素。

合成色素:除了天然色素,也有能使鸡蛋黄变得更黄的合成色素。目前,市场上蛋鸡使用较多的合成色素主要是加丽素红、加丽素黄、露康定、辣椒红、β-胡萝卜素等,其中加丽素红用得最多。它的主要成分是角黄素,是一种天然色素,但用于饲料的一般是人工合成的。角黄素在我国可用于家禽养殖,优点是见效非常快,只需要几天时间就能让鸡蛋变颜色。但是,它会使蛋黄颜色偏红,同时略微降低鸡的产蛋率。此外,也有个别养殖户使用工业染料给鸡蛋染色,比如"红心鸭蛋"中的苏丹红。这是需要严加打击的违法行为。

二、鸡蛋的营养大同小异

那么,蛋黄不黄到底跟营养有没有关系呢?答案是否定的。鸡蛋的主要营养成分是蛋白质、脂肪、卵磷脂和维生素、矿物质等,叶黄素虽然属于营养物质,但它在蔬菜中含量十分丰富,所以鸡蛋黄颜色的差异对营养价值的影响可以忽略不计。

在相同饲养方式下,不同品种的鸡蛋在营养上差异不大。同一品种的鸡,在山地散养、平地圈养和笼养模式下,喂同样饲料,鸡蛋营养价值也基本相当。以淮南麻黄鸡为例,仅在个别指标上互有胜负,比如笼养的脂肪含量最高,圈养的卵磷脂最高。所以,不同鸡蛋的营养其实都大同小异,吹嘘某种营养价值高是商家的一种策略。

第三十六节　蜂蜜水不会引起性早熟

听说多喝蜂蜜水能改善体质,林女士天天给女儿准备蜂蜜水,还加入了蜂王浆。结果6岁的女儿双侧乳房提前发育成"小馒头"。到医院一查,诊断为假性性早熟。日前,这条新闻引发人们对蜂蜜是否会促进性早熟的关注。

在蜂蜜和花粉中,并没有检测到动物性激素,花粉中确实含有不少植物激素成分,但这些成分和动物体内的激素差别很大。而且,植物激素不会对人体产生激素样的作用。

蜂王浆是蜜蜂供给蜂王和 3 日龄内幼虫食用的物质,长时间吃蜂王浆的蜂王成熟期短、寿命长,还有很强的生殖能力,这不禁让人产生联想,是不是性激素的作用呢? 人吃了以后也会"催熟"吗? 其实,这种想法也是多虑了。

蜂王浆"催熟"蜜蜂的成分并不是性激素,而是一种活性蛋白质。日本科学家发现,新鲜蜂王浆中的这种蛋白质能促进生长激素的分泌,进而调控一些基因的表达。而人们口服蜂王浆的时候,这种蛋白质会被消化,无法保持活性,因此不必担心它对人体产生影响。

此外,检测发现,蜂王浆中确实存在微量性激素,但它的含量不足以对人体生理造成影响。新闻中所说的女孩乳房变成"小馒头"或许和其他的不良饮食及生活习惯有关。

第三十七节 绿豆汤怎么喝更健康

大部分人在餐馆里、冷饮店里见到的绿豆汤都是红色的,很多人甚至没见过绿色的绿豆汤。不过,如果直接把绿豆扔进沸水锅中,盖上盖子,煮几分钟赶紧倒出来,煮出来的就是碧绿的绿豆清汤,豆子却还是完整的,一点也没有破。老人们说,这种汤特别解暑,要赶紧喝,不然放久了就会变色,效果也会打折扣。

一、绿豆汤为什么会变红

其实,变红的原理很简单。绿豆皮富含多酚类物质,主要是类黄酮。绿豆汤中溶解了从绿豆表皮部分溶出的酚类物质,它们在氧气的作用下,会逐渐发生氧化而变色。

那么,是否用普通锅煮绿豆汤一定会变红呢? 其实不一定。著名营养学专家范志红和陈然曾经做过一个绿豆汤试验。当时分别用自来水、矿泉水、纯净水、去离子水来煮绿豆汤,结果是去离子水颜色最绿,而且长期不变。自来水煮绿豆汤颜色变化最快,在接触空气之后几乎是每一分钟都明显变深,很快就变成红色。显然,变色速度不同,乃是水质不同所致。

如果家里有反渗透净水器,直接用纯净水煮,就没有问题啦。如果没有,只需在煮绿豆汤的时候加入半勺白醋,或者挤入半勺柠檬汁,就可以让绿豆汤在空气当中较长时间地保持碧绿色泽。那么,绿色和红色的汤,在健康效果上会有什么差异呢? 抗氧化性质测定发现,绿豆汤清除某些自由基的能力和颜色关系很大。颜色碧绿的绿豆汤,效果要好得多,变色的绿豆汤就明显要差一些。

二、加碱是否会影响到绿豆汤的效果

有些人发现煮绿豆汤加食用碱,绿豆很快煮开花,汤色也是黄绿色。其实这种方法非常不可取,会影响绿豆汤的抗氧化效果。实验证明,绿豆汤里加一点点盐(若有若无的咸味),加一点点柠檬酸,都有利于提高抗氧化作用。加10%的白糖(和市售甜饮料的甜度相当)则会大幅度降低抗氧化作用。加微量的碱(0.5%),抗氧化效果降低很多,加一勺碱(家里用的盐勺),则大大降低抗氧化作用,而且把绿豆中丰富的维生素 B_1 也一起破坏掉。

三、绿豆汤熬多长时间好

绿豆的清热之力在皮,解毒之功在内。因此,如果只是想消暑,煮汤时将绿豆淘净,用大火煮沸,10分钟左右即可,注意不要久煮。这样熬出来的汤,颜色碧绿,比较清澈。要想解毒,则要熬的时间长点,随着煮豆时间的延长,淀粉和蛋白质逐渐溶出,汤逐渐浑浊。和其他有色豆类一样,绿豆的抗氧化物质如单宁、类黄酮物质等,主要存在于豆皮当中。熬制时间长的绿豆汤,由于淀粉和蛋白质均能与多酚类物质发生结合,会减少抗氧化物质的有效含量。中国农业大学所做的动物研究也证明,绿豆中的抗热解暑成分就在豆皮当中,和其中的淀粉关系不大。

看来,还是老辈人的话有道理,还是碧绿澄清的绿豆汤更有清热作用。

第三十八节　绿豆汤和中药能否同服

在民间,有着绿豆汤和中药不能同服的说法。其实,服中药时能否喝绿豆汤,不可一概而论,应根据个人寒、热、虚、实的体质及所服中药的性味而定。

一、热证实证者,宜同服

绿豆有清热解毒、消暑除烦、健胃止渴、利水消肿的功效,对于外感风热、痈肿丹毒、暑热内侵等热性病,比如患有中暑、咽喉肿痛、急性腮腺炎、泌尿系统感染等热证、实证时,在服中药的同时喝点绿豆汤(150 mL),可以起到相辅相成的作用,能促进病情好转。

但是,由于绿豆偏寒,脾胃虚寒、素体阳虚的人就要禁食或者少食绿豆。比如患有慢性胃肠炎、关节冷痛、痛经等虚证、寒证时,在喝中药时就不宜喝绿豆汤。否则,不但会降低药效,而且会加重病情。

二、用清热类药时,可同服

服用中药期间是否能喝绿豆汤,还与所服中药的药性有关。比如在服用金银花、黄连、黄芩、黄柏、板蓝根等清热类中药时,可以间隔2小时适当喝点绿豆汤(100 mL),能起到相辅相成的作用。

但是,在服用人参、黄芪、肉桂、附子、高良姜等温补类中药及桂枝、干姜、细辛等温经散寒类中药时,未经医生许可不要擅自服用绿豆汤,以免降低药效,影响治疗效果。

西药大多是合成的化合物,如绿豆汤与抗生素等药物同服,可能会降低药物的疗效。所以尽量不要用绿豆汤送服西药,也不要在服药前后大量饮用绿豆汤。

第三十九节　植物胶原蛋白的真面目

近年来,补充胶原蛋白已经成为很多女性抗衰老的手段之一。目前,在市场上,补充胶原蛋白的方式多种多样,比如很多商家会宣传口服胶原蛋白、涂抹胶原蛋白等。还有商家鼓吹所谓的"植物胶原蛋白"。那么,什么是"植物胶原蛋白"？服用胶原蛋白真的能美容护肤吗?

一、胶原蛋白是什么

胶原蛋白是广泛存在于动物的皮、骨等组织中的一种起结构作用的蛋白质。胶原蛋白对于皮肤的作用,就是填充在真皮之间、撑起皮肤组织、增加皮肤紧密度、使皮肤紧绷富有弹性。胶原蛋白亲水性很强,还可以使皮肤保持水润。世界上根本不存在来源于植物的"胶原蛋白",在植物中不存在这样的组织,也不存在这一类的蛋白质。营销广告所谓的"植物胶原蛋白",实际上是一些多糖,那些宣传含有"植物胶原蛋白"的食物,比如银耳、桃胶、珊瑚草等,只是一种噱头。

二、服用胶原蛋白不会增强美容护肤效果

如果胶原蛋白老化,皮肤则会出现皱纹。那么,服用胶原蛋白是不是会让我们延缓衰老、保持皮肤青春靓丽呢?

胶原蛋白是大分子,进入人体后要经过消化变成小分子的氨基酸或者多肽片段,才能被吸收进血液,然后被运送到身体各部分。到了全身各部分,氨基酸要进入细胞里,在细胞内部经过一系列生化反应,才能重新组装成胶原蛋白。迄今为止,科学家们还没有发现多肽片段能够进入细胞参与这一过程。也就是说,不管吃胶原蛋白还是多肽,最后能被人体利用的也只能是氨基酸。而人体利用氨基酸合成蛋白质,有着内部的调控机制,并不是你多给它组成胶原蛋白的氨基酸,它就会合成更多的胶原蛋白。

但是,"吃胶原蛋白护肤美容"这个概念太有市场吸引力了,也迎合了部分消费者的心理需求,所以才会大有市场。

三、怎样补充胶原蛋白

护肤并不等于使用护肤品,护肤是一个内外兼修的过程,合理饮食合理运动,健康的身心会由内而外散发出健康的肌肤。所谓的"贵妇护肤品",其实就像米其林餐厅一样,追求的是体验文化而非营养均衡。人体可以利用各种优质蛋白自身合成胶原蛋白,只要我们摄入足够的优质蛋白(瘦肉、鱼虾、蛋、奶和大豆),多吃新鲜的蔬菜水果(补充维生素C),做到饮食均衡合理、生活规律、睡眠充足,激素水平处于正常状态,身体合成胶原蛋白就会很顺利。

第四十节 吃水果的小误区

水果是一种纯天然、有益于健康的食物,它含有大量的膳食纤维和抗氧化剂。然而,在食用水果之前,也有一些重要的注意事项需要你仔细考虑。本节盘点了吃水果时常见的 8 个误区。

一、认为所有水果都一样

经常为吃一个菠萝还是一碗蓝莓左右为难吗?虽然两者都含有对你有益的维生素(菠萝是很好的叶酸和维生素 B_6 的来源,而蓝莓含有丰富的纤维和维生素 C),它们还拥有不少的糖和膳食纤维。不过,健康的水果有两个特征:含有较高含量的多酚(对抗炎症的化学成分)和较低的血糖指数(GI)。

GI 指参照食物(葡萄糖或白面包)摄入后血糖浓度的变化程度相比,含糖食物使血糖水平相对升高的相对能力。一般来说,低 GI 水果更好,因为它们消化得更慢,不会引起血糖水平的激增,会增加饱腹感时间。深色水果如黑葡萄等,比香蕉和蜜瓜等浅色水果含有的抗氧化剂更多,糖含量也相对较少。

二、吃水果不限量

一些减肥计划让你吃许多水果和蔬菜,这是不明智的。虽然,不含淀粉的蔬菜可以多吃一点,但水果的摄入量要注意,因为其 GI 较高。水果味甜而美味,很容易吃多,进而可以升高血糖和增加热量,导致体重增加。

到底应该吃多少数量的水果才合适呢?美国农业部的营养专家建议,大多数成年人一天食用 2 杯水果(一杯水果约为一个小苹果或香蕉的量)。吃整个水果是最理想的,建议选择较小的香蕉或苹果,而不是切开的较大的水果,以避免不小心多吃。

三、所有水果都可以吃

大部分水果的膳食纤维含量较高,吃太多会引起胃痛、腹胀。此外,胃肠虚寒的老年人不可多吃柑橘;胃肠不好或便秘的人应少吃柿子。有些人吃了菠萝会诱发过敏,胃肠病和凝血功能障碍者不吃为好。香蕉含糖量较多,血糖高者和肾功能不全者要少吃。根据不同的水果种类,每天食用水果在 200~400 g 为宜。

四、吃水果没有搭配

虽然一片水果肯定比一块糖果要更有益于人体健康,但它仍可能使血糖上升。为避免这种情况,要注意搭配一些蛋白质,比如一块奶酪或一把坚果,就能解决这个问题。水果会增加胰岛素水平,而蛋白质能够提高胰高血糖素水平。这两种激素能一同来稳定血糖水平。如果血糖稍高,吃水果时,搭配一些蛋白质尤其重要;否则可能会出现高血糖的症状,如心率加快等。

五、不吃果皮

果皮里往往含有丰富的维生素和抗氧化剂。水果当中营养素含量最高、风味最好的部分恰好在表皮附近,只要将水果彻底洗净,带皮食用比较科学。例如,苹果果皮富含膳食纤维、维生素 C 和维生素 A。研究发现,吃果皮可能降低患肥胖症和癌症的风险。

六、喝果汁

果汁在精加工过程中,已经去除了水果中的膳食纤维,而膳食纤维能放缓葡萄糖在血液中的释放。喝果汁摄入的营养不如吃一整块水果,因为整个水果放进果汁机里,而你喝到的只是一部分。另外,干果也容易食用过量,而且,它还含有防腐剂和添加糖。

七、水果当饭吃

很多女性为了身材好,脸蛋漂亮,会拿水果当饭,专家表示这样做不利健康。水果中的蛋白质、脂肪及钙、铁等含量较少,长期拿水果当饭,必定导致蛋白质、脂类等摄入不足,造成营养不良和贫血。

人体一共需要将近 50 种营养物质才能维持生存,特别是每天需要 65 g 以上的蛋白质,20 g 以上的脂肪,以维持组织、器官的更新和修复。水果水分含量在 85% 以上,蛋白质含量却不足 1%,几乎不含人体必需脂肪酸,远远不能满足人体的营养需要。

八、进口水果更营养

许多人以为昂贵的"洋水果"一定营养价值更高,其实不然。进口水果在旅途中便已经开始发生营养物质的降解,新鲜度并不理想。而且,因为要长途运输,往往不等水果完全成熟便采摘下来,通过化学药剂保鲜,可能影响水果的品质。为了卖相好看,这类水果可能会用保鲜剂处理,或在表面打蜡,保持外表光鲜亮丽。因此,水果最好吃本地的、应季的。

第四十一节 山药应该如何选

山药是比较常见的保健食品,菜市场里卖的山药,脆脆的很爽口;健康食品店里卖的山药,口感面面的;药店里也有卖,是白色发干的山药片。这 3 种山药,哪种营养保健功效更好呢?

这个问题的答案,跟购买食品的目的有关。

如果是为了药用,那当然是买药店里的比较好。药用的山药都是干物质含量高、保健成分含量高的品种,水分含量较低,口感比较面,鲜重中的淀粉含量在 20% 以上,约 3 kg 新鲜山药才能加工出 0.5 kg 山药片。

如果是为了保健,那么买那种口感偏面的山药比较好。这种山药属于药食兼用的食材,每天可吃 50 g。其中淀粉含量 20%~25%,所以必须用来部分替代大米、白面之类的主食。除非想增肥,才可以在主食之外额外吃山药。

如果为了做菜,那就是脆脆的山药比较好吃了。餐馆中卖的"蓝莓山药"就是用这种山药来做的,轻度加热一下,但仍保持其脆嫩可口的状态。餐馆里的山药浆饮品,也是用这类山药做的,打浆之前,需要先在沸水中焯一下,避免活性的氧化酶和氧气接触,引起山药浆的褐变。日本人喜欢把这种脆山药打成浆生着吃,认为这样能保留其中的淀粉酶、黏多糖和黏蛋白类物质,有利于淀粉食物的消化吸收。其实我们体内本就有淀粉酶,而山药中的淀粉酶进了胃里也会失活,所以靠摄入淀粉酶促进淀粉消化的说法可以一笑置之,但珍惜黏多糖和黏蛋白之类的营养物质倒是很有意义的。

研究发现,山药中的非淀粉多糖有多方面的生物活性,有增强免疫力、抗病毒、抗肿瘤、抗衰老、抗氧化、降血糖等功能。它们有抑制 α-淀粉酶活性的作用,尤其是黏多糖,抑制效果更强。同时,没有经过充分加热糊化的淀粉类食物,其中所含的淀粉属于抗性淀粉,在人体内很难被消化吸收。所以,吃脆山药对患糖尿病、高脂血症的患者控制餐后血糖和血脂倒是有所帮助的。

我国有 4 个产区的山药申请过国家地理标志保护产品,包括河南焦作的"铁棍山药"、山东菏泽的"陈集山药"、湖北武穴的"佛手山药"和江西瑞昌的"南阳山药",它们都以品质优良而著称。有研究比较了上述 4 个产区的山药,发现干物质含量、薯蓣皂甙和总多酚物质的含量以"铁棍山药"最高;蛋白质和矿物质含量以"佛手山药"最高;尿囊素含量以"南阳山药"最高;而"陈集山药"的多糖含量最高。四大产区的产品各具优势。

不过,据历史文献记载,以保健效果而论,河南的"铁棍山药"最负盛名,而传说中最正宗的"垆土怀山药"只有河南温县的一小片区域才有。有研究发现,铁棍山药提取液中含有尿囊素、多酚、黄酮醇、黄酮、蛋白质、多糖、薯蓣皂甙、脱氢表雄酮、腺苷等多种保健成分。还有研究发现,河南、河北所产的山药中脱氢表雄酮含量较高,而山东、山西、广西等地的山药中含量较低。

第四十二节　微辣有益健康

辣椒不但富含多种维生素,还含有可以抗癌的辣椒素,及具有增进食欲、增加能量消耗、促进血液循环、暖胃驱寒等多种功效。辣椒虽有这么多功效,但并不建议大家放纵吃辣。

一、吃辣本质是在感受疼痛

严格意义上讲,辣是一种轻度痛觉,并非是一种味道。

每吃一口辣椒,脑部都会以为有痛苦袭来,释放出更多的多巴胺。持续不断释放出的多巴胺,让人产生愉悦感,人的压力也随之得到释放,这正是人们吃辣后产生"快感"的原因所在。

人们在吃辣椒时,味觉感觉细胞接触到辣椒素后会更敏感,从而能更细腻地感觉到食物的美味,所以很多人在没有食欲时,只要吃点辣椒,慢慢就会胃口大开。

二、适量吃辣椒对人体有一定的益处

首先,辣椒富含多种维生素,包含 B 族维生素和维生素 A、维生素 C、维生素 E、维生素 K、胡萝卜素、叶酸等;其次,辣椒含有钙、铁等矿物质及膳食纤维。

青椒和甜椒中维生素 C 的含量尤为丰富,有很好的抗氧化作用,而红辣椒中独有的类胡萝卜素在人体内可以转化为维生素 A,有保护视力、滋润皮肤的作用。

辣椒中的辣椒素还有助于降低心脏病、某些肿瘤及其他一些随年龄增长而出现的慢性病的风险。

三、放纵吃辣隐藏健康危机

快节奏的生活改变了人们的味蕾,曾经只在潮湿阴冷的四川、湖南、湖北等地流行的重辣口味如今几乎覆盖了整个中国,使人超量饮食甚至是暴饮暴食从而引发肥胖、高血压、糖尿病、高脂血症等问题。一般厨师做菜"逢辣必咸",为了中和辣味,需要增加用盐量,这也是川菜口味较重的原因。而过辣、过咸的重口味饮食会间接诱发高血压、高脂血症、糖尿病等慢性疾病。

同时,大量食用辣椒素含量高的辣椒,会使消化液分泌过多,引起胃肠黏膜充血、水肿、胃肠蠕动剧增,可引发胃炎、肠炎、腹泻、呕吐等,更不利于消化道功能的恢复。

四、微辣才是利于健康的首选

2015 年《英国医学期刊》发表一篇对 49 万中国人随访 7.2 年的队列研究,研究发现:每天吃辣的人比从不吃辣的人总死亡率低 14%。

营养专家建议,如麻辣火锅这些重口味的餐饮需要控制频度,一个月吃一到两次是可以接受的范围,如果天天吃肯定牺牲健康。而对于嗜辣如命的人也应该慢慢改变口味,可以先从麻辣降到中辣再到微辣。坚持微辣水平,就会对身体利大于弊。

第四十三节　葡萄上的"白霜"是果粉

每当葡萄上市都会吸引无数消费者的眼球。但是,不少人购买时经常会看到葡萄表面泛着一层"白霜",并且很难洗掉,于是"葡萄上的白霜一定要洗干净,这可是农药,吃了

会中毒"的谣言也随之而来。

新鲜葡萄表面都会有一层薄薄的"白霜",很多人以为是农药残留,其实这层白霜是好东西。除葡萄外,李子、甘蔗、蓝莓等水果表面也会有"白霜"。只要是分布均匀、未覆盖葡萄表皮本身颜色的"白霜"都可认为是葡萄本身分泌的糖醇类物质,也被称为果粉,对人体完全无害,是葡萄的"保护神"。由于糖醇类不溶于水,它可避免葡萄表面吸附水分形成湿润的环境,从而导致病菌滋生和浸染,也可防止葡萄采摘后失水速度过快而皱缩。另外,"白霜"中富含的葡萄酒酵母还可防止制作葡萄酒过程中受到微生物污染。所以,挑选葡萄时,不要故意避开有"白霜"的葡萄,"白霜"的多少可以作为衡量葡萄质量的一个重要指标。果粉在长期运输和储存过程中可能会被蹭掉,所以葡萄布满果粉可以证明葡萄更加新鲜。

正常的葡萄果粉是均匀分布在果粒上的,而过量使用农药,特别是乳油、低质粉剂是会影响葡萄果粉形成的。所以,葡萄上的果粉不仅不是农药残留的证据,恰恰是合理使用农药的一种表现。

第四十四节 橘子皮不等于陈皮

现实生活中,很多人喜欢用陈皮泡水喝,还有的人把晒干的橘子皮当作陈皮来用,这是一个非常错误的观念。顾名思义,陈皮自然是放置时间比较久的柑橘皮。它完整的定义是水果柑橘的果皮经干燥处理后而制成的干性果皮。这种果皮如在保持干燥的条件下,可长久放置储藏,故称陈皮。可见新鲜柑橘皮并不等于陈皮。不仅如此,新鲜柑橘皮也不是全都可以做成陈皮,只有成熟的柑橘皮才可以做成陈皮。而且品质比较好的陈皮,对取皮的时间有很严格的要求,有些地方做陈皮的柑橘,果肉离熟透还差一点时间,一般是不食用的。没熟的果皮,有另外一个名字,叫青皮。

陈皮是一味理气、健胃、化痰的常用中药,泡水代茶饮,有清热、止咳、化痰的作用,但鲜橘子皮泡水代茶饮却不利健康。近年来,果农摘下橘子后大多用保鲜剂浸泡后再上市,保鲜剂为一种化学制剂,浸泡过的橘子对果肉没有影响,但橘子皮上残留的保鲜剂却难以用清水洗掉,若用这样的橘子皮泡水代茶饮,对身体健康的损害是显而易见的。

柑皮以贮藏的时间越久越好,存期不足3年的称果皮或柑皮,存期足3年或以上的才称为陈皮。陈皮以广东所产为佳,历史贸易中特称"广陈皮",以别于其他省所产。清代大医师叶天士所开的药方"二陈汤",特别写明"新会皮"。南北朝著名医学家陶弘景提出"橘皮用陈久者良"。据研究证明,陈皮水煎剂中有肾上腺素样的成分存在,但较肾上腺素稳定,煮沸时不被破坏。陈皮隔年后挥发油含量大为减少,而黄酮类化合物的含量相对增加,这时陈皮的药用价值才能充分发挥出来。

第四十五节 反式脂肪酸数值的意义

反式脂肪酸是一类对健康不利的不饱和脂肪酸,主要来源油脂氢化,高温处理也会使反式脂肪酸含量增加。通常我们在超市买的标注反式脂肪酸为0的食品标签上,配料表一栏里却赫然写着起酥油和代可可脂。代可可脂、起酥油中就含有反式脂肪酸。大多数老百姓只知道反式脂肪酸对健康有害,但不知道什么含反式脂肪酸,我们应该要求标注反式脂肪酸的同时,提示哪些食材含反式脂肪酸。根据卫生部2007年12月颁布的《食品营养标签管理规范》规定,食品中反式脂肪酸≤0.3 g/100 g时,可标示为0。这也就是为什么有些食品配料表里明明有植脂末、氢化油,但是标签中标注反式脂肪为0的原因。今后买食品时应仔细,因为标注反式脂肪为0的食物不一定就不含有反式脂肪。

第四十六节 饭菜放凉了才能放进冰箱吗

饭菜一顿吃不完,就得放进冰箱。那是应该直接放进去呢,还是等凉了再放进去?大部分人听过的答案是:饭菜放凉了才能放进冰箱。哎,又被误导了好多年。

饭菜炒好后,温度会从100 ℃左右开始逐渐下降:当食物温度降到60 ℃,就有细菌开始生长;温度降到30~40 ℃,细菌会很快繁殖;而降到7 ℃,大多数细菌就停止活动,进入休眠状态。

也就是说,只有将暂时不吃的食物快速冷却至7 ℃以下——放进冰箱(一般冷藏室的温度在4 ℃左右),才有利于抑制细菌繁殖,让食物更安全。无论哪种食物,在室温下放得越久,微生物就繁殖得越多,越不安全。所以世界卫生组织(WHO)建议,食物在室温下的存放时间不要超过2小时。

第四十七节 酸奶的助消化作用有限

酸奶作为一种健康食品,既营养丰富又美味可口,深受人们的喜爱。不少人认为,饭后喝杯酸奶解油腻、助消化,特别是很多在减肥期间的朋友,饭后都不忘来杯酸奶。那么,在饱腹状态下,喝酸奶真的可以帮助消化吗?

酸奶自身并没有消化酶,人们常说"多喝酸奶有助于肠胃消化",实际上指的是酸奶中的蛋白质可促进胃酸分泌,乳酸也可降低胃内的pH值,从而激活胃蛋白酶帮助消化食物,但是酸奶自身并没有消化酶,并不能起到直接促进消化的作用。

要让酸奶中的益生菌在肠道中发挥活菌促进肠道健康作用的功效,一般需要满足三个条件:一是进入肠道后仍然是活菌;二是这类菌群对于个体的肠道是有益的;三是活菌数量需要达到一定的数量才有药理作用。但是大部分酸奶中所含的菌落大多不耐酸,这些菌落在经过胃里进入肠道时,胃部的强酸环境会使其大部分失去活性。因此,饭后喝酸奶并不能够直接起到促进消化的作用。

第四十八节　益生菌酸奶的饮用有讲究

一、什么是益生菌酸奶

人体内的微生物以细菌为主,有 400～500 种之多,它们在体内有几十万亿到百万亿个,重量为 1.5～2.0 kg,大多集中在肠道中。益生菌是指活的微生物,它们有的耐酸能力强,可以经受住人体胃酸的考验,有的能在人体肠道中稳定繁殖一段时间,为人体肠道健康服务。合理地补充活性有益菌群,不但可以调节肠道微生态的不平衡状态,使其趋于平衡,恢复和保持人体健康,还可以增强人体免疫力。

酸奶分为两大类,一类是发酵制成的传统酸奶,另一种是在前者发酵的基础上,又添加了另外两种乳酸菌类(嗜酸乳杆菌和双歧杆菌)的益生菌酸奶,其在标识上通常有“益生菌”字样。

益生菌酸奶的最大特点就在一个“活”字上。益生菌酸奶必须含有活性乳酸菌,这种酸奶除了具有乳酸菌发酵过程中产生的一系列有益人体的代谢产物外,其含有的活性乳酸菌,还有利于调节人体肠道微生态的平衡。益生菌酸奶从生产、制作到销售等过程中必须保持冷链保存,并且在保质期内要保持一定的活菌数,才称得上保证质量,才能更好地增进人体健康。

二、食用时机与保存条件

适宜乳酸菌生长的 pH 值为 5.4 以上,空腹胃液的 pH 值则在 2 以下,如这时饮用酸奶,乳酸菌容易被胃酸的高酸度杀死,活性菌的保健作用就会减弱。饭后两小时左右饮用,胃液的 pH 值可上升到 3～5,乳酸菌的活性得以保留。

正常情况下,活性乳酸菌在 0～4 ℃的环境中保存,这时乳酸菌处于“休眠期”,菌体有活性,但繁殖速度较慢。随着环境温度的升高乳酸菌会快速繁殖、快速死亡,其营养价值也会有所降低。含有活性乳酸菌的酸奶保质期较短,一般为两周左右,而且必须在 2～6 ℃下保藏,否则容易变质。因此在购买时一定要选择在冷藏柜中销售的酸奶。

第四十九节 酸奶与乳酸菌饮料的区别

酸奶与乳酸菌饮料是我们日常生活中最为常见的饮品,在超市的冷藏柜前,我们经常想要拿一瓶酸奶,却自然而然地拿起了一瓶乳酸菌饮料。酸奶与乳酸菌饮料真的是一样的饮品吗? 今天,我们来详解两者间的区别。其实,酸奶与乳酸菌饮料是两种不同的乳品。酸奶是鲜牛奶经过灭菌消毒后,经乳酸菌发酵制成的乳制品,颜色白、气味清香、酸甜可口。牛奶经酸化后,不仅其中的营养成分没有被破坏,同时牛奶的酪蛋白遇到乳酸菌产生的酸,会结成微细颗粒的凝乳,提高了人胃里的酸度、人体的消化率和吸收率、奶中钙的吸收率。酸奶中还含有丰富的蛋白质、脂肪、矿物质及活性物质等。乳酸菌饮料是含乳饮料的一种,是指以鲜乳或乳制品为原料,经乳酸菌发酵制得的乳液中加入水、白砂糖和(或)甜味剂、酸味剂、果汁、茶等配料调配而成的饮料,它含牛奶的比例较低,成品中蛋白质的含量不低于0.7%。根据其是否经过杀菌处理而区分为杀菌(非活菌)型和未杀菌(活菌)型。

通过以上,可以发现酸奶与乳酸菌饮料的区别还是很大的。酸奶较于乳酸菌饮料,营养更为全面,因为酸奶是由纯牛奶发酵而成,除保留了鲜牛奶的全部营养成分外,在发酵过程中乳酸菌还可产生人体营养所必需的多种维生素,例如维生素 B_1、维生素 B_2、维生素 B_6、维生素 B_{12} 等。所以,饮用酸奶可以获取较多的乳蛋白和乳钙,较低的乳糖、乳源性维生素和一定数量的乳酸菌,因此酸奶是一种营养价值很高的食品。而乳酸饮料都是经过调配的,蛋白质含量有所降低,其活体乳酸菌的含量也不多,活性乳酸菌饮料中的乳酸菌含量会相对较多。除此之外,乳酸菌饮料的含糖量较高,对于乳糖不耐受、糖尿病、肥胖症等人群不适宜,因此,乳酸菌饮料仅仅只是一种饮料而已。

总体上来讲酸奶的营养价值大于乳酸菌饮料,乳酸菌饮料含糖量高于酸奶,消费者可以根据自身的需求选购相应产品。

第五十节 餐后半小时的养生小妙招

抓住饭后半个小时的养生关键时间,好好利用,对健康的好处事半功倍。

早餐后半小时:吃点水果,按摩膝盖。早餐后吃一点水果是对早餐很好的补充,还可以促进消化,有利于营养吸收。吃完早饭,可以按摩一下膝盖或者敲打小腿外侧。饭后20分钟左右,用手反复摩擦膝关节,可以使胃经通畅,在寒冷的冬天还能驱除寒气、保护关节,还可以敲打小腿外侧5分钟。

午餐后半小时:喝杯酸奶,休息一会。酸奶中含有大量的有机酸,它们能抑制有害微生物的繁殖。同时,使肠道的碱性降低、酸性增加,促进胃肠蠕动和消化液的分泌。午饭后半小时是调整身体和精神状态的关键时刻,可以利用这个时间打个盹儿。

晚餐后半小时:做做家务,拍打经络。人体小肠开始吸收是在晚饭后的 30 分钟左右,在这段时间里有意识地活动身体,可以有效减肥。因此不妨利用这段时间打扫一下房间,整理一下写字台或衣柜。另外,可以利用这段时间拍打经络,主要针对任脉,也就是小腹以上正中间的部位,有很多重要的穴位分布在此,吃完饭从上到下轻轻拍打 20 分钟,可以帮助消化、强身健体。

第五十一节　虾醋同食营养健康

日常生活中,虾和醋都是很有营养价值的食物,很多人对这两种食物都很喜爱,那么这两种食物到底可不可以一起吃呢? 首先,就安全性而言,虾与醋同吃是没什么问题的。其次,就营养与健康方面而言,虾的烹饪方式、醋的种类不同,营养与健康水平也不同。健康的烹饪方式按照健康水平从高到低分别为蒸、煮、烩、炖、焖、煲、糟、熘、汆、焯及烤。

有些食物烤着吃不健康,如面包、肉等在烤的过程中,会发生美拉德反应。美拉德反应是一种常见的化学反应,在给食品带来特殊风味的同时,也会产生醛、杂环胺等有害的中间产物,这些成分会给食品带来安全隐患。所以,肉、面包等食物不建议烤着吃。然而有些食物烤着吃是健康的,如红薯、土豆、茄子、山药等,需要注意的是,这些食物一定要带皮烤,也叫 1/2 烤。通过健康烹饪方式的排序可知,虾蒸着吃是最健康的。

接下来,我们再来说一说醋。醋的种类不同,营养价值也不同。醋一般分为两种,酿造醋和勾兑醋。酿造醋是以粮食、麸皮、豆类等为主要原料,经发酵工艺酿造而成。勾兑醋,则是以酿造醋与稀释后的食用醋酸混合配制而成的调味醋。酿造醋的营养价值比较高,富含多种 B 族维生素、可溶性糖、氨基酸、钙、铁、锌,而勾兑醋营养价值下降或几乎没有营养价值。所以,酿造醋是较为营养的选择。

酿造醋与蒸制的虾搭配食用,既健康又营养。烹饪食物时适量放一些酿造醋,有利于食物中钙、镁、铁、锌等以不溶性状态存在的矿物质营养素的溶出,形成醋酸盐,从而使其更容易被人体吸收利用。

虾皮中含有丰富的钙。一般情况下,我们吃完蒸制的虾后,会把虾皮扔掉,这是一种浪费。将虾皮集中起来,洗净、晾干后放入玻璃容器中,加入酿造醋浸泡,待虾皮溶解后,烹饪其他菜肴时调味使用,可以最大限度地吸收和利用虾皮中的钙。

综上所述,虾与醋同吃是安全的;选择蒸制的虾和酿造醋更为营养健康;酿造醋可以促进人体对虾皮中钙的吸收。

第五十二节 补钾与补钙同样重要

如今,补钙已经引起很多人的重视,其实,还有一种元素同样重要,那就是钾。希望大家像重视补钙一样重视补钾。

一、补钾有助于预防慢性疾病

钾是维持人体正常运转的关键营养素之一,主要作用有:①维持细胞的完整性和电解质平衡。②心脏的正常搏动和肌肉正常收缩有赖于钠、钾等离子的协同作用。③碳水化合物和蛋白质的代谢需要钾的帮助。④钾还具有降血压作用,这是因为钾能促进钠从尿中排出,并抑制肾素-血管紧张素系统,从而降低血管压力。体内缺钾时,可引起肌肉、消化、心血管、泌尿、中枢神经等系统发生功能性或病理性改变,表现为肌肉无力、心律失常、胃肠道功能紊乱等。长期缺钾,可出现肾功能障碍。研究证实,钾对预防高血压等慢性病具有重要作用,并有助于防止钙流失,使骨骼更硬朗。据2013版《中国居民膳食指南》营养素参考摄入量,健康人钾的适宜摄入量为每天2 000 mg,要预防慢性疾病,建议钾的摄入量是每天3 600 mg。然而,最新的调查显示,我国居民每天钾摄入量仅为1 616.9 mg,远远低于预防慢性疾病的需要。

二、几类人尤需补钾

钾主要由肾、肠道和皮肤排出体外。对于以下几类人来说,应该尤其重视补钾。①高血压患者。对于这部分人来说,补钾和限钠同样重要。钠和钾就像两个势均力敌而又互相制衡的战友,钠在细胞外,钾在细胞内,共同捍卫细胞内外渗透压、水分和酸碱值的平衡。只要摄入足量的钾,就可以置换出体内过剩的钠,从而达到控制血压的目的。②大量出汗的人。正常情况下,由汗液排出的钾很少,但大量出汗时,钾的排出量会明显增加。③长时间呕吐或腹泻的人。呕吐或腹泻会引起人体大量脱水,引发电解质紊乱,导致钾大量流失。④使用利尿剂和类固醇药物造成缺钾的人。

需要提醒的是,大量输入含钾药物或口服钾制剂等可导致体内钾过多,可能引起心脏传导阻滞、心率减慢,严重的可导致心脏停搏。因此,需要使用药物钾治疗时,一定要听从医生的指导。

三、用好4个饮食招

提到补钾,很多人首先想到的是吃香蕉。然而,要想吃够3 600 mg的钾,光靠吃香蕉远远不够,大家不妨从以下几点入手。①选择钾营养素密度高的水果。选水果时,不能只是看钾含量高低,而要看"钾营养素密度",也就是用钾含量除以热量的值。如果按照这个指标来衡量,100 g香蕉含钾256 mg,热量为93 cal,钾营养素密度是2.75。如此计算,橙子的钾营养素密度是 3.31,哈密瓜为 5.59,木瓜为 6.06,都比香蕉高。②常吃薯类和杂粮。土豆、红薯、芋头和山药等薯类钾营养素密度特别高,还富含维生素 C,对控制血压十分有益。各种杂粮也是补钾高手,小米和红小豆的钾含量分别是大米的 5 倍和 14 倍。③常吃菌类、蔬菜。蔬菜的钾含量都很高,比如菠菜、芥蓝、苋菜等绿叶菜的钾含量都超过香蕉。菌类蔬菜的钾含量尤其出众,每 100 g 钾含量:口蘑 1 655 mg,蘑菇(鲜蘑)312 mg,双孢蘑菇 307 mg。④用低钠盐代替普通盐。1 g 低钠盐中就含有 133 mg 的钾(低钠盐中含氯化钾约 25%),如果每天 6 g 盐,仅低钠盐就能提供约 800 mg 的钾。肾功能正常的人有很强的排钾能力,食物中摄入钾过多时,会很快从尿液排出去。但对于有肾病的人,一次摄入过多钾很可能导致高钾血症,这类人群不要吃太多富含钾的食物。

第五十三节 指甲上"月牙"并不是健康"晴雨表"

"'月牙'代表一个人的精气神儿!""'月牙'是一个人的'健康圈'""'月牙'越多越大,表示你的身体越好!"想必与指甲上的"月牙"有关的传闻,您一定听过不少。但手指甲上的"月牙"真的能够判定身体状况的好坏吗?"月牙"的多少又反映了什么样的身体状况?中国科学技术协会曾在其官方平台"辟谣":其实我们的身体状态和手指甲上的"月牙"完全没有关系。

首先,指甲上的"月牙"是怎么来的呢?专家介绍,指甲末端看不到的部分叫作甲基,每个人的指甲都是在甲基中由角蛋白细胞生成,每个细胞不断地生长再老化,形成角质层,也就是可以看到的指甲。这"月牙"其实就是刚刚形成的淡淡白色的角蛋白细胞。当角蛋白细胞不断老化,最后形成角质,就变成了指甲的颜色。

那么,有的人指甲上有"月牙",而有的人就没有,这是什么原因呢?专家解释,这与隐藏在手指末端、看不到的甲基有关,有些人的甲基比较靠前,就可以看到很新鲜的、尚未老化的、刚刚生长出来的角蛋白细胞。有些人的甲基比较靠后,所有的角蛋白细胞在可以被看见的时候已不再新鲜,看到的则是已经长好的指甲。

所以,"月牙"的大小、数量多少,与健康与否没有太直接的关系。但"月牙"的大小变化可能预示着新陈代谢快慢的改变,如果"月牙"短时间内出现明显的变化就需要警惕了:"月牙"突然变大、增多,要警惕出现甲状腺功能亢进的可能。"月牙"突然变小、消失要警惕甲状腺功能减退或者是消化问题。

第五十四节 春季如何养肝

中医养生学理论认为"春与肝相应",意思是说春季的气候特点与人体的肝有着密切的关系。养肝护肝要从饮食、起居、锻炼和情志 4 个方面入手。

　　饮食方面,春季饮食要根据个人体质进行选择,普通健康人群不主张大量的进补。身体特别虚弱的人可以适量食用海参、冬虫夏草等补品。对于健康人群而言,春季饮食要注意清淡,不要过度食用干燥、辛辣的食物。同时,因为此时阳气上升容易伤阴,因此要特别注重养阴,可以多选用百合、山药、莲子、枸杞子等食物。民间有"吃肝补肝"的说法,可以适量吃一些猪肝,但一定要保证饮食卫生。

　　起居方面,春天是自然界万物复苏,各种生物欣欣向荣的季节。人们也要顺应自然界的规律,晚睡早起,《黄帝内经》中说"夜卧早起,广步于庭,被发缓形"就是告诉人们晚睡早起,起床后要全身放松,在庭院中悠闲地散步以舒畅自己的情志。人们从冬季已经习惯了的"早睡晚起",过渡到春季的"晚睡早起"要有一个逐渐适应的过程,不要太急于转变,而要顺应自然界的昼夜时间变化而逐步转变自己的睡眠习惯。

　　锻炼方面,春季的运动养生保健是恢复身体"元气"的最佳时节。由于寒冷的冬季限制人们的运动锻炼,使机体的体温调节中枢和内脏器官的功能,都有不同程度的减弱,特别是全身的肌肉和韧带,更需要锻炼以增强其运动功能。春季人们应该进行适当的运动,如散步、慢跑、体操、太极拳等,保持体内的生机,增强免疫力与抗病能力。不过,春天的气候呈现温差大、风大的特点,要注意防风御寒,因此在遇到强风时要适当地减少外出锻炼,以免风大伤肝。

　　情志方面,中医理论认为肝属木,与春季相应,生理特性为"喜条达而恶抑郁",故有"大怒伤肝"之说。肝的生理特点是喜欢舒展、条畅的情绪而不喜欢抑郁、烦闷。在春季保健重点是保持自己的心情舒畅,努力做到不着急、不生气、不发怒,以保证肝的舒畅条达。春季养生,情绪上要乐观,不宜抑郁或发怒,不要过分劳累,以免加重肝脏负担。有肝脏疾患的人,要做到心宽、心静。在繁忙浮躁和充满诱惑的尘世纷扰下,要做到"恬然不动其心",就能保持机体内环境的稳定,防止心理疾病的发生。

　　总之,春天是万物生发的季节,在这个季节要按时睡,早起,放松自我,缓行于庭院,不要压抑自己,使精气慢慢升起来,否则会伤肝。另外,种子主生发,春季要多吃五谷、豆类等种子类食物,如五豆粥(红豆、黄豆、绿豆、白豆、黑豆)。也可多吃新鲜的应季菜,这也有生发之功效。

第五十五节　夏季如何养阳

　　在一年四季中,夏季是人体阳气最旺盛的时期。《黄帝内经·素问》说:"阳气者,若天与日,失其所则折寿而不彰"。其中把人体的阳气比作天体的太阳,突出了阳气是人体生命活动之根,化生万物之源。人体的基础物质(气、血、津、精)必须依赖阳气的温煦、气化,将水谷化为精微物质。可见阳气的重要性。夏季天气最炎热,此时人体阳气也是最旺盛,此时养阳,往往起到事半功倍的效果。那么,夏季应如何养阳呢?

　　清代医学家高世对《黄帝内经·素问》的注解常说道:"圣人春夏养阳,使少阳之气生,太阳之气长"实际上,在这里"养"字的真正含义是养护的意思,也就是说春夏要注意养护阳气。在生活中我们要做到劳逸结合,避免在烈日下暴晒,少量多次补充水分,可选择淡盐水、绿豆汤等,还要注意饮食卫生。具体可归纳为以下5个方面。①睡眠要充足,不可过于疲劳时才休息。②不可贪凉,"夏不欲穷凉",不可贪凉饮冷和露宿及吹过堂风,淋雨后要及时更衣,注意保暖。风扇和空调不可开得过大、过低或者对人直吹。③心要静,三伏天容易让人火气上升,表现为情绪烦躁、失眠等。心态要保持清静,天气越热心越要静,以减少不良刺激。喜为心之志,多想些轻松愉悦的事情有助于调节心情。④合理锻炼,最好在清晨或傍晚进行锻炼,避免在烈日下进行运动,选择运动量相对较小的锻炼活动,避免过于疲劳,出汗过多而耗气伤津。同时要在运动后适当饮用温开水补充体液。⑤健康饮食应选用性平凉或微寒的食物为主,味易甘淡、酸或微苦。注意少食寒凉冰冷之品,避免损伤脾胃阳气而泄泻。

第五十六节　夏秋之交养生有诀窍

自然界有春生、夏长、秋收、冬藏的季节特点。人类作为万物之灵,就应该顺应不同的节气,调整自己,该宣发的时候宣发,该收敛的时候收敛,做到与天地相应,这就是顺时养生。"夏气之应,养长之道;秋气之应,养收之道"。经过天气炎热的夏季,进入秋季之后,天气迅速由炎热转为干燥,人体也到了"夏秋之交"的分水岭。这个时节该如何养生?饮食及生活习惯,大家该怎样去调整,才能防止疾病的乘虚而入?夏秋养生诀窍很简单,就是注意"三重"。

一、肠道重呵护

到了夏秋之交,门诊腹泻患者往往增加约四成之多。秋季腹泻、急性肠胃炎可发生在各个年龄段,小儿和老人更易引起并发症。由于季节交替气温变化快,胃肠道的自然屏障变弱,碰上食物污染、消化不良等原因更易出现腹泻。在温差较大的秋季,严重腹泻还容易诱发"肠中风"。因此,初秋早晚温差较大,要特别注意胃部的保暖,晚上睡觉时要防腹部着凉。饮食调养是养护胃肠的重要手段,应多食清淡易消化的营养食物,并注意饮食卫生。

二、秋冻重适度

"天气转凉,温度、湿度变化比较大,容易引发关节疼痛,应注意保暖。"由冬冶强调说,夏秋之交温度变化快,有时酷热难当,有时凉气袭人,极易发生外寒内热的病症。俗话说:"春捂秋冻,不生杂病。"所谓"秋冻",一方面是说秋季气温凉爽,有助于锻炼耐寒能力,在温度逐渐降低的环境中,经过一定的锻炼,能促进身体的新陈代谢,提高对低温的适应力,从而为即将到来的寒冷天做好准备;另一方面,中医认为,秋季天气干燥宜养阴。如果穿得太多而出汗,易伤阴生燥,对身体不利。但对关节病患者来说,"秋冻"要适度,因为温度过低易引起关节部位的疼痛,尤其是有受凉受寒病史的患者更应注意。疼痛和肿胀是关节炎的常见表现,关节炎患者平时应尽量做好关节的保护,注意保暖,如果出现问题要马上就医。

三、秋燥重滋润

夏秋之交,有些人因贪凉受寒,断断续续地干咳,但又无明显感冒症状。对于这些症状,由冬冶说这是"秋燥"。燥证分内燥、外燥两种:外燥是外感燥而致病,内燥是脏腑津液亏损之证。如想缓解症状,就需要多吃润燥生津的物品。夏秋之交可多食麦冬、玉竹、百合、石斛。

第五十七节 冬季养生话"民谚"

养生俗语是人民群众在日常生活中的经验总结,蕴含许多科学知识、中医养生理论和人生哲理。了解民间一些有关冬季的养生谚语,对我们强身健体、修身养性、防病治病,大有裨益。

一、起居穿衣宜藏精保暖

民谚说:"一九二九不出手,三九四九冻死狗。"冬至之后"交九"天气,风雪交加,天寒地冻,许多动物以冬眠状态养精蓄锐,人体也应顺应自然而适当减少活动,以免扰动阳气,损耗阴精。民谚云:"冬不藏精,春必病温。"在冬季应早睡晚起,以利于阳气的潜藏和阴精的积蓄。冬季早睡晚起,还可避免冷空气对人体的侵袭而引发呼吸系统疾病,避免因严寒刺激诱发心脑血管疾病。

"寒从脚下起,热从头上散""养树护根,养人护脚""暖头暖足胜吃药""头戴一顶帽,抵件小棉袄"。这是说防寒要从"脚"、从"头"做起,护脚护头非常重要。

老人常说"常晒老太阳,身体健如钢""勤换衣常洗澡,常晒被褥疾病少""一晚少一觉,十晚补不到"。这些民谚虽然拙朴直白,可管用好用,对于冬季养成勤晒太阳、讲究卫生、注重睡眠质量等良好习惯,很有益处。

二、饮食宜补肾益气

民谚云:"冬天进补,开春打虎""逢九一只鸡,来年好身体""冬季喝羊汤,浑身暖洋洋""冬至不端饺子碗,冻掉耳朵没人管"。这些谚语都是提醒我们,冬令进补很关键。肾是人体生命的原动力,是人体的"先天之本",既要为维持冬季热量支出准备足够的能量,又要为来年贮存一定能量。

民间谚语中,对于冬季饮食说得较多的,不外乎萝卜和生姜,如"冬有生姜,不怕风霜"等。萝卜素有"小人参"的美称,其营养丰富,含有丰富的碳水化合物、多种维生素和对人体有益的多种微量元素,具有止咳化痰、除燥生津、清热解毒、润肠利便等功效。生姜既是家常调味品,也为芳香性辛辣健胃药,有发汗、止呕、解毒等作用,适用于外感风寒、头痛、痰饮、咳嗽、胃寒呕吐。

三、健身怡情宜顺应天时

冬季健身既要早睡晚起,养精蓄锐,又要因时而动,顺乎自然。民谚说:"水停百日生虫,人停百日生病""运动劲出来,歇着病出来""冬天动一动,少闹一场病;冬天懒一懒,多喝药一碗"。这些是说冬天不能怕冷,不能赖床,要勤活动、多锻炼。民谚还说,"练雪不练雾""冬练日出最佳时,雾中锻炼身受伤",是说冬季健身要讲究科学方法,尽量选择在日出之后、日落之前、没有雾霾的天气。

此外,冬季来临时,气温下降,雨雪雾岚天气增多,人们情绪难免有所波动。对此民间谚语也有涉及,"找医生不如交个朋友",这是说要经常走出沉闷封闭的暖气房间,串串门、唠唠嗑,多交朋友心情好;"书要多读,食要少吃""书多可养心,食少可健身",这是说潜下心、静住气,读一读心仪已久的名篇佳作,沉浸其中,那些忧郁、烦恼就会无影无踪;"艺不离手,曲不离口""听听曲、唱唱戏,欢欢乐乐过日子",这是说经常唱歌学戏,心情越唱越愉悦。

俗话说,十里不同风,百里不同俗。不同的地方会有不同风格的养生保健方面俗语,这些俗话风趣幽默,朗朗上口,好记、实用、易掌握。去其糟粕,取其精华,为我所用。

第五十八节　小儿骨龄不等于生理年龄

判断孩子还能不能长高,不是以孩子的实际年龄为准,而以孩子的骨龄为准。通常靠拍摄左手腕骨的 X 射线片了解骨龄。骨龄代表的是生物年龄,骨骺缝隙完全闭合,说明已经没有生长潜力。骨龄和孩子的生理年龄不一定相同,有时孩子长半岁,骨龄已增大 1 岁半甚至两三岁。通常,女孩的骨龄超过 15 岁,男孩的骨龄超过 17 岁,骨骺大多已经闭合,再长高的机会非常小。

性早熟患儿大都骨骼提前发育、骨骺提前闭合,开始时身材比同龄人高,成年后往往身高不理想。大量的性激素促使骺软骨过早闭合,导致生长停止。正常发育的孩子通过未闭合的骺软骨不断增生新软骨变成成骨,直到 14 岁左右骨骺闭合为止。性早熟患儿虽然发育早,但是比正常儿童少生长 2~3 年,导致成年后身材矮。10 岁前孩子身高增长突然加速,往往是性早熟的信号,要警惕。

有一个男孩,13 岁长喉结,一两年没长个子,身高不足 1.6 m。妈妈带着他来求诊,一测骨龄已超过 15 岁,基本发育成熟了,很难再长高。

专家提醒家长,一旦发现孩子身材矮小,一定要及时就诊。建议家长每 3 个月给孩子测一次身高,如果生长速率过慢,也要及时就诊。

治疗矮小症最佳年龄是 3~12 岁,起治年龄越大,对成年身高贡献越小、治疗费用越高。早发现、早治疗,才能最大限度提高患儿的成年身高。

第五十九节 "宿便"是伪科学概念

不知从什么时候开始,我们的身体突然中"毒"了,现代人生活有了"宿便"这个概念。机灵的商家抓住机遇,展开了各种"排毒、排宿便"项目。

一、"宿便"并无医学根据

许多人为了健康、为了瘦身,购买所谓清"宿便"的药物服用,殊不知从医学的角度而言,却并无"宿便"这一概念。

这个名词是所谓的减肥产品杜撰出来的,只是为了广告营销的目的。从字面上理解,应该是积存在体内尚未排出的粪便。从食物的消化过程来看,食物在经过口腔的咀嚼和初步消化之后,通过食管进入胃部,和胃酸、各种消化液充分混合,大部分营养物质被小肠吸收。在这个过程中,只有进入结肠,食物残渣中的水分被吸收,残渣开始聚集成形,才算开始形成粪便。所以,所谓的"宿便",应该就是堆积在结肠末端准备排出体外的粪便了。这时候排出的粪便只是食物的残渣,有多少有毒物质呢?便秘是会对人体带来一定影响,但人体内是不可能像这些人宣传的那样积存那么多的粪便。

排便其实是一个复杂、多环节的过程,会受到情绪、神经肌肉等多方面的影响,不能妄想靠药物这一单环节的方式来解决。

二、现有的"排毒、清宿便",大都是一个字:"泻"

洗肠本身是一种治疗手段,现在却因为商业目的被炒作成一种美容手段。洗肠并没有所谓的美容、排毒、减肥等功效,它在医疗实践中是临时性的行为,一般用于长期便秘患者和肠镜检查时。经常洗肠不仅容易导致电解质紊乱,肠道内菌群紊乱,使用不当还会造成肠穿孔等危险。洗肠并没有让皮肤肤色变好、祛斑美容的作用。

一些所谓的排毒保健品之所以能快速"排毒、排宿便",是因为含有强泻剂成分,能快速促进人们排便,其"排毒"的主要机制是通过刺激肠道,促进大便的排泄。而这些保健品基本都含有蒽醌类泻药。中药类的大黄、番泻叶、决明子等,西药的果导等都含有蒽醌类成分。

长期使用此类刺激性药物,会对药物形成依赖,就算后续不断增加用量,效果也都不如以前。并且长期服用刺激性泻药,也会对肠道的蠕动及分泌功能有所损伤,一旦停药不仅会加重便秘症状,而且还会导致结肠黑变病,易伴发息肉,增加癌变风险。

滥用泻剂对于肠功能和肠动力的损害是不可逆的。一般停药6个月以上,肠道色素可逐渐消失。但是如果长期服用,肠道会产生对泻剂的依赖性,长期滥用不仅无助于便秘的改善,还会导致结肠运动功能紊乱,最终使患者不能自行排便而依赖泻药来维持排便功能,形成恶性循环。其结果会引起结肠平滑肌神经细胞损伤,使结肠运动功能紊乱,动力下降,继而发生更严重的便秘。此外各类排毒产品中都或多或少含有大黄。大黄的主要作用是消炎,长期服用会抑制人体自身的免疫力,还有可能影响人体对某些营养物质的吸收,造成贫血等不良后果。

三、人体自身的新陈代谢就可完成排便

其实养成良好的生活习惯,依靠人体自身的新陈代谢,就可以完成自然的排便。第一,要养成定时排便的习惯。第二,在饮食上要注意摄取膳食纤维。第三,要增加运动量。最后,对于部分慢性便秘者,短时间的药物治疗是必需的,有助于正常排便反射的重建。但对于顽固的便秘,应寻求医生的帮助,检查分析便秘的原因,根据便秘的轻重和类型,采用综合治疗。

第六十节　喝果汁"排毒"治病不可靠

2019年3月初,一名女子感冒发热数天不就医也不吃药,而是喝着某直销品牌的果汁和保健品,最终因肺部严重感染抢救无效死亡。那么,果汁"排毒"的说法究竟有没有科学依据呢?下面我们就来了解一下。

其实"排毒"本身就是一个营销概念,对于果汁"排毒"这一说法更是没有依据。郑州人民医院营养科主任张晴表示,随着病理学、毒理学的发展,医学界早就摒弃了"排毒"这一概念,正常的人不需要特意去"排毒"。人体有包括肝、肾、肺、肠等排毒器官,可以将体内的废物和毒素清除,而且这个过程是24小时持续进行的,额外的排毒都是给身体增加负担甚至带来伤害。淋巴按摩、汗蒸排毒、血液净化等都是不靠谱的。

近年来我们听说了大量的"排毒"饮食,但都是没有健康益处的炒作。而且,对于患有特定疾病的人群,"排毒"饮食不仅没有好处,反而可能有害。有些人把喝果汁后腹泻,当作是排毒的表现。其实,这可能是因为有人对果糖不耐受,果汁中含有大量果糖,喝后就会出现腹泻;还有一些果汁因为卫生不合格,被细菌污染,喝后也会出现腹泻的问题,可别想当然地以为是排毒。

东南大学附属中大医院中医内科主任王长松指出,现代人有养生理念是好事,但要在医生指导或建议下正确的养生,避免走入误区。首先果汁是凉性的,中医认为有一定排除毒素的作用,但主要适合湿热体质的人群,虚寒体质的人群并不建议食用。其次,就医观念要正确。生了病要就医,没有一种食物或保健品能代替到医院看病。

对个人来说,重视健康、注重养生本身无可厚非,但自己的辨识力还要增强,以免走入误区。对热衷养生一族来说,也应该自觉地远离各种各样的养生谣言,迷途知返,不要拿自己的身体和生命当"试验田"。如果某些产品功效被商家无限放大,宣传包治百病,要当心并没有想象中的那么好,多是一些无良商家利益驱动所致,要擦亮双眼,避免上当。

第六十一节　便秘危害不容小觑

日常生活中,有一种"难言之隐"叫便秘。很多人觉得这不是什么大问题。其实,便秘也是一种疾病。近年来,随着饮食结构的改变及精神、心理和社会因素的影响,便秘的发病率逐年上升,长期便秘会对人体造成危害。

一、什么是便秘

便秘是指排便次数减少、粪便干硬或排便困难。排便次数减少是指每周排便少于3次;排便困难包括排便费力、排出困难、有排便不尽感、排便费时以及需要手法辅助排便,往往伴有腹痛、腹胀、头晕和便血等症状。

便秘大体可分为3类。①功能性便秘,这是最常见的。不是器质性疾病和其他系统慢性疾病引发的便秘,就属于功能性便秘。②器质性便秘,主要是肠道、肛门疾病引发的便秘。可以通过一些医学检查,如肠镜、排便造影或者是下消化道造影等,判断便秘的原因是不是结肠癌、直肠癌等疾病引起的。③消化系统以外的疾病引发的便秘,主要是一些慢性疾病引发的。例如,患甲状腺功能减退症时,很多人会出现便秘;如果患者糖尿病病史较长,也会影响胃肠道功能造成便秘。

二、长期便秘的危害

便秘是现代人很常见的消化问题,各个年龄段都有发病的可能。有些女性为了减肥进食过少、服用减肥药甚至泻药,更容易导致便秘。长期便秘会引发肤色暗沉、长痘、长斑等皮肤问题;影响身体正常代谢,加重肥胖;导致失眠、烦躁、多梦、抑郁、焦虑等精神障碍;导致记忆力下降、注意力分散、思维迟钝等。

三、预防便秘的方法

动一动。很多便秘患者,都是一坐一整天,不爱运动。每天散步、走路或每日双手按摩腹部肌肉几次,胃肠蠕动能力增强,就容易大便。长期卧床的人,应勤翻身,并进行环形腹部按摩或热敷。

养成良好的排便习惯。尝试养成每天排便一次的习惯,无便意也可以稍等,以形成条件反射。

注意饮食。粗纤维的粮食、蔬菜、瓜果、豆类食物有助于排便。含膳食纤维较多的食物包括麦麸、水果、蔬菜、燕麦、玉米、大豆、果胶等也有助于排便。

不要一便秘就吃药。便秘治疗最重要的是冷静,千万不要乱用泻药。如果非要吃药,那可以吃一点富含水溶性膳食纤维的产品。要仔细看配料表,如果里面只有膳食纤维、益生菌,就可以吃。

第六十二节   月经期吃不胖是认识误区

经期吃不胖之所以有广泛的群众基础,是因为大家为经期吃不胖找了 3 个看起来非常可信的理由:①称体重变瘦了。当月经期时,子宫内膜开始剥落、出血,水肿开始消除,这时候您会发现体重开始往下降,到经期结束后几天恢复到月经前的体重。因此,体重变轻只是身体正常生理反应,如果你还认为经期吃不胖是真理,那你只能在增肥的路上越走越远了。②经期肠胃吸收功能受到影响,所以吃再多也不胖。实际上是虽然经期孕激素分泌增多,但是影响肠胃分泌功能的孕激素含量却很少。所以除非肠胃有问题,一般情况下,经期的消化和吸收功能是不受影响的。③经期基础代谢提高的 30%,热量消耗增加。国外一些资料显示,经期新陈速度加快,比往常快 30% 左右,但实际上,增加的基础代谢消耗的热量也不过 300 cal 左右,仅是一个巧克力蛋糕的热量。

要想经期吃不胖,饮食要做到以下几个方面。

1. 主食可以选择粗粮比例较高的食物,要尽量克制甜食的摄入。

2. 摄取足够的蛋白质,可以摄入瘦肉,去皮鸡、鸭肉,鱼类海鲜,豆制品等高蛋白食物。

3. 经期失血,应多补充铁,维生素,快速补充流失的血液,肉类,深绿叶蔬菜等都是不错的来源哦。

4. 经期尽量少吃辛辣、过咸、过冷及咖啡因等食物,过咸会导致水肿更严重,不利于代谢及体重控制。

关于经期怎么吃都不胖这件事,一定要有正确的认知。不论何时,减肥都是靠着合理的饮食、适量的运动取得胜利的。

第六十三节   正确对待乳房痛

很多女性对乳房疼痛的认识不够,因为乳房疼痛怀疑自己得了乳腺癌,过度担心焦虑。事实上,良性病变和特殊生理期是引起乳房疼痛的主要原因,而乳腺癌引起的乳房痛很少见。

一、经前乳房胀痛是普遍现象

中山大学孙逸仙纪念医院乳腺肿瘤医学部龚畅副教授表示,有 2/3 以上的女性在月经来潮前有双乳胀痛或不适感,月经来潮后疼痛缓解或消失,如果疼痛时间较短,在 1 周至 1 个月,或疼痛程度没有影响正常的生活和工作,称为轻至中度的乳腺痛,属于生理现象。一般无须药物处理,保持精神放松即可。

　　严重乳腺痛是指女性在乳房受轻微的震动、碰撞或运动时甚至在静息状态下即感到胀痛、刺痛难忍，影响平时生活、工作和睡眠。重度乳腺痛除需注意饮食清淡，避免辛辣刺激食物外，还需要适当补充维生素或短期服用中药或中成药等缓解症状。

　　需要注意的是，有些女性的乳房疼痛与月经周期无关，且在精神压力大、情绪激动时进一步加重。这类患者即使接受药物治疗，也一定要注意缓解精神压力、稳定情绪。

二、找准疼痛原因对症处理

　　女性停经 40 天后乳房出现胀感，重者可能有乳房、乳头痛感，可持续整个妊娠期。这是由于胎盘、绒毛分泌大量激素，使乳房增大，为哺乳所做的准备工作，属生理现象。随着乳房的增大，及时换戴大一点儿的胸罩，避免束胸，保持心情放松可适当缓解疼痛。

　　产后 3 天双乳胀满、疼痛、出现硬结，这主要是由于乳腺淋巴潴留、间质水肿和乳腺导管不畅所致。产后 7 天乳汁畅通后，痛感多能消退。产后尽早哺乳，哺乳前热敷乳房，并做轻柔按摩，促使乳汁通畅，减少乳汁淤积。

　　乳腺炎常见于初产妇产后 1～2 个月，主要因乳汁淤积伴发细菌感染而发病，表现为乳房的硬结，局部皮温高、触痛。若脓肿形成，则疼痛加重，同时患者可出现寒战、高热等全身症状。新妈妈应科学哺乳，喂奶前后应清洁乳头，疏通乳管，防止乳汁淤积。储留的乳汁用吸乳器排空。若出现上述症状，应及时就医，服用抗生素及做引流脓液等处理。

三、警惕乳腺癌预警信号

　　乳腺癌是女性最担心的疾病，其最常见的临床表现是无痛性进行性增大的乳房肿块。虽然部分乳腺癌可伴有乳房疼痛，但其特点与生理性或其他良性乳腺疾病引起的乳腺疼痛不一样，常表现为轻度隐痛或钝痛，发作无明显规律性，仅为偶发或阵发，有些为持续性，但常因疼痛不明显而常被忽略。

　　由于早期乳腺癌的症状不典型，因此，即使是没有任何不适的正常女性，一般 40 岁以上必须每 1～2 年进行一次钼靶筛查，每半年进行一次乳腺高频彩超，以实现乳腺癌的早发现和早诊断，及时治疗。

四、"假性"乳房疼痛或为颈椎病信号

　　女性有时会感到乳房某一点或某一个固定位置疼痛，按压后加剧，这常常是由乳房下方的肋软骨非特异性炎症引起的"固定痛"，这种疼痛往往可自行好转，但过一段可能又会出现。还有一些女性乳房疼痛时，有时候可放射至腋下、肩背部、上肢。需注意长期反复肩背部、上肢的疼痛，有可能与颈椎病有关。

第六十四节　"脾胃虚弱"消食导滞或雪上加霜

　　常听一些人说自己"脾胃虚弱"，到底什么才是"脾胃虚弱"呢？河南省中医院肝胆

脾胃病科李鲜主任医师这样解释:"胃主受纳,脾主运化",总的来说,脾胃虚弱是由于脾胃受到多种原因的损耗,造成胃消化能力下降与脾运化不足。"脾胃虚弱"包括脾胃气虚、脾胃阳虚两种症候。

脾胃气虚主要由饮食失调、劳累过度、大病初愈3种病因引起,症状表现包括面色萎黄、神疲倦怠、形体瘦弱、病程较长、水谷不化(通俗地说是大便有不消化的食物残渣)。

脾胃阳虚的症状表现主要有:腹胀、食欲减退、腹痛、恶寒怕冷、大便溏稀、完谷不化(通俗地说就是吃什么拉什么)、肢体乏力等。可以看出来,脾胃阳虚比较脾胃气虚,会有怕冷等这些"阳虚"的症状表现。

既然是消化不好了,那是不是就要去消食导滞呢? 答案是否定的。因为消食导滞是治疗实证的原则,适用于消化不良、食积内停,显著特点是餐后症状明显、腹疼、腹胀等。而脾胃虚弱恰恰是虚证,餐前症状明显,餐后感觉舒适。导致脾胃虚弱本身并没有食滞肠胃的原因,如果去消食导滞,不但不会减缓病情,反而会加重病情。

如果脾胃虚弱经过医生辨证,是脾胃气虚的话,推荐经典方剂香砂六君子丸(汤)、参苓白术散等;脾胃阳虚的话推荐经典方剂小建中汤、附子理中丸(汤),并注意腹部保暖,必要时可用热水袋放在腹部,还可用艾条灸神阙、中脘、下脘、足三里穴。

饮食方面,脾胃气虚的人,可多吃一些红枣、山药、扁豆、芡实、莲子等,肉类可以吃一些牛肉、鸡肉和鱼类。脾胃阳虚的人可以吃一些味辛热的葱、姜、韭菜、蒜、胡椒等。

平时应该注意保暖,尤其是腹部,夏季也要注意腹部的保暖,尽量不要吹空调,亦不可贪凉露宿。适当锻炼身体,增强体质。山药薏苡仁粥是个不错的健脾胃的药粥,可作为日常饮食来调护脾胃。

第六十五节　老躺着不是好事儿

"好吃不过饺子,舒服不过躺着。"从这句俗语中不难看出,中国人把"躺着"当成一种享受。在医学专家看来,躺着的确能放松身心,但躺不对反而会危害脊柱、心脏等的健康。

一、躺着舒服,躺错伤身

平躺时,脊柱载荷约为体重的25%,是一种舒服的姿势,能让体力迅速恢复。对于忙碌的现代人而言,能躺下来美美地睡个午觉、节假日在躺椅里读上半天书,都成了奢望。与之相对的是,很多人躺的姿势、时机不对,浪费了宝贵的"躺时间"。

不少上班族一回家就往沙发上一"瘫",不由自主地躺成一个"大"字形,或者蜷缩在沙发里;睡前半躺在床上玩手机,腰椎缺乏足够支撑,椎间盘所受应力增大。有的人存在"生病就要卧床"的误区。比如,得了腰椎间盘突出症,医生让他卧床休息两三周,还叮嘱别老躺着,结果他一躺就是两三个月不下床。腰痛虽然缓解了,却多了四肢无力、一动就心慌气短的症状。

二、健康躺姿的两大原则

要想躺得舒服又不伤身,专家提出"两大原则":第一,姿势要正确。睡觉时尽量躺平,微微侧身,让脊柱保持自然对齐状态,双腿微微蜷缩,可用低枕垫高,与床面成15°。肥胖者不宜仰卧,可选择右侧卧位,右腿屈膝,左腿放在右腿上,类似"卧佛"。任何人都切忌俯卧,以免压迫胸腔,还要避免左侧卧。床垫最好有一定硬度,不宜太软,最好睡低枕。第二,勤换姿势。休息时可以躺着,也可以坐着,但每隔10~15分钟就要换个姿势。

久躺不动或长期卧床首先会导致心肺脏器功能下降,抵抗力削弱,易发生呼吸道、泌尿系统等的感染,还易诱发深静脉血栓、骨质疏松、褥疮等。人体有5个系统是不健康躺姿的最大受害者。

1. 脊柱 休息时如果采用斜靠、半躺等不良姿势,会使得身体不自然弯曲。尤其是半躺时,腰椎缺乏足够支撑,椎间盘受力增大,容易诱发或加重肌肉劳损、脊柱侧弯、颈椎病、腰椎间盘突出。

2. 呼吸系统 我们提倡平躺睡觉,但不建议肥胖者长期仰卧。平躺时,舌头受重力作用,向口腔后部自然下垂,使呼吸道变窄。生活中不难发现,很多人仰卧时鼾声如雷,翻身侧卧后呼噜声就小了,肥胖者尤为明显。严重打鼾会导致阻塞性睡眠呼吸暂停低通气综合征,影响睡眠质量和白天的体力、精力,损害身心健康。

3. 心肺 无论俯卧还是左侧卧,都会对心肺造成压迫。这样睡一夜,会影响周身气血运行,出现心脏不适、呼吸困难等情况。

4. 上肢 不少人喜欢枕着手臂,这会让上臂桡神经受到压迫性伤害,导致前臂、手腕、手指麻痹。

5. 全身肌肉 长期卧病在床会导致肌肉、韧带等松弛无力,出现僵硬、酸痛、萎缩等问题。

万一不幸罹患疾病,更要学会休养,卧床休息也要讲学问。

1. 脊椎病变 骨质增生、肌肉劳损患者无须卧床,可常做颈、腰部保健操;椎间盘突出伴随神经压迫症状,需卧床休息2~3周。

2. 骨折 在家人的帮助下做一些"被动"运动。比如,半月板损伤患者,要让膝关节呈不同角度弯曲摆放,避免关节僵化。

3. 心脏病 急性期卧床休息,采取半卧或右侧卧位,有助血液循环;慢性康复期无须卧床休息,可慢速行走、打太极拳等。

4. 脑卒中 病情稳定后尽早进行康复训练,避免长期卧床。

5. 胃和食管疾病 选择左侧卧,可减少胃酸流入食管,并能减轻胃部灼烧感。

6. 感冒 轻症不必卧床,重感冒伴随发热可卧床休息3~5天。

7. 精神差 土耳其研究资料表明,40.9%的左侧卧入睡者自述常做噩梦,而只有14.6%的右侧卧入睡者有这样的情况。若感到精神倦怠、心理紧张,要避免采用左侧卧睡姿。

最后要牢记躺的"两个不能":第一,饭后不能马上躺下。要先走一走、动一动,30分钟后再躺下。第二,服药后不能马上躺下。先站立或走动5分钟,再躺下休息。

第六十六节　牛奶配香蕉会导致腹泻吗

有流言称香蕉加牛奶会导致腹泻，并给出了以下解释：一种说法说香蕉是凉性的，牛奶是热性的，同食会导致肠胃不合，并很可能腹泻。另一种说法则是从二者的成分来分析：香蕉中的果酸会使牛奶中的蛋白质变性沉淀，变得难以消化吸收，从而导致腹泻。

先来讨论第一种说法。首先，给各种食物划分冷热属性并没有什么科学依据。退一步说，如果这个理论正确的话，那么流传甚广的属凉的螃蟹要搭配属热的姜汁来食用的说法又是怎么回事呢？是凉性配凉性，还是凉性配热性？

再来讨论第二种说法。香蕉中的果酸导致牛奶蛋白质沉淀从而难以消化更是没有根据的说法。牛奶在酸性环境下是会变性沉淀，但并不影响它的营养价值。比如酸奶，其中的蛋白质就已经变性沉淀了，但这毫不影响它丰富的营养价值。

牛奶对于一部分人来说，确实会有引发腹泻的作用，这很可能是乳糖不耐受导致的。乳糖不耐受是指一些人的肠道里缺乏一种叫乳糖酶的消化酶，无法将牛奶或是其他食物中的乳糖有效分解吸收。没能分解的乳糖会被肠道细菌发酵，产生气体，引起腹胀，严重的会导致腹泻。人类断奶后因乳糖酶逐渐消失而导致的乳糖不耐受在白色人种以外的人群中非常常见，大部分中国人都有程度不同的乳糖不耐受。不过，这些人并不是只要一摄入乳糖就会出现症状，而是在摄入了一定量以后才会出问题。而这个"一定量"是因人而异的。

结论就是，牛奶和香蕉一起食用并不会引起腹泻，相反，牛奶和香蕉一起当早餐是一种很健康的搭配。

第六十七节　血尿酸正常也会患痛风

一提到痛风，人们的直观感受是身体关节处的"突出畸形"，魔鬼般的疼痛让人行走不便，苦不堪言。《2016版中国痛风诊疗指南》(以下简称《指南》)规范了医生的治疗行为，并为患者提供了最权威的药物治疗、饮食干预的资讯。

一、什么是痛风

《指南》对痛风这种疾病给出了明确的定义："痛风是一种单钠尿酸盐(MSU)沉积所致的晶体相关性关节病，与嘌呤代谢紊乱及(或)尿酸排泄减少所致的高尿酸血症直接相关，属代谢性风湿病范畴。"蛋白质是人体重要的能源之一，摄入到人体的蛋白质经过分解会合成嘌呤，嘌呤参与细胞代谢，它的转化物是尿酸，尿酸溶于水，约2/3随尿液排到体外。当摄入的蛋白质和高嘌呤食物过多，人体内的尿酸势必增高，超过代谢能力之后，尿酸就会结晶,并随血液到全身各处,以钠盐的形式沉积在关节、软骨和肾中,引发组织异物炎症反应。

对于中老年人来说,痛风是一种较为常见的代谢性疾病。痛风发作时,患者会感到身体各关节部位剧烈疼痛,但这种疼痛也不会持续很久,一般不会超过 7 天。

二、尿酸正常也会痛风

很多基层医生把血尿酸指标作为痛风的重要诊断标准,但根据《指南》,这样的诊断标准是不全面的。对普通患者而言,很多人每年都要做体检,做体检就会查血尿酸,当体检报告上提示血尿酸正常,就很放心大胆。然而,即便是血尿酸不高,大吃大喝之后也会出现关节疼痛的症状,这其实可能就是痛风了。

为什么尿酸值正常的时候,还有可能引发痛风?因为在某些诱因的作用下(如寒冷、受凉、局部扭伤、过度劳累、感染等),一部分尿酸会从血液中析出,变成结晶沉积在关节腔里,这时,我们化验血尿酸可能不会明显升高,甚至可能正常,但同样会引起疼痛。

通常仅有高尿酸血症或者高尿酸血症合并肾结石不属于痛风范畴。简单一点说,也就是单单发现血尿酸升高,并不能叫作痛风,只能称之为"高尿酸血症",而当出现由于血尿酸的升高而引起的关节疼痛的情况才叫作"痛风"。并非所有的高尿酸血症都会发展为痛风,部分患者的高尿酸血症可终生不出现痛风性关节炎的发作。

三、如何精确诊断痛风

《指南》明确指出:"对已在发作关节液、滑囊或痛风石中找到尿酸盐结晶者,可直接诊断痛风。""对临床表现不典型的痛风疑似患者,可考虑使用超声检查受累关节及周围肌腱与软组织以辅助诊断。"河南中医药大学第一附属医院崔公让教授的指出:血尿酸在体内是一种动态平衡,关节处沉积得多了,血液中的尿酸值就低了,有 30% 的痛风患者测血尿酸值并不高,所以不能以血尿酸是否超标作为确诊痛风的标准。

崔公让教授通过数百名痛风病例的跟踪发现,用 64 排双源 CT 可以检查组织间隙是否有尿酸盐结晶沉积,它可以取代关节腔穿刺作为诊断痛风的重要标准。由此,血尿酸检测就不再是诊断痛风的唯一参考值。崔公让教授介绍说,作为一种单钠尿酸盐沉积所致的晶体相关性关节病,痛风与嘌呤代谢紊乱及(或)尿酸排泄减少所致的高尿酸血症直接相关。大量国外文献证实,双源 CT 是目前唯一高精确度诊断痛风的影像方法,对于不明原因单关节肿痛可以做到很好的鉴别。

四、如何预防治疗痛风

一旦发生痛风,后果远远不只是疼痛。痛风更是高血压、糖尿病、高脂血症、冠心病、脑梗死等多种疾病的危险因素。

如何预防痛风?

1. 增加饮水量,成年人平均每天需水量在 2 500 mL 以上,建议直接饮水量 1 500 ~ 2 000 mL,促进尿酸排泄。

2. 避免摄入富含高嘌呤的食物,如牛羊肉、猪肉及动物内脏、海鲜及高果糖含量的甜食、饮料等。选择果糖含量较低的新鲜水果,如西瓜、草莓、樱桃、菠萝等。一些蔬菜富含嘌呤(如蘑菇、菜花、莴笋、菠菜等)与痛风发病率的增加无明显相关性,可适量食用。豆类及豆制品往往被认为属于高嘌呤食物。然而有研究提示豆类及豆制品是痛风的保护因素,还可以降低冠心病的发病风险,因此鼓励痛风患者增加豆类及豆制品的摄入。限制含酒精饮料,尤其是啤酒和白酒,更不宜与鱼、虾等海鲜同食。

3. 适当运动,适当选择游泳、散步、慢跑、瑜伽、太极拳等有氧运动。

4. 在医生指导下用药,有助于降低尿酸水平,从而减少痛风的发病率。

第六十八节　你的口罩戴对了吗

一、口罩的分类

口罩一般分为普通口罩、日常防护型口罩、医用口罩和 N95 型口罩等。普通口罩,比如针织口罩、新材料"网红"口罩等,材质可能为棉布、纱布、毛线等,主要用于保暖防风。日常防护型口罩是指在日常生活中空气污染环境下滤除颗粒物所佩戴的防护型口罩。医用口罩是指适用于医疗工作环境下,过滤空气中的颗粒物,阻隔飞沫、血液、体液、分泌物等的自吸过滤式医用防护口罩。N95 型口罩的"N"表示不耐油(not resistant to oil),"95"表示被它阻挡的颗粒至少可以达 95% 以上。

二、口罩的佩戴时间

一次性口罩在正确佩戴的前提下,口罩的滤菌率会随着佩戴时间的延长逐渐降低。研究表明,一次性口罩使用两小时内,滤菌率可以维持在 95% 以上,符合国家要求。而反复戴一次性口罩,随着时间的延长,它的滤菌率会下降,口罩内、外的细菌总数都会显著升高,不仅不能有效防护,反而还增加了病原体的接触风险。因此,一次性口罩是坚决不能反复使用的,它的最佳使用时间是两小时。

N95 型口罩佩戴 2 天,过滤效率还能保持在 95% 以上,呼吸阻力变化不大;佩戴 3 天,过滤效率降低至 94.7%(也还是可以满足欧洲标准最低滤菌率 94% 的要求);使用 6 天过滤效率就降到了 90%。考虑到一次佩戴 N95 型口罩超过 4 小时就可能会导致头痛,所以如果需要一直佩戴,建议每 4 小时换 1 个。而在实际生活中,大多数人戴 N95 型口罩都是只戴一会儿,但是会多次戴,基于上述数据,建议大家每 3 天换 1 个口罩。保存的时候要注意在清洁环境中晾干后用干净的保鲜塑料袋短时间保存,避免污染。

三、口罩的选择

1. 选择适宜的口罩品种　医用防护口罩应作为医务工作者的首选,普通脱脂纱布口罩应作为普通市民日常生活使用的首选。在特殊场合下,如就诊和探望患者等,普通市民最好也选用医用口罩。

2.选择合格的口罩 在选择口罩的时候,要看包装上是否有商品名,是否有制造商或者是供货商的信息,是否有口罩合格证或者使用说明。一次性口罩还要有一次性的标识,对于重复使用的医用防护口罩还要标明灭菌的方法。一般来说,普通的纱布口罩都要注明是普通级还是消毒级。口罩所用材料应没有异味,并对人体无害,特别是人体面部接触部分材料,应无刺激性和过敏性。

3.选择完好的口罩 在选择口罩的时候别忘了查看外观。首先要查看一下口罩的包装是否完整,有无破损。口罩表面不得有破洞、污渍。医用防护口罩不应有呼气阀。对于密合型拱形口罩横径不小于 14 cm,纵径不小于 14 cm;医用防护长方形口罩长度不小于 17 cm,宽度不小于 17 cm;普通脱脂纱布口罩展开后长度不小于 17 cm,宽度不小于 13 cm,层数不要小于 12 层。另外要提醒大家的是,如果选用医用口罩记得必须配有鼻夹,鼻夹由可弯折的可塑性材料制成,长度不小于 8.5 cm。

第六十九节 红糖、白糖的功效与营养价值

红糖补血,白糖远不如红糖营养价值高,看起来挺有道理的,事实真的如此吗?

一、红糖精制程度比白糖低

红糖、白糖都是以甘蔗为原料榨取的,不同的是,白糖经过精炼提纯,一些杂质会被去除,颜色也会被去除。而红糖一般不经过这种精炼提纯,矿物质等保留得更多些,颜色看起来是红褐色的,还有一股类似焦糖的特殊风味。

二、红糖、白糖营养上无显著区别

从营养上来说,红糖和白糖的主要成分都是蔗糖,它们的含糖量相差无几,都属于高糖食物。红糖和白糖在营养上稍微不同的是,红糖因为保留更多甘蔗中的成分,所以在钙、铁、锌、铜、锰等矿物质的含量上,比白糖高些,但这些元素在普通食物中也很容易就能摄取。总体上来看,红糖、白糖在营养价值上并没有显著的差别。

三、靠吃红糖补血没那么靠谱

红糖补血的说法流传已久,红糖中的确含有一定量的铁,为 2.2 mg/100 g,相比肝、动物血、畜肉类等食物,它的含铁量并不高,如猪肝含铁量为 22.6 mg/100 g,猪血含铁量为 8.7 mg/100 g。而且,红糖中的这种铁属于"非血红素铁",吸收率也比不上动物性食物中的"血红素铁"。

再考虑到红糖高糖、高热量,因此,完全没有必要为了摄取这点铁,而刻意选择红糖

来补血。如果想补血,选择猪肉、牛肉、鸭血等肉类食物会更靠谱一些。

四、无论红糖、白糖都不能吃太多

无论红糖、白糖,还是其他糖,它们都会快速升高血糖,而且吃过多的糖还会增加龋齿、肥胖症的发病风险。

世界卫生组织建议,游离糖摄入量应少于能量总摄入量的 10% ,还进一步建议将其减至 5% 以下。以每日摄入 2 000 cal 能量的人为例,游离糖的每日摄入量应少于 50 g(约 10 粒方糖),甚至 25 g(约 5 粒方糖)。

当然,有些人出于调味等目的,从营养的角度考虑,选择红糖会比白糖相对更合适些。但不管怎样,无论红糖还是白糖都不可以吃太多。

第七十节　黑木耳别泡太久

一则新闻在网络疯传:"只因吃了泡发 3 天的黑木耳,50 多岁的陈先生出现多脏器功能衰竭,差点没命。"吃黑木耳真的会中毒吗?

首先可以肯定的是黑木耳没毒,而且是一种营养价值极丰富的菌类。

吃黑木耳中毒可谓是一件极为罕见的事。造成中毒的毒素是一种在菌类中常见的生物毒素,在很多毒蘑菇中存在,在黑木耳中含量却极少,不会对身体健康带来任何影响的。可是,当黑木耳泡发的环境有足够温暖湿润,时间也足够长时,这种原本含量极少的生物毒素就有可能迅速繁殖至中毒剂量。

黑木耳泡发并不困难。正常情况下,用常温水泡发,最多 1 小时即可完成,当然,如果泡发时忘记了,几天之后才想起来吃,那对身体健康就极为不利了。夏季天气炎热,气温高,木耳变质的速度很快,当泡发时间超过 8 小时,变质所导致的细菌会升至十几倍甚至几十倍,很有可能生成毒素。

在这里,推荐一个 3 分钟泡发木耳的方法:取保鲜盒,在其中放入适量黑木耳,再倒入适量温开水,盖盖密封,如此 3 ~ 5 分钟后,木耳即可泡好。

第七十一节　男女养生各有侧重

男女在生理结构和思维方式上的不同,造就了两者在养生方式上的差异。只有根据各自特点,抓住养生侧重,才能够事半功倍。

一、男要"冷"养,女要"热"养

澳大利亚的一项调查研究发现,生活在温暖、阳光充足地区的女性寿命较长;在气候凉爽地区居住的男性则活得更久。生活中,我们也会发现,男人"火力壮"、怕热;女人则更怕冷。因此,男人不妨尝试"冷"养生。男性蒸桑拿或热水浴时,温度以 37～41 ℃为宜,每次 15～20 分钟;还应努力"戒掉"把笔记本电脑放在大腿上用、长时间骑车或驾车、爱穿紧厚牛仔裤、长期坐在宽松沙发里等习惯,因为它们都会导致阴囊被包围受压,以致睾丸温度上升,生殖功能受到影响。

女人则要坚持"热"养生。比如睡前用 40 ℃左右的热水泡脚,能缓解腰背疼痛,促进睡眠;做家务时多用温水,预防关节炎和妇科病等;注意随时增添衣物能保护好腹部,少吃寒性、生冷食物,以免被月经不调、痛经等困扰。

二、男人需补锌,女人补铁钙

生理结构的差异,也决定了男女对营养素需求的不同。女性在月经来潮时,铁流失会加快;更年期后,由于激素变化,骨质流失速度也会加快,因此女人更需要补铁和钙。对男人来说,锌元素至关重要,会影响其雄激素的分泌。在正常排泄中,男性每天丢失的锌元素也要多于女性。《中国居民膳食营养素参考摄入量》则指出,成年女性每天需要摄入 11.5 mg 锌,而男性需要 15 mg。

19～50 岁的女人,平均每天大约需要补 18 mg 的铁,男性 8 mg 即可。50 岁以前的女性,每天约需补 800 mg 钙,50 岁以后要"涨"到 1 000 mg,甚至更多。因此,女人应适当多吃牛肉、鸡胸肉、三文鱼、动物肝、黑巧克力等富含铁的食物,及奶制品、豆制品、鸡蛋等富含钙的食物。男人则应多吃紫菜、牛肉、猪肝、芝麻、海产品等富含锌的食物。

三、男人管住嘴,女人睡好觉

病从口入。与女人相比,男人面临的这种风险更大。男人抽烟、大量饮酒的比例明显高于女人,而烟草含数百种有害物质,酒精可能导致 60 多种疾病;再加上男人体质决定其需要吃更多肉,应酬多导致的饮食问题也更严重,所以管住嘴尤为重要。上海一项调查发现,女性睡眠质量不佳的人数是男性的 1.7 倍。睡眠对男人、女人都很重要,但女人因性格、心理等原因,睡眠质量相对更差。除要努力保持一份阳光心态外,女人可尝试这些"备睡"技巧:睡前喝点牛奶,吃点燕麦等助眠食物,睡前 2 小时不剧烈运动,晚上 9 点后不玩手机等。

四、男人护胃,女人养脑

男人管不好嘴,胃跟着受伤,吃进的有害物质会损伤胃黏膜。与女人相比,男人胃溃疡、胃炎等病的发生率更高。男人想护好胃,要告别高盐、高油饮食,可适当吃些面食、小米粥及香蕉等养胃食物,并抓住早上 5 点至 7 点和晚上 8 点至 9 点两个"黄金时段"仰卧床上揉腹。

女性认知障碍患病率高于男性,且随年龄增加,趋势更明显。北美一项研究发现,女性认知障碍症患者大脑萎缩比男性更早。兴趣、好心态等是养脑的"必需品",中老年女性更要注重培养兴趣爱好,多与人交流,融入社会。

五、男人练力量,女人练柔韧

对男人来说,失去肌肉就失去了生命之本。如果男性在40岁后,无法完成10个俯卧撑或30秒内反复蹲起19次,说明肌肉力量明显不足。西安体育学院健康科学系教授苟波指出,中年人可以针对肩背上臂、腰腹部、下肢的肌肉分别锻炼,并重点"攻破"腰腹部。老人则可通过举哑铃练上肢、半蹲练下肢等较缓和的方法进行。

曲线与柔软完美的结合,成就了女人令人艳羡的身段。中国知名艺术体操运动员钟玲曾说:"练柔韧是女人一生的功课。"尽管有些人天生柔韧性不好,但后天练习也很有效,年过40岁同样不晚。推荐大家做瑜伽,既能练柔韧,又能静心养生。

六、男人需要安静,女人需要排解

男女心理需求不同,出现心理压力时的表现也不一样。情绪爆发时,不少男人爱摔东西、有暴力行为。男人不能把事情憋在心里,但也建议收敛一下发泄方法,学着安静些。

女人比男人更需要排解情绪垃圾,"哭"和"说"是她们缓解压力的利器。但女人诉说时要注意场合,比如不要在孩子面前、公共场合等唠叨丈夫的不是。

第七十二节　挖耳会使耳道受伤

一、耳屎挖太多易患耳道炎

耳朵痒了,随手掏一下,这是很多人常有的小动作。但其实,这样做很容易伤耳朵,特别是对老人来说,不但容易导致耳道发炎,而且一旦损伤鼓膜,还会使听力减退甚至丧失。

人体的外耳道皮肤比较薄,与软骨膜连接比较紧密,皮下组织少,血液循环差。潜意识上,大家都把耳屎当成废弃物,但实际上,耳屎在医学上叫耵聍,是耵聍腺的分泌物,对外耳道皮肤有一定的保护作用。

人体外耳道的长度大约有2.5~3.0 cm,耳屎只占外耳道的外1/3,另外靠近鼓膜的那2/3并无耳屎占据。耳屎呈酸性,它使外耳道保持酸性环境,和耳道壁上的耳毛一起,抵御外部的细菌侵袭。"频繁掏耳朵,将耳屎一掏而尽,等于拆除了耳朵的外部防线,任由细菌侵入耳道和鼓膜,会引起慢性炎症,造成流血或流脓,严重的甚至会听力下降。"特别是不能让别人随便帮自己掏耳朵,因为每个人耳道的深浅都各不相同,任由一个不了解你身体的人来掏,一不小心,就会伤到耳道旁的皮肤,甚至伤到鼓膜。另外,如果用来掏耳朵的棉签不干净,沾有细菌,耳朵的健康就更难保证了。

二、黑色耳屎并不是病

那么如果耳屎过多，特别是"油耳"的人，应该怎么处理耳屎呢？其实耳屎是会自动排出的。一般而言，耳屎会缓慢地从耳道内移向耳道口，累积到一定程度，当人们运动下颌关节时，它就会不断脱落排出，因此根本不用担心堵塞耳道。

健康的外耳道本身就有自洁功能。一味去掏，反而可能弄巧成拙，让耳屎出不来了。因为用棉签掏耳朵，有可能不仅掏不出耳屎，还会将它们往里推，令耳屎不能自己排出。一旦耳朵不小心进了水，耳屎吸水膨胀，酸性的耳屎会腐蚀耳道深度的皮肤，引发炎症。而且，经常掏耳朵还会引起耳屎的分泌异常，耳屎可能越长越多，新分泌的耳屎会由原本的片状变为碎屑状，从而降低保护耳朵的能力。

另外，有些在街边帮人"取耳"的老郎中，宣称能帮人挖出藏在耳朵深处的耳屎，并且挖出黑色耳屎就代表此人有中耳炎。其实耳屎也分干、湿两种，有的人天生是干性的，耳屎就会是白色或黄色的，而有的人如果天生油耳，那么耳屎就会是黄色或黑色的。根据研究，"油耳"的发生与人种和民族有关，白人占90%，蒙古人为20%，日本人在20%以下，而我国汉族的发生率最低，为5%~7%。正由于国人油耳发生率低，因此才显得黑色耳屎少见，误以为是病态。其实，如果真的患了中耳炎，那么耳朵里流出来的就不是耳屎，而是脓液了。

第七十三节　对抗生物钟就是毁健康

为什么上午心脏病容易发作？为什么午后更易出车祸？每天准时用药能缓解你的病痛吗？这些看似不相关的事，其实都是生物钟在起作用。神奇的人体生物钟如下。

一、凌晨 2~4 点：血流速度减慢，心血管病高发

入夜后体温开始下降，凌晨4点左右进入生物钟周期的最低点，所有器官都在休息，肌肉完全放松，血压较低，脉搏、呼吸次数减少。此时血流变慢，本就容易形成血栓，若因熬夜影响了身体正常的休息机制，就会雪上加霜，更易因心血管疾病发作猝死。专家强调，晚上睡觉不能超过12点，睡前应适当补充水分。

二、凌晨 3~5 点：疼痛感低，自然分娩率高

专家通过大量调查发现了一个有趣的现象，即晚上生孩子的概率要比白天高。这个时段身体处于相对放松状态，体温低，疼痛感也低，更利于自然分娩。白天外界干扰因素多，母亲注意力不在胎儿，阵痛容易被忽略；晚间休息时，身心放松，一旦宫缩来临，会唤醒母亲的注意力，诱导加速分娩进程。

三、上午 7~9 点：神经兴奋性强，运动后升压快

医学研究证实，早起后 3 小时内血压值会达到高峰。如果上午运动，血压值会进一步升高。这个时段肾上腺皮质激素分泌达到顶峰，神经兴奋性增强。此外，血液黏稠度高，血管内很容易形成血栓，这一时段的心脏病发作概率是其他时段的 3 倍多。清晨应保持平静，早起喝杯温开水，避免剧烈运动。

四、上午 10~12 点：能量供给足，脑力反应快

在经历了一个晚上的休息和晨间能量补充后，人体精力更加充沛，创造力非常强。对大多数上班族来说，最好的状态都在上午。建议上班族把一天中最重要的工作放在该时段完成，可以事半功倍。

五、下午 2 点：大脑休息，易出车祸

午饭过后，人更容易犯困。通常认为这是由于血液分布发生改变，胃肠道血流量增多，大脑缺血所致。但近来有研究发现，犯困不仅因为血流改变，还与大脑内一种特殊物质的休息节律变化有关。数据显示，这个时段开车，车祸概率相对更高。建议午饭后，最好休息 15~20 分钟。

六、下午 4 点：恶性细胞不活跃，化疗不良反应小

恶性细胞的发展扩散需要营养和能量，这个时段细胞活跃度低，摄取能量少，因此给药时更利于杀死恶性细胞，这和靶向药物的作用机制十分相似。但当前关于按时间给药的理论依据不够充分，存在个体差异性，还需要具体分析。

七、下午 5~6 点：体温上升快，运动效果好

人的精力在这个时段再度旺盛起来，工作效率高，嗅觉、味觉、听觉等都很敏感，体力、耐力和体温也都达到最高峰，是锻炼的好时机。由于生物钟作用，人体体温从下午开始平稳上升，可以起到类似热身的作用，运动效果相对更好。

八、晚 8 点后：代谢能力差，喝酒容易醉

傍晚后，生物钟进入相对倦息期，整体代谢能力大不如白天。此时喝酒，血液中酒精代谢更难，容易醉酒。同样道理，在这个时间段摄取过多食物，也会导致血糖值迅速上升，增加患糖尿病的风险。现代人晚饭过晚、过于丰盛的做法，与生物钟规律背道而驰，对身体极为不利。

九、夜间 11 点~次日凌晨 1 点：皮肤敏感，性生活质量高

一般情况下，性爱时间都在晚上 11 点~次日凌晨 1 点。研究发现，这个时段女性更

容易达到高潮。研究人员认为,这主要是因为人体在晚上对皮肤刺激的感知更敏感。

光线是影响人体生物钟的重要因素,年龄也是。研究发现,13~21岁的年轻人的睡眠时间通常晚于其他年龄段。这解释了为什么很多青少年会赖床。他们并非单纯的懒惰,而是因为生物钟与中老年人有差别。另外,随着年龄递增,人眼对光线的感知会变得迟钝。试验证明,增加对阿尔茨海默病患者的光线刺激,有助于改善他们的情绪及睡眠状态,其效果甚至好过药物。

生物钟是一个无形的"时钟",它告诉我应该如何度过每一天的每个小时。遵循生物钟的变化规律,获得健康能事半功倍;若用身体对抗自然规律,将会付出代价。

第七十四节　养生背后的"陷阱"

一、晨起喝一杯凉白开水

很多人提倡早起后先喝一杯凉白开水,认为可缓解一晚上的口渴,降低血液黏度,预防血栓。这听起来是一个好习惯,但对身体并不好。晨起喝凉白开水,会大伤人体阳气。长期有这个习惯的人大多逐渐出现虚寒的病症,如鼻炎、痛经等。建议早上起床喝一杯温水,不要喝凉白开水。

二、晚上剧烈运动

人们白天生活忙碌,身体疲累,到了晚上还专门找时间运动。这个习惯并不一定对身体好。如果是控制在半小时到一小时之间的轻微运动,是增长气血的,有利健康;如果运动到大汗淋漓且运动时间长、感觉很累,这是伤气血的。如一些老人晚上跳广场舞,跳出一身大汗,影响睡眠,并不利于健康。

三、起床就叠被子

很多人一起床,就会把被子叠得整整齐齐。但这个习惯并不健康。人体每天都要排出大量的汗液,睡觉时也不例外。起床后就把被子叠起来,汗液留在被子里,时间一长,不仅有汗臭味,还给病原体创造了生存环境。正确的方法是:起床以后先把被子翻过来,摊晾10分钟再叠起来。

四、早上洗澡洗头

中医有一句话叫洗澡伤元气。洗澡的时候,水刺激体表,实际上是一种强行往体表引气血的行为,很消耗能量,如果人洗澡时间过长,洗完后就会觉得身体发虚。所以,早上不宜洗澡洗头。早上洗澡、洗头也容易着凉受风,长此以往会导致头痛、偏头痛等。

五、睡眠不足，周末恶补

现在的上班族，尤其是年轻人，一般都是平时睡眠不足，就等着周末睡个懒觉，恶补一下。研究发现，周末补觉起不到恢复精力的效果，反而会干扰人体生物钟。专家建议，周末应该早点睡觉，与平时保持一致。与其周末长时间睡觉，不如多散步1小时对放松身体效果好。

六、每次洗脸都用洗面奶

很多人都是每天洗两次脸，早晚各1次，每次都用洗面奶洗得很干净。不过皮肤专家表示，这种做法并不健康。对皮肤干燥和皮肤衰老快的人群而言，每次洗脸都用清洁用品会加重症状。建议最好晚上用清洁用品洗脸，早上只用清水冲洗，然后用毛巾拍干，抹上防晒保湿霜即可。

七、喜怒不形于色

喜怒不形于色其实不是个好习惯。研究发现，情绪压力长时间得不到释放，神经内分泌的调节就会出现异常，患高血压或心血管疾病的概率会增加。因此，要该笑就笑，该哭就哭，及时释放和表达自己的情绪。

第七十五节　唐祖宣医生的养生之道

年过七旬的唐祖宣，一点不像古稀老人。问及养生之道，他说："从古至今，中医的养生方法不外四种，即情志、运动、饮食和药物养生，我把这些称为中国式养生。"

一、保持生命活力先养神

唐祖宣认为，所谓情志养生即有发育正常的智力、稳定而快乐的情绪、坚强的意志、良好的性格及和谐的人际关系。在现实生活中，许多人只重视饮食养生、吃药保健和运动锻炼，却常常忽视情志养生。

中医重视情志养生，将其列为诸法之首。在情志养生中，养神应为首位，这是保持生命活力的关键。至于如何养神，他说了5种方法，即心情安闲、理智冷静的安心养神，劳逸结合、充足睡眠的休眠养神，恬淡清虚、静志清心的清净养神，超凡脱俗、心胸豁达的糊涂养神，清心寡欲、不贪不争的节欲养神。

二、重视道德的养生价值

中医养生学中的一个重要内容是养性，养性即养德。历代医家十分重视道德的养生价值。唐祖宣说,养生的根本是养性。养性要讲究仁义、礼仪、知足、忍让、宽容和性善的修养。唐祖宣小时候家境贫寒,历经磨难,但艰苦的环境练就他坚强的意志,不屈不挠的精神。在历经坎坷的学医之路上,他积极进取、乐观开朗、心灵手巧、吃苦耐劳,赢得了师傅、同学和同事的信任及支持,使他不断取得人生的一个个进步。50多年的行医生涯中,他关爱贫弱、救助疾苦,想尽办法帮患者解决实际困难。可见他不但医术精湛,而且注重修德养性,这也更加证明了只有"德润身"才能"仁者寿"。

三、避免"五气"才能养真气

要想健康长寿,不能单靠药物,还要保养人体的真元之气。所以在生活中,要注意5个气。

一是不生泄气。有志之人,要不为失败所挫,不为黑暗所困。

二是不生闷气。做自己情绪的主人,遇事不生闷气,学会自我解脱。

三是不生怨气。凡事不怨天尤人,顺其自然,该去的自去,该来的自来。

四是不泄阳气。阳气是人体之本,是生命的重要能量。一些不良生活习惯如过食生冷等会伤阳,导致人体阴阳失衡。

五是不泄精气。纵欲会耗伤精气,导致阴阳亏虚。中医认为,节欲保精是不泄精气的好办法,养肾护精才能延年益寿。

四、运动和科学饮食是养生之宝

合理饮食和适度运动是健康的重要保障。唐祖宣说,饮食是人体营养的重要来源,饮食养生关键是善调配,巧烹饪,食有节。他饮食清淡,少吃生冷油腻,也不吃太饱,下午时吃点水果。

运动能增强脏腑功能,促进气血循环,强身健体,预防疾病。他每天早上五六点起床,稍做活动后看书和写作,直到上班时间。

唐祖宣说,《黄帝内经》说的"上古之人,其知道者,法于阴阳,和于术数,饮食有节,起居有常,不妄作劳。"这既是历代医家的养生法则,也是中国式养生秘诀的总纲领。

第七十六节 明朝太医刘纯的养生之道

刘纯是中医历史上著名的"金元四大家"之一刘完素的九世孙,明朝太医,他历经60多年的实践,落实"治未病"的理论,总结出一套预防疾病的养生要诀。

一、午时喝保元汤勿食肉,进补而避肉毒,又进粗食小菜以裹肠毒,谓之七分饱

午饭时宜先喝猪蹄熬的保元汤,也可是鱼、鸡、排骨等汤,然后吃粗粮及小菜。这样

可以"避肉毒、裹肠毒"。同时吃饭不可多食,七分饱足矣。

二、饭后小憩,以养精神

午时(11~13点)正是人体经气"合阳"的时候。人们在中午吃完饭后,大部分血液流到胃肠道等消化器官,这时你就会感到困倦,哈欠连连,昏昏欲睡。可在饭后活动半小时左右,睡个午觉。研究表明,有效的午休可以改善大脑代谢,使得上午劳累的脑神经获得更充分的新鲜血液和养料,降低心脑血管疾病的发病率,有利于养阳。午睡以睡30分钟至1小时为宜。

三、小憩之后喝果汁,以滋血脉

午睡之后喝果汁,可以补充天然维生素以滋血脉。最好选新鲜的水果(亦可用新鲜的蔬菜)洗净后,自己用榨汁机榨汁饮用,既卫生又安全。

四、申时,动而汗出,喊叫为乐

每天下午大约4点的时候,是人体新陈代谢率最高的时候,此时锻炼身体不容易受伤。锻炼时以出微汗为宜,并要大声喊叫,这样才能使清气上升,浊气下降,达到强身健体的目的。

五、过午不食,去肥气而养胃气

刘纯提倡"过午不食",就是说不要吃晚饭,以"去肥气而养胃气"。现代观念认为,晚饭可喝汤或者粥,或者吃点水果,总之,晚餐宜少不宜多,有利于减肥和养生。

六、临睡烫脚,温经络以升清气,清气升而不死

睡觉之前要烫脚。烫脚的水应当是滚开的,先用开水熏脚,然后用热水泡脚,水变温之后再把脚擦干。在我国民间谚语中有"天天洗脚,胜过吃药"之说,南宋诗人陆游深晓此理,一直坚持睡前洗脚,"夜眠濯足而卧,四肢无冷疾"。睡前用热水泡泡脚,能使双足温暖,气血通畅,舒经活络,既可促进新陈代谢,又能增强脏腑功能,还能达到安眠助睡的功效。尤其是老人,睡前烫脚可刺激足部穴位,有利于健康长寿。

七、人欲长生,肠欲常清,逢月圆而清肠,泻污浊而去毒

刘纯养生特别重视大便的畅通,指出"人欲长生,肠欲常清"。东汉哲学家王充在《论衡》中也指出:"欲得长生,肠中常清;欲得不死,肠中无滓。"就是说要保持大便畅通以求肠中清,益养生。要养成定时排便的习惯,多饮水,增强运动,并可自我按摩腹部,以促进排便。

第三章　儿童篇

第一节　母乳究竟好在哪里

在我们日常生活中,奶粉广告较为常见,虽然品牌不同,但其宣传大多主打"营养均衡""可满足婴儿生长所需""媲美母乳",可各大育婴学家依然支持母乳喂养,母乳比奶粉到底好在哪里呢?

一、母乳营养丰富

让我们看看母乳和奶粉成分的区别吧,婴儿配方奶粉根据种类(如某些特殊配方的婴儿配方奶粉供特殊生理状况的婴儿食用),成分会有所调整,但大类不变,主要以牛乳、乳清粉、大豆、饴糖等为主要原料,再加入适量的维生素、矿物质以及其他营养物质。而母乳是产后女性乳房产生的用作哺育婴儿的汁液,母乳中含有乳铁蛋白、碳水化合物、蛋白质、脂肪、维生素、矿物质、脂肪酸和牛磺酸等众多元素。

我们经常会看到婴幼儿吃奶粉出现上火的问题,这其实是因为奶粉成分中含有大量的单糖(葡萄糖)和脂肪成分。婴幼儿的肠胃消化系统很脆弱且发育不够成熟,很难消化这些糖分和脂肪,所以才会出现消化不良等现象,但母乳喂养就不会,因为母乳中并没有那么多的糖类和脂肪。

二、母乳不仅是食物又是药物

母乳中含有奶粉里缺乏的大量抗体,这对婴幼儿健康生长发育是非常重要的,这些抗体可以让婴儿在 6 个月内很少得麻疹、小儿麻痹、腮腺炎等传染病。美国匹兹堡大学、匹兹堡儿童医院和中国清华大学等机构研究人员发现,母乳抗体能保护早产儿远离致命肠道疾病。母乳能抵抗有害细菌,美国国立犹太医学中心和爱荷华大学的研究者在人类母乳中发现了一种化合物——甘油单月桂酸酯(GML),它既能抵抗有害细菌的感染,同时也能使有益细菌茁壮成长。人类母乳中的月桂酸单甘油酯含量约是牛乳中的 20 倍,而婴儿配方母乳中则不含这种化合物。

三、母乳喂养有益产妇和婴幼儿身心健康

除了营养及发育健康外,母乳喂养还有利于增进母婴感情,促进婴儿发育,同时还有利于母亲的健康。在婴儿吮吸奶水时,所接触的是母亲的皮肤,所听的是母亲的心跳,这可以稳定婴儿情绪,有利于婴儿身心健康发育;对母亲而言,母乳喂养不仅能促使产后子宫复旧,还可降低乳腺癌和卵巢癌的发生。

第二节 解除母乳喂养的担忧

母乳是大自然为每一个宝宝量身定制的尊贵礼物,母乳中含有大量的营养成分和活性成分,有科学家把母乳比喻成白色血液和液体黄金。母乳喂养有助于培养对妈妈的依恋关系,增加宝宝的安全感,对宝宝智力发育和社交能力有助益,母乳是任何配方奶粉都无法企及和超越的。可是,在日常生活中,我们会遇到特殊情况,如万一妈妈生病了,可以给孩子喂奶吗? 还有的乙型病毒性肝炎(简称乙肝)妈妈担心母乳喂养会将乙肝病毒传染给孩子。这些情况怎么办?

一、乙肝妈妈可以给母乳喂养

据复旦大学附属儿科医院专家介绍,有一些情况不推荐母乳喂养:宝宝有某种特殊的遗传代谢性疾病,宝宝有半乳糖血症,妈妈感染了艾滋病病毒或在结核的活动期,或处于肿瘤放化疗期间。不推荐母乳喂养的情况不包括大家担心的乙肝和感冒,也就是说乙肝妈妈可以母乳喂养。科学研究表明,乙肝妈妈母乳喂养并不会增加宝宝感染乙肝的机会,在我国,新出生的宝宝第一针疫苗就是免费的乙肝疫苗,并且乙肝妈妈的宝宝会在出生后12小时内注射高价免疫球蛋白。这两种手段,就像为病毒传播的大门锁上了双保险,帮助宝宝阻断乙肝病毒传播。

乙肝妈妈在喂养的过程中有哪些注意事项呢? 主要有两点:一是在宝宝接种乙肝疫苗及注射高价免疫球蛋白后再进行喂养。二是在哺乳过程中,要保护好乳头,不要让乳头破裂出血。也可以将母乳吸出来喂养,就万无一失了。

二、感冒时可以母乳喂养

国内专家建议,感冒时只要避开急性高热期,就可以母乳喂养。妈妈感冒时,体内会产生对应相应抗原的抗体,这些抗体可以通过母乳喂养传递给宝宝,让宝宝获得最好的保护力。

有很多的哺乳妈妈在感冒时都担心吃药会影响宝宝健康,实际上,这种担心是多余的。妈妈感冒时可以吃药,目前市面上大部分感冒药,像百服宁、泰诺及一些抗生素类的药物,如青霉素类、头孢类药物,都是比较安全的,对宝宝没有影响。

随着科学的发展,母乳喂养的禁忌证越来越少,请妈妈们不要浪费每一滴珍贵的母乳。有疑问时与医生沟通,希望所有的妈妈都积极参与到母乳喂养当中来,不要让宝宝输在这第一口奶上,让宝宝健康快乐成长。

第三节　母乳喂养小常识

我的母乳够吃吗？宝宝的营养够吗？上班期间怎么让宝宝吃上母乳？这都是妈妈们关心的问题，让我们来一一探寻答案吧。

一、宝宝的"口粮"够吃吗？

很多新妈妈，都担心自己母乳不足，不能满足宝宝的需要，使宝宝处于饥饿的状态，事实真的如此吗？

妈妈们不知道的是在自己妊娠第 16 周时，乳腺管就已经开始产母乳，只不过受体内激素的相互制约，母乳才不会很多。只要宝宝出生后，乳汁就会开始大量分泌以满足宝宝的日常所需。

初乳很少很珍贵，宝宝的胃很小且顺应性很差，所以也不需要很多的母乳。宝宝出生第 1 天的胃容量为 5 ~ 7 mL，如小号的玻璃球；宝宝出生第 3 天的胃容量为 22 ~ 27 mL，如大号的玻璃球；宝宝出生第 5 天的胃容量为 43 ~ 57 mL，如乒乓球大小。

如果担心宝宝的口粮不够，如何让自己的乳汁更多呢？第一是做到"三早"，即宝宝出生后早接触、早吸吮、早开奶。奶水是吃出来的，最好的开奶师就是宝宝。所以我们要做到，一生完之后半小时内要进行早接触、早吸吮，这样可以刺激妈妈的脑垂体，分泌催乳素，使妈妈早泌乳；第二是做到母婴同室，随时亲自喂养，做到按需哺乳（宝宝饿了、妈妈奶涨了就要喂母乳）；第三是没有医嘱不做配方奶及水的添加，避免奶品奶嘴的应用，以避免乳头混淆，减少乳房刺激，从而减少产母乳量；第四是夜间也要坚持继续哺乳，以免涨奶。

二、添加辅食及母乳保存该注意什么？

母乳应该喂到几岁？添加辅食该注意什么？专家建议，纯母乳喂养 6 个月，在添加辅食的基础上可以喂养到 2 岁。6 个月就可以添加辅食，一般首先添加加了强化铁的碳水化合物，然后添加蔬菜、水果，最后添加鸡蛋或者是肉类的食物。在量上，注意由少到多逐渐地增加，由单一品种到多种添加。

对上班的妈妈来说，要正确储存母乳，保证孩子营养。一般要提前两个星期准备，一是准备吸奶器，二要准备 1 个保温箱，吸奶后放在里面保温。妈妈要提前把奶吸出来，存放到冰箱。常温下一般可以保存 4 个小时，2 ~ 4 ℃可以保存 24 小时，放到零下 18 ℃ 的冰箱冷冻，可以保存 3 个月。

三、宝宝摄入的营养够吗？

不论是纯母乳喂养还是添加辅食，都要确认孩子是否摄入了足够的营养，最简单的方法就是根据孩子的体重增长情况和大小便频率及宝宝吸奶的体验来判断。①观察尿色及尿量。妈妈下奶后,宝宝小便每天大于 6 次,说明宝宝摄入了足够的母乳。②观察大便的颜色及次数。胎便一般在出生后 2~3 天内排尽,颜色由墨绿色逐渐转变为棕色或者黄色,说明摄入了充足的母乳。③观察婴儿体重的增长。宝宝出生后 7~10 天体重恢复至出生体重,此后体重持续增加,满月时体重增长 600 g 及以上。④观察婴儿的吸吮动作。宝宝在吃奶时慢而深且有力地吸吮,可看见或听见吞咽的动作或声音,表明他吃到了奶。⑤注意母亲乳房的感觉。乳房喂前饱满,乳汁充足,喂后变软,说明婴儿吃到了奶。⑥观察婴儿的满意度。婴儿自己放开乳房,看上去满足并有睡意,表明乳汁充足。

母乳是宝宝最理想天然的食物,增强宝宝的免疫能力,不仅可减少各种疾病的发生,还可预防成年后肥胖等代谢性疾病。为了宝宝的口粮,妈妈们放下思想包袱,继续纯母乳喂养到 6 个月,6 个月后添加辅食持续母乳喂养到 2 岁及以上。

第四节　如何科学喂养早产宝宝

早产儿是指出生胎龄小于 37 周的新生儿,对早产宝宝来说,身体各方面发育还不成熟,对营养物质的需求与足月儿不同,充足均衡的营养不仅关系到近期生长和疾病康复,还直接影响远期预后。所以出院回家之后,科学喂养显得尤为重要了。

一、早产儿的乳类选择

1.早产儿母乳　母乳中的成分,其营养价值和生物学功能更适合早产儿的需求。母乳更利于早产儿消化吸收和加速胃排。母乳中含有防御作用的物质,为早产儿提供了最理想的免疫防御。直接哺乳能增进母子感情,增强母性和母亲信心。母乳喂养时间足够长,将来发生代谢综合征的概率越低。

2.母乳强化剂　添加母乳强化剂,主要用于母乳喂养的早产儿,强化母乳,补充不足。母乳强化剂添加时间:当早产儿耐受 100 mL/(kg·d)的母乳喂养之后。如果该早产儿需要限制喂养的液体量,例如患慢性肺部疾病时,母乳强化剂应在达到足量喂养之前开始使用。

3.早产儿配方奶　可分为液体和粉状两种。液体奶是按比例调配好的即食瓶装奶液。粉状即配方粉,需要临时调配。早产儿配方奶保留了母乳的优点,用于补充母乳对早产儿营养需要的不足,适当提高热量,使配制的蛋白质、糖、脂肪等营养素易于消化和吸收。但早产儿配方奶中缺乏母乳中的许多生长因子、酶、免疫球蛋白 A 和巨噬细胞等。

乳类液体食物是婴儿出生后几个月最适合消化系统的食物,是唯一能满足婴儿出生后几个月内高速生长的高能量食品,是婴幼儿生长的液体黄金。母乳是此时期婴儿最好的食物。世界卫生组织(WHO)建议至少 6 个月的纯母乳喂养,并从第 6 个月开始搭配营养丰富的婴儿辅食,同时继续母乳喂养直到婴儿 2 岁甚至更大。

二、乳类喂养方法

产后尽早开奶,尽可能坚持6月龄内(早产儿为纠正6月龄内)纯母乳喂养。

由于早产儿一出生就被送进新生儿监护室,早产妈妈没法和早产儿待在一起。这种情况下早产妈妈更需要及时进行开奶,可以从产后的第一天开始用正确的方法挤奶,刺激乳汁分泌。有条件的话,可以把挤出来的奶存放在洁净的瓶子里,送到监护室给宝宝吃。

纯母乳喂养能满足婴儿6月龄以内所需要的全部液体、能量和营养素,尽可能坚持纯母乳喂养6个月。母乳喂养应从按需喂养模式到规律喂养模式递进。3月龄内按需哺乳,不要强求喂奶次数和时间,但一般每天喂奶的次数可能在8次以上,生后最初会在10次以上。随着婴儿月龄增加,4~6月龄逐渐定时喂养,并逐渐减少夜间喂奶次数,建立规律喂养的良好饮食习惯。两侧乳房交替喂养,每次将一侧奶吸空再吸另一侧奶,下次哺乳则从未喂空的一侧乳房开始。坚持让婴儿直接吸吮母乳,尽可能不使用奶瓶间接喂哺人工挤出的母乳。

婴儿配方奶是不能纯母乳喂养时的无奈选择。任何婴儿配方奶都不能与母乳相媲美,只能作为母乳喂养失败后的无奈选择,或母乳不足时对母乳的补充。

三、母乳摄入不足怎么办

母乳摄入不足,会影响宝宝健康成长,母乳摄入不足宝宝会有以下表现:①体重增长不足,生长曲线平缓甚至下降,尤其新生儿期(出生后28天)体重增长低于600 g;②尿量每天少于6次;③吸吮时不能闻及吞咽声;④每次哺乳后常哭闹不能安静入睡,或睡眠时间小于1小时(新生儿除外)。

母乳不足时,也应该坚持母乳喂养,可在每次哺乳后用配方奶补充。补充的奶量根据婴儿食欲及母乳分泌量而定,即"缺多少补多少"。

不能进行母乳喂养而牛乳蛋白过敏的婴儿应首选氨基酸配方或深度水解蛋白配方奶,不建议选择部分水解蛋白配方奶、大豆配方奶。乳糖不耐受的婴儿应使用无乳糖配方奶。

早产宝宝出院时,您的主管医生会根据宝宝的各项指标对家长出院后的喂养工作进行指导,家长一定要遵照医嘱来喂养,同时定期复诊监测宝宝的生长发育情况。

第五节 七招帮宝宝轻松度过断母乳期

宝宝可持续母乳喂养至2岁以上。等宝宝长到1岁左右,已经适应了各种辅食,可选择合适的时机断母乳。每个母乳喂养的宝宝都需要经历这样一段断母乳过程。宝宝哭会让妈妈心痛不已,再加上乳房胀痛,往往是一段难忘的经历。所以要采取科学的方法,才能减少断母乳期的煎熬。

　　首先制订断母乳计划,采取渐进式,不可突然强制施行。先断宝宝最不专心的、易受外界干扰时间段的母乳,循序渐进;只断母乳,不断其他乳类,及时用配方奶粉来代替母乳,避免宝宝营养不均衡;逐渐增加辅食,逐渐增加用杯子喝水、喝汤,用勺吃饭、吃菜的机会,淡化孩子对吸吮的心理依赖,减弱吸吮奶汁的本能;强调在妈妈的陪伴下逐渐断母乳。具体做法可以参考以下几点。

　　1.先做体检再断母乳　妈妈准备给宝宝断母乳的时候,要先带他们去做一次全面的体格检查。选择宝宝身体状况良好,消化能力正常时再断母乳。

　　2.逐渐减少喂母乳次数　每天先给宝宝减掉一顿母乳,相应加大辅助食品的量;过一周,如果妈妈感到乳房不胀,宝宝的消化和吸收情况也很好,就可再减去一顿母乳,同时加大辅助食品量,逐渐向断母乳过渡。

　　3.先减白天再减夜晚　刚减母乳的时候,宝宝对妈妈的乳汁会非常依恋,因此减母乳时最好从白天喂的那顿母乳开始。因为,白天有很多吸引宝宝的事情,他们不会特别在意妈妈,但早晨和晚上宝宝会特别依恋妈妈。

　　4.宝宝生病时不要断母乳　如果赶上宝宝生病、出牙,或是换保姆、搬家、旅行及妈妈要去上班等事情发生的时候,最好先不要给宝宝断母乳,否则会增大宝宝断母乳的难度。

　　5.多花一些时间来陪伴宝宝　提前增加爸爸照料宝宝的时间,减少宝宝对妈妈的心理依赖。在断母乳期间,妈妈要对宝宝格外关心和照料,并多花一些时间来陪伴他们,抚慰宝宝的不安情绪,切忌为了快速断母乳躲出去,将宝宝交给其他人喂养。

　　6.断母乳方法不当会伤害宝宝　母乳带给宝宝的不仅仅是营养物质,还有妈妈带给他的依赖感和安全感。因此,断母乳不可采用仓促、生硬的方法,如让宝宝突然和妈妈分开,或是一下子就断掉母乳,或在妈妈的乳头上涂抹苦、辣等物质来带给宝宝不愉快的体验等。

　　7.断母乳过程要果断,不要拖延　在断母乳的过程中,妈妈既要让宝宝逐步适应饮食的改变,又要态度果断坚决,不可因宝宝一时哭闹,就下不了决心,从而拖延断母乳时间。也不可突然断一次,让他吃几天,再突然断一次,反反复复带给宝宝不良的情绪刺激。断母乳后宝宝体重可能会有暂时性降低,不必担心,只要宝宝适应其他食物后,会慢慢增长回来。

第六节　新生儿黄疸的应对

　　新生儿黄疸是指新生儿时期,由于胆红素代谢异常,引起血中胆红素水平升高而出现的以皮肤、黏膜及巩膜黄染为特征的病症,是新生儿中最常见的临床问题。常言道:十个宝宝9个黄。新生儿黄疸可分为生理性和病理性两种。

一、生理性黄疸的表现及处理

在宝宝出生后，大部分家长都可能发现自家宝宝的面部、躯干及四肢的皮肤呈现浅黄色，但吃饭、睡觉、大小便及精神状态都不受影响，这种现象被称为生理性黄疸。正常情况下，有超过一半的足月新生儿会在出生后2～3天出现生理性黄疸，4～5天达高峰，7～10天开始逐渐消退，最迟消退时间不超过2周。

生理性黄疸并不需要采取特殊的处理方式，但越早、越频繁地进行母乳喂养，对宝宝"退黄"越有帮助。在这期间，妈妈可以继续给宝宝母乳喂养，因为早吸吮、早开奶和按需哺乳，可以有效刺激宝宝的肠蠕动，促使宝宝多排便，从而使引起黄疸发生的胆红素尽快排出体外，这对于减轻黄疸非常有利。在天气允许的情况下，还可以让宝宝光着屁股在太阳光下晒一晒，但需要注意遮住脸和生殖器部位。

二、病理性黄疸的表现及处理

病理性黄疸是由于某种疾病引发的黄疸，患有病理性黄疸的宝宝，可表现为出生24小时左右，面部、躯干、四肢、手心、脚心会明显发黄，同时伴有发热、呕吐、吃奶少、精神差等症状，且血清胆红素持续超过正常值。严重时，可造成宝宝神经功能的损伤。也就是说，如果宝宝在出生后24小时内就出现黄疸或黄疸发展过快，且持续时间较长（足月宝宝超过2周，早产宝宝超过4周黄疸没有消退），甚至伴有体温升高、吃奶少、呕吐、大小便颜色异常，或者退而复现，多属于病理性黄疸。

引发病理性黄疸的疾病较多，常见的疾病有新生儿溶血症、胆道闭锁、新生儿肝炎、新生儿败血症以及一些遗传代谢性疾病。

爸爸妈妈要密切观察宝宝的病情发展，并及时告知医生，以便查明黄疸病因进行对症治疗。

光疗是目前治疗新生儿黄疸最常用的既安全又有效的方法，光疗的来源主要是蓝光，蓝光可以使新生儿体内胆红素分解，通过大便促进胆红素排出。蓝光虽然一定程度上会引起宝宝体温升高，但是在光疗的过程中，会随时监测宝宝体温，根据体温随时调节光疗箱的温度，以保持体温在正常范围。通过晒太阳也可以达到退黄疸的目的，但至少满足3个条件：①持续足够长的光照时间（5小时以上）；②裸露皮肤；③过滤紫外线，避免晒伤。实际上，由于气温限制、担心宝宝受凉等因素，宝宝裸露的皮肤通常只有臀部和四肢，同时由于父母担心紫外线晒伤，光照时间较短，因此，晒太阳退黄的效果并不理想。

第七节　配方粉的选择及注意事项

大量研究表明，婴幼儿时期的营养对于青少年、成年及老年时期的身体健康都非常重要。规范的婴儿配方粉应与母乳的成分接近，对于0～6月龄婴儿来说，当无法做到纯母乳喂养时,婴儿配方粉是最佳的选择。然而,虚假宣传产品功效、误导和欺骗消费者等违法行为时有发生。那么,家长们如何才能正确地挑选适合自己家孩子的婴儿配方粉呢?

一、如何正确选择婴儿配方粉

我们通常说的婴儿配方粉,俗称"婴儿奶粉",广泛指将牛奶或羊奶等乳制品原料通过工业加工而制成的粉剂。用于喂养婴幼儿的奶粉,在我国产品分类中属于"婴幼儿配方乳粉"。婴儿配方粉的成分应该十分接近母乳,提供了为满足婴儿生长发育所需的碳水化合物、蛋白质、脂肪、维生素和矿物质。《中华人民共和国食品安全法》中对于以上营养素的含量都有着明确的规定,各种营养素既不能过多,也不能过少,从而保证宝宝们健康的成长。目前市场上有一些产品,其所含的营养成分无法满足宝宝们的需求,生产工艺和质量控制标准也达不到国家注册所要求的级别,但外形又常易与规范的婴儿配方奶粉混淆。如带有"含乳饮料""植物蛋白饮料"等含有"饮料"二字的产品都不属于婴儿配方奶粉。所以,家长们在选择奶粉时,最好在正规商店选择品牌产品,并重点关注其是否有"注册号"。正规婴儿配方奶的注册号为国食注字 YP+4 位年代号+4 位顺序号,且在"产品类别"项中标明"婴幼儿配方食品"。此外,普通牛奶中的营养成分与母乳区别较大,并不适宜有胃肠道缺陷的宝宝们消化吸收,也无法提供满足宝宝健康生长发育的所有营养素,因此,在 1 岁之前,请尽量不要使用牛奶或成人奶粉(全脂乳粉、调制乳粉等)代替婴儿配方奶粉。

二、小朋友们适合吃什么样的奶粉

随着年龄的增加,宝宝们对于营养的需求以及消化能力也会有着相应的变化。通常情况下,家长们应根据宝宝们的年龄选择合适其营养吸收能力的奶粉。按照不同年龄的需求不同,奶粉被分成了 4 段。1 段奶粉,适宜年龄:0 ~ 6 月龄。2 段奶粉,适宜年龄:6 ~ 12 月龄。3 段奶粉,适宜年龄:12 ~ 36 月龄。4 段奶粉,适宜年龄:36 月龄以上。段数越低的奶粉,含有的营养素更易被消化吸收;但随着宝宝的成长,则需要更多的营养,因此段数越高其营养素的含量也会逐渐增加。通常情况下,奶粉产品的包装中会注明该产品适合多大年龄的宝宝使用。家长们在挑选奶粉时,应该选择适合宝宝年龄的奶粉,以避免能量供应不足或者由于营养素不易吸收加重宝宝的肠胃负担。

三、吃奶粉的孩子日常营养方面需要注意的问题

0 ~ 4 月龄的宝宝应该完全母乳喂养。但因特殊体质或环境无法摄入母乳时,则应以婴儿配方奶替代。过早地让宝宝食用固体食物可能会加重肾及肠胃负担。6 月龄以上的宝宝除了喝配方奶粉之外,开始启动自然食物的摄入,以满足其逐步增加的食欲和营养需求。随着年龄增长,还应该特别注意多食用一些富含维生素 A、维生素 C 和铁的食物,如新鲜水果、西兰花、胡萝卜、牛肉。如果条件允许,家长可以定期带宝宝到医院进行体格检查,以确保宝宝的生长发育处于正常状态。如果发现营养素缺乏,或生长发育过快、

过缓,营养科医生或儿科医生会给您提供专业的指导,而年轻父母们千万不要凭感觉或宣传在网上自行给宝宝购买钙片、维生素片等营养补充剂。

第八节　特殊医学用途配方食品的选择及注意事项

通过上一节的介绍,相信各位家长们对于如何给宝宝选购奶粉及奶粉喂养的过程中需要注意的方面已经有了一定的了解。生活中,还有的儿童对整蛋白的奶制品过敏,应该如何选购婴儿配方粉呢?《中华人民共和国食品安全法》中明确一类特殊的食品——特殊医学用途配方食品是专用于这类过敏性疾病宝宝的特殊食品,简称特医食品。特医食品的选购及使用有哪些注意事项呢?

一、如何分辨特医食品真假

特殊医学用途配方食品又分为适用于 0 ~ 12 月龄的特殊医学用途婴儿配方食品和适用于 1 岁以上人群的特殊医学用途配方食品。特殊医学用途婴儿配方食品指针对患有特殊紊乱、疾病或医疗状况等特殊医学状况婴儿的营养需求而设计制成的粉状或液态配方食品。必须在医生或临床营养师的指导下,单独食用或与其他食物配合食用时,其能量和营养成分能够满足 0 月龄 ~6 月龄特殊医学状况婴儿的生长发育需求。我国对于特殊医学用途配方食品的管理有着完整且完善的规定。特别针对蛋白质过敏的婴儿配方食品更是严上加严,对于蛋白质水解的要求、氨基酸的组成均有营养完整的配方要求,在成品标签标注中也有严格的规定,在经过严格审批后上市销售的特医食品是值得信赖的。如有需要,家长们在选择特医食品时,需仔细识别。固体饮料冒充特殊医学用途配方食品的违法行为屡禁不止,固体饮料是普通食品,不是婴幼儿配方乳粉,更不是特殊医学用途配方食品,其蛋白质和营养素含量远低于婴幼儿配方乳粉和特殊医学用途配方食品。

根据《中华人民共和国食品安全法》,婴幼儿配方乳粉、特殊医学用途配方食品属于特殊食品,在我国实行严格注册管理和出厂批批检验,质量安全有保障。消费者选购婴幼儿食品,要注意查看标签标识,选购合适的产品。

首先应关注产品名称,特医食品有统一的通用名称,如×××特殊医学用途全营养配方食品(粉)、×××特殊医学用途婴儿无乳糖配方食品(粉)、×××特殊医学用途婴儿氨基酸配方食品(粉)等带有"特殊医学用途"字样的名称。

其次需要关注产品注册号,格式为"国食注字 TY+8 位数字"。家长们需要识别这些信息,避免被个别不良商家的虚假宣传所误导。而本次事件中的"假奶粉"并无此标识,它实际上属于一款固体食品饮料,并没有完成注册,也不属于特医食品。

二、特殊医学用途婴儿配方食品的适用人群

目前市面上常见的特医食品类别及适用的特殊医学状况:无乳糖配方或低乳糖配

方——乳糖不耐受婴儿;乳蛋白部分水解配方——乳蛋白过敏高风险婴儿;乳蛋白深度水解配方或氨基酸配方——食物蛋白过敏婴儿;早产/低出生体重婴儿配方——早产/低出生体重婴儿;母乳营养补充剂——早产/低出生体重婴儿;氨基酸代谢障碍配方——氨基酸代谢障碍婴儿。如果您的宝宝符合对应的特殊情况,请您通过咨询医生来判断是否需要使用特医食品。需要强调的是,特医食品需要在医生和临床营养师的指导下使用,并严格遵循说明书中的使用方法。如在使用过程中发现宝宝有任何的不适或异常,需及时咨询医生或临床营养师。家长们千万不可听信没有行医资质人员的建议,擅自购买使用特医食品。

三、特医食品不能长期作为营养来源

当目标人群无法进食普通膳食或无法用日常膳食满足其营养需求时,虽然特医食品可以作为单一来源的营养补充途径,对其治疗、康复及机体功能维持等方面起着重要的营养支持作用。但其使用多数在于短期应用,目标是满足此阶段的特殊营养需求只是暂时的,但需尽早向普通食物过渡,使得宝宝可以逐步从正常的食物中摄取所需营养素,不再依赖于特医食品。当然,这一步需要在医生或临床营养师的帮助下完成。

第九节 5 种夏季小儿常见病

夏季,气温攀升,人体新陈代谢十分旺盛,也是小朋友们生长发育的好时节。但是与成人相比,儿童的五脏六腑相对娇弱,抗疾病侵袭能力较差。接下来给大家介绍几种夏季小儿常见病的防治,期盼宝宝度过健康无忧的童年时光。

一、痱子

痱子是夏季儿童常见的皮肤病之一。宝宝的汗腺功能尚未发育成熟,夏季炎热高湿,宝宝活动量大容易出汗,如果忽略保持皮肤的清洁干爽,则容易出现汗液堵塞毛孔诱发的出疹性疾病,比如痱子,其好发于宝宝前额、颈部、前胸、后背、腋下等部位。

因此,护理上要每天保持宝宝皮肤的清洁,及时更换汗湿的衣物,保持室内空气流通,避免过热。对于已经长痱子的皮肤要裸露,也要勤剪指甲以防宝宝因瘙痒而抓破皮肤,继发皮肤感染。饮食上,易生痱子的孩子尽量少吃鱼、虾等"发物",多吃蔬菜、水果。如果痱子痒痛严重且有渗出液,建议及时带孩子去医院就诊。

二、中暑

夏季气温高,如果孩子排汗较多,未能及时补充水分和盐分,或在烈日下长时间活动,容易引发中暑。为此,家长要根据天气适时为孩子增减衣服,建议给孩子选择吸汗透气的棉质衣物,尽量不穿化纤类衣物。提早规划出行时间,夏季上午 10 点到下午 3 点之

间尽量不要出门玩耍。保证孩子睡眠充足,充足的睡眠可以使身体各个部位尤其是大脑得到充分的休息,这也是预防中暑的措施之一。同时,鼓励孩子多吃蔬菜水果,多喝温开水,因为水分进入人体后可立即进行新陈代谢,有调节体温、输送养分及清洁体内毒素的功能。

一旦孩子发生中暑,要立即降温处理,及时将孩子转移到阴凉、通风、干燥的地方,给孩子多喝水,松解衣扣,可用凉水帮孩子擦身,开电扇或温度适宜的空调以加快散热,并尽快寻求专业医生的帮助。注意降温时不要引起孩子寒战,以感到凉爽舒适为宜。

三、手足口病

提起手足口病,家长们心有余悸。它好发于夏秋季节,托幼机构是重灾区。症状表现为孩子的口腔、手足或臀部出现颗粒大小的疱疹和小丘疹,其疱壁比较厚,不容易破裂;可伴有发热、咳嗽、流涕等症状。手足口病早期有可能表现得类似普通感冒。大多数病例为轻症,病程 5～7 天;少数病例病情迅速进展,累及神经、呼吸或循环系统,为重症病例,往往与 EV71 病毒感染有关。

手足口病具有传染性,主要通过粪-口途径传播,也可接触患儿的呼吸道分泌物(说话、打喷嚏、咳嗽时喷溅的液体)、疱疹液及污染的物品而感染。因此,儿童集体生活共用玩具、餐具,以及密切接触都可能造成疾病传播,所以孩子患手足口病要隔离治疗,以减少交叉感染。

孩子患病期间因为口腔疱疹破溃、疼痛,可能出现拒食或进食减少,故饮食宜清淡、软烂、易消化,鼓励孩子多喝温开水以清洁口腔和咽喉。

四、腹泻

小儿夏季腹泻极其常见,尤其是 2 岁以内发病率高。不论是着凉了还是饮食不当,都可能引起腹泻。治疗腹泻的重点在于防止脱水,而非快速止泻,父母不可给孩子自行服用止泻药,有增加细菌繁殖和毒素吸收的风险。

孩子发生腹泻后可以继续饮食,但是要适当调整,注意暂忌油荤,避免进食促进排便的食物(比如火龙果、百香果、白萝卜、玉米、芹菜等)。腹泻时孩子往往胃口比较差,注意保证液体的摄入量以预防脱水。孩子可能吃不下我们提供的食物或者吃很少,但是尽量鼓励孩子把食物的汤汁喝下去。如果腹泻时孩子从胃肠道丢失的液体和电解质较多,也可以在汤汁中放一点点盐给孩子补充电解质,或者在医生的指导下选用口服补液盐。对于母乳喂养的孩子来说,腹泻可能与妈妈的饮食有关,所以宝宝腹泻期间,妈妈要注意低脂、低蛋白、低糖饮食。

如果腹泻的孩子发生口唇干燥、眼眶凹陷、哭时泪少、尿量减少、皮肤弹性降低等疑似脱水的征象,建议及时到儿内科就诊。

五、空调病

空调病是一个近年逐渐流行的词。由于空调导致室内外温差大,室内空气流通差,容易让宝宝产生不适,出现烦躁、感冒、发热等症状。

对于儿童来说,特别是婴幼儿更容易被"空调病"缠上。由于小儿免疫系统稳定性差、抵抗力弱、体温调节中枢尚未发育完善,如果空调使用不当,宝宝受到冷空气侵袭时,毛细血管收缩,汗毛孔紧闭,体内热量散发不出去,容易使体温调节中枢和血液循环中枢失去平衡,引起感冒、发热、咳嗽、胸闷等病症,也就是所谓的"空调病"。

因此,家长不要贪凉而让宝宝遭受"人造风寒"。宝宝在空调房时,建议室内外温差不宜过大,以 6~8 ℃为宜,设置空调温度在 26 ℃以上,空调出风口可以安装挡风板,避免风直接对着宝宝吹。白天房间注意勤开窗通风换气,保证室内外空气流通,并定期对空调进行清洁消毒。

家长若掌握一定的保健常识,可降低孩子的患病风险。夏季儿童保健要注意哪些细节?
①营养讲究均衡。饮食要多样化,以清淡易消化为主,不给脾胃增添额外的负担。保证各种营养物质的摄入,可以适当给宝宝吃一些五谷杂粮。如果宝宝夏季胃口欠佳,家长可喂食粥、凉拌面等。②忌过多食用生冷瓜果冷饮。若夏天贪喝冷饮或过食生冷瓜果,孩子可能会出现消化功能紊乱,甚至出现呕吐、腹泻,因此需特别留心。③提倡孩子多喝白开水。不推荐饮用汽水、果汁、可乐等饮料,因为含有较多的糖分及电解质,过多饮用会影响孩子的胃口和消化功能,而且摄入过多糖分也会发胖,因此给孩子最好的饮料是白开水。④大汗后不洗凉水澡。孩子生性好动,夏季极易出汗,如果大汗后用凉水洗澡,会使孩子毛孔迅速闭合、血管收缩,不利于病邪通过汗液从毛孔排出,反而使孩子容易生病。

第十节　正确认知婴幼儿过敏现象

2016 年《城市 0~24 月龄婴幼儿过敏性疾病症状流行病学调查》结果显示,我国 2 岁以下婴幼儿曾发生或正在发生过敏性症状的比例高达41%。7 月 8 日是世界过敏日。专家指出,由于婴幼儿消化系统的发育尚不健全,大分子的蛋白质容易进入血液和免疫系统,从而引起过敏反应。专家分析,我国婴幼儿过敏问题如此严重,主要与剖宫产率居高不下、过早添加辅食、滥用抗生素及消毒剂、去污剂、抗菌洗涤剂的使用等因素不无关系。

婴幼儿消化系统发育不全,所以易出现过敏。过敏是一种免疫反应,主要是指人体初次接触某些物质产生应答后,再次接受相同的物质刺激时,发生的一种以人体生理功能紊乱或组织细胞损伤为特征的特异性免疫应答。

为什么婴幼儿更容易出现食物过敏呢? 这是因为食物中含有蛋白质,这些蛋白质分子量很大,婴幼儿消化系统发育尚不健全,大分子的蛋白质容易进入血液和免疫系统,从而引起过敏反应。一般而言,婴幼儿时期的食物过敏会增加其日后患其他过敏性疾病的风险。专家提醒家长,婴幼儿的过敏主要有以下几个表现:第一,表现在皮肤上,主要有瘙痒、红斑、风团、水肿等症状。第二,表现在消化系统上,会出现恶心、呕吐、腹痛、腹泻、胃食管反流、便秘、便血等症状。第三,表现在呼吸系统上,会有打喷嚏、流鼻涕、鼻塞、鼻痒、咳嗽、喘息、呼吸困难等症状出现。此外,还会出现不明原因的哭闹、生长迟缓、贫血、过敏性休克,甚至死亡。

值得家长注意的是,除了皮肤表现之外,过敏的其他表现几乎没有特异性,因而很容易被忽视。尤其是婴幼儿,过敏的其他表现更容易被家长忽视。

一、导致婴幼儿过敏的常见原因

(一)剖宫产分娩

目前居高不下的剖宫产率,导致了中国过敏宝宝的不断增加。这是因为,剖宫产分娩过程是一种无菌分娩过程,分娩中,宝宝不会接触到妈妈产道内的细菌,加上手术中抗生素的使用以及术后母乳喂养可能会延迟,会拖延甚至影响剖宫产儿肠道正常菌群的建立,让剖宫产宝宝罹患过敏的风险大幅增加。剖宫产宝宝患过敏的风险比顺产宝宝高约5倍,对于有家族过敏史的剖宫产宝宝,过敏风险又将增加3倍。

(二)遗传因素

遗传是导致过敏最主要的因素之一。研究表明,如果父母一方过敏,孩子过敏的概率约为48%,如果父母都过敏,概率升高至70%。

(三)生活环境

现代家庭里大量消毒剂、去污剂、抗菌洗涤剂的使用,使得宝宝缺乏对微生物的接触,反而不利于诱导自身免疫系统的发育,从而容易发生过敏。

(四)喂养方式

普通配方奶粉中的牛奶蛋白是婴儿最早接触的变应原,过早添加普通配方奶粉(约1 mL),足以让过敏风险高的宝宝致敏。过早添加辅食增加过敏风险。过早添加辅食,就是指在4个月以前添加除了母乳和配方奶粉以外的一切食物,比如米糊、蛋黄及某些营养素的添加剂,这些食物通常在肠道内消化,如果肠道发育不成熟,这些大分子的蛋白质容易经过肠壁进入宝宝体内,从而增加宝宝过敏的风险。

(五)抗生素的滥用

抗生素会不分好坏把细菌统统杀掉,滥用抗生素会破坏肠道内正常菌群的建立,从而影响免疫系统的发育成熟。

二、婴幼儿过敏问题认知的常见误区

婴幼儿过敏问题如此严重,跟家长对过敏问题的认知普遍存在许多误区不无关系,其中最常见的认知误区有以下8个。

（一）过敏症不会遗传

事实：环境因素可能会导致空气中的花粉含量增高，但这只是部分原因；另一个罪魁祸首就是基因。

2013 年发表在《自然遗传学》杂志上的一项研究成果显示：有 10% 的遗传标志与过敏性疾病有关。澳大利亚一家世界级医学研究所的首席研究员曼纽尔·费雷拉估计这些遗传标志物在所有被确诊的过敏症中发挥了至少 25% 的作用。换句话说，如果你不幸患有过敏症，不要责怪大自然，而要归咎于自己的父母。

（二）食用本地产的蜂蜜能缓解过敏症状

事实：并没有证据表明蜂蜜（即使它产自于本地蜂巢）能够缓解过敏。事实上，2013 年发表在《北美耳鼻喉科诊所期刊》上的一篇文献回顾指出：与食用玉米糖浆相比，食用蜂蜜并不能明显缓解过敏症状。

蜂蜜之所以无效，是由于经由空气传播的草木花粉引起了春季过敏症，而并不是蜜蜂用来酿造蜂蜜的花粉。

（三）床罩可以减轻过敏症状

事实：如果你对尘螨过敏，床罩并不能保证你睡得更轻松。

美国杜兰大学公共卫生与热带医学学院的学者通过对 24 项临床试验的分析结果显示：是否使用床罩对减轻过敏症状并无显著影响。发表在《过敏、哮喘和免疫学年鉴》上的这项研究成果表明，使用床罩并不足以降低改善过敏症状的尘螨水平。

（四）过敏症的发病率在某些地区会更高

事实：这种观点只能说部分正确，某些变应原在某些地区会更为盛行。

发表在《过敏和临床免疫学期刊》上的一项研究成果驳斥了居住地会成为过敏性疾病重要发病因素的观点。美国国立环境健康科学研究所的科学部主任达里尔·泽尔丁博士解释：过敏症的发病率并不会各个地区之间存在显著差异，存在差异的是人们对什么物质过敏。不论环境如何，过敏症患者从先天上就容易过敏。

（五）服用药物是减轻过敏症状的唯一办法

事实：学会减轻压力也会起到帮助作用。发表在《过敏和临床免疫学期刊》上的一项研究成果表明，你所感觉到的压力水平越高，过敏症状就会越为恶化。

美国过敏与哮喘基金会的董事会成员大卫·斯图克斯说："神经系统与免疫症状之间存在着明显联系；你所承受的压力水平越高，过敏症状就越为严重。"斯图克斯建议过敏易感人群可以采用的减压方法包括：睡眠、体育锻炼、健康饮食、冥想或瑜伽，它们能减轻过敏发作的频率和严重程度。

（六）随着年龄的增长，可以摆脱过敏症的困扰

事实：人们对过敏原的反应会随着年龄的增长而下降，但并不会消失。事实上，2013 年

的一项研究发现,60 岁以上的成年人中有 13.0% ~ 15.4% 的人报告说他们患有过敏性鼻炎。美国国立卫生研究院的研究表明,50 岁以上成年人的过敏症发病率的确较低。

然而,泽尔丁博士认为,随着年龄的增长,免疫系统的功能会被削弱,过敏症状也就不会那么严重了,但对变应原的反应并不会降至为零。

(七)宠物会引起过敏

事实:这并不能归咎于宠物的过错。

发表在 2013 年 12 月《美国国家科学院院刊》上的一项研究成果表明,生长在饲养了宠物的家庭环境中有助于降低患过敏症的风险。研究者认为从生命早期就接触宠物能降低对变应原的免疫反应。

(八)只有医生才能检测出过敏症

事实:有很多检测工具在家中就能检测出过敏症,而且其检测依据是可靠的。这类检测工具用一滴血就能查明人们对 10 种常见变应原的敏感程度,其中包括鸡蛋、尘螨、小麦、猫、霉菌和豚草等。

过敏检测试剂盒并不能完全替代医生的诊断,但它有助于患者清楚地了解引发自己过敏的潜在因素。有时候,这类检测工具也会出现化验误差和错误。最保险的方法还是去变态反应科做专业检测,以确定下一步的治疗方案。

第十一节　宝宝防过敏,请跟年龄走

秋季过敏性疾病高发,儿科专家提醒,预防宝宝过敏,得先看年龄。2 岁前后,宝宝过敏的形式有很大区别,预防重点相差很远。2 岁前多是吃出来的,要注意控制饮食;2 岁后多是吸入物致敏,要远离花粉、霉菌、螨虫。

一、2 岁前:几乎都是食物过敏

湿疹是小宝宝最常见的问题,也是他们最早开始遭遇的过敏问题。一个湿疹情况严重的宝宝,以后更容易患上其他过敏性疾病。

2 岁前的宝宝过敏主要集中在皮肤上,原因大多和饮食有关。宝宝出生后一直到 2 岁前,都是过敏性皮炎的高发时间段。至于过敏性鼻炎、哮喘等,在此时并不多见。所以预防过敏,最重要的是要控制饮食。

许多爸爸妈妈担心吃鱼虾让宝宝过敏,但从临床一些调查来看,在宝宝中过敏风险靠前的食物其实是牛羊肉、牛奶等。这并不是说爸爸妈妈什么都不能给宝宝吃,不过在逐渐添加各类食物的过程中应该注意,如果宝宝突然出现湿疹,或者不明原因的反复腹泻,但检测大便常规又没有问题,就应该咨询医生,通过替换专门的腹泻奶粉、调整辅食种类等方式,减轻宝宝的过敏症状。

此外,要注意以下几点。

1. 宝宝出现湿疹时,勤洗温水澡,保持皮肤干燥、清洁。

2. 检查宝宝的饮食,如果是母乳喂养的宝宝,那么母亲要检查自己的饮食,可以逐样调换,找到引起宝宝过敏的食物,然后尽量避开。

3. 将金银花、黄柏等中药煮水,给宝宝进行中药水洗、外敷止痒,一般7~10天就能让症状消失。

二、2岁后:多是吸入物致敏

2岁后的宝宝,随着消化系统和自身免疫系统的完善,食物引发过敏的情况慢慢减少,但吸入物致敏的情况越来越多。所以,这个时期宝宝的过敏基本集中在反复发作的鼻炎和哮喘上,有的宝宝还会表现为过敏性结膜炎。

2岁后宝宝的过敏表现形式更加复杂,以呼吸系统居多,但大都集中在"吸入"体内的变应原上,如花粉、霉菌、螨虫等,要远离它们。值得注意的是,根据医学界鼎鼎大名的"卫生假说",宝宝在婴幼儿时期的生活环境越干净,日后患上过敏性疾病的风险就越高。临床也确实有许多例子证实这一点。

过敏又被称为一种"富裕病",因为它在经济发达、公用卫生环境好的国家和地区,发病率会显著增加。所以,爸爸妈妈在养育宝宝的过程中,固然应该注意卫生,但也不能让宝宝在"接近无菌"的环境下成长,建议:①与其阻止宝宝玩泥巴,不如陪宝宝一起玩,同时看护好宝宝,别让他用脏手揉眼睛、拿东西吃;②天气晴好时,多带宝宝出门转转,多接触外界环境。

第十二节　注意防范冬季过敏性疾病

冬季天气寒冷,气候多变,是过敏性鼻炎、过敏性咳嗽及支气管哮喘的高发季节。冬季雾霾严重,再加上刮风,空气干燥,风里夹杂着花粉、粉尘等,导致患上过敏性疾病的儿童增加。

一、室内外温差大、过于清洁、空气污染、变应原、感染等都易致儿童过敏

过敏是身体对外界环境变化的一种过度反应。冬季由于室外寒冷,家中暖气过热,室内过于干燥,加之开窗通风时间短,粉尘及被褥中螨虫过多,是导致过敏性咳嗽及哮喘的元凶。

体质因素也是过敏的根本原因。随着生活条件的改善,人们居住环境也越来越清洁,接触病原微生物的机会越来越少,而且现在父母对孩子照顾得都很细心,孩子的玩具、书本会定期消毒,一旦孩子感冒发热会马上去医院打针吃药,饮食方面也过于精细。其实,这样过分清洁对孩子反而无益。孩子的免疫系统没能得到很好的锻炼,就会对外

界环境变化有过度反应,形成过敏性体质。

与过敏性疾病相关的诱发因素也较多,包括变应原性因素:①室内变应原如尘螨、真菌、家养宠物、动物毛屑等。②室外变应原如花粉、草粉。③职业性变应原如油漆、饲料、活性染料。④食物性抗原如鱼、虾蟹、蛋类、牛奶。⑤感染(病毒、细菌、支原体或衣原体等引起的呼吸系统感染)。⑥药物如阿司匹林、普萘洛尔(心得安)、抗生素。非变应原性因素:如大气污染(二氧化硫、氨气等)、气候变化、吸烟、运动、肥胖等。

二、避开变应原和致敏环境,时刻做好防范

过敏性疾病应该早治疗,时刻预防。对引发过敏性疾病的环境危险因素,可采取相应措施做好防范。

1. 注意休息与保暖。在季节交替、气温骤变时,做好防寒保暖,避免着凉、感冒。患儿应减少活动,增加休息时间,卧床时头胸部稍抬高,使呼吸通畅。室内空气新鲜,保持适宜的温度、湿度,避免对流风。要避免情绪过度激动,因为大哭、大笑都可以使咳嗽加重。

2. 注意过敏性咳嗽饮食禁忌。饮食忌寒凉,不能进食香蕉、雪糕、西瓜、雪梨等寒凉之品;避免摄入鱼、虾、蛋类、牛奶等易过敏的食物;慎吃肥腻甜甘之味,如肥肉、甜饮料、甜食等;避免食用海鲜等会引起过敏症状的食物。

3. 保持室内通风和清洁。可使用空气过滤器,并定期更换滤网;勤换枕套衣被,清除尘螨及其代谢产物,并置于太阳下长时间晒;每周用热水洗涤床单和毛毯,并在太阳下晒干;不要抱着毛绒玩具入睡;卧室不用地毯和动物皮毛制品尽量不喂养宠物,不种花草。

4. 在花粉高峰期,应尽量减少外出,并关好门窗。若无法避免,可预先用花粉阻断剂涂抹鼻腔或戴口罩。

5. 易感体质患儿在服药时,应仔细阅读说明书,避免因药物不良反应所引起的哮喘。就诊时家长应向医生说明孩子自身情况,使医生开处方能引起注意;自行购买药物服用可咨询药师,搞清楚药物是否会对哮喘等过敏性疾病患儿引起不良后果。

6. 远离空气污染之处。室内经常开窗,保持空气清新;不接触吸烟者,拒绝二手烟。

7. 过敏性咳嗽可饮食调理。可作为饮食的药材与食物有杏仁、生姜、罗汉果、百合、川贝母、枇杷果、核桃、青皮、陈皮、人参、茯苓、山药、莲子等。

8. 坚持力所能及的体育运动。适当运动可增强体质,提高免疫力,但不能过于剧烈。

第十三节 两岁后仍要补充维生素 D

家有两岁以下宝宝的家长,对维生素 D 并不陌生。早在 2008 年,中华医学会儿科学分会和全国佝偻病防治科研协作组就共同建议:婴儿(尤其是纯母乳喂养儿)出生后 2 周每天摄入维生素 D 400 U 至两岁。高危人群如早产儿、低出生体重儿、双胎儿出生后就应该每天补充 800～1 000 U 的维生素 D,3 个月后改为每天 400 U。

2015 年,中国营养学会发布《婴儿喂养指南》(0~6 个月),将婴儿补充维生素 D 的起始时间提前至出生后数日。为什么要给婴幼儿补充维生素 D 呢?主要是为了预防婴幼儿期一种常见的疾病——佝偻病。这是由于维生素 D 缺乏引起体内钙、磷代谢紊乱,导致骨骼钙化不良的一种疾病。佝偻病患儿会出现多汗、枕秃、夜惊、牙齿发育不全等问题,严重者会出现膝外翻、膝内翻、鸡胸等骨骼畸形。此外,这种病还会导致孩子抵抗力下降,容易合并肺炎、腹泻等疾病,进而影响孩子的生长发育。

那么,婴幼儿该如何获取维生素 D 呢?晒太阳是人体获取维生素 D 的主要来源。在太阳光中紫外线的照射下,人体能将皮肤内的一种胆固醇合成为维生素 D_3 供身体利用。另外,可以通过膳食摄取一部分维生素 D,像富含油脂的鱼类、蛋黄等。

然而,对于婴幼儿来说,阳光直射皮肤容易引起晒伤,隔着玻璃晒太阳又起不了太大的作用,再加上婴幼儿饮食种类比较单一,母乳中维生素 D 的含量又很少,所以婴幼儿特别是纯母乳喂养的孩子要每天补充 400 U 的维生素 D 制剂。喝配方奶粉的婴幼儿,如果每天从配方奶粉中获取的维生素 D 不足 400 U,也要服用维生素 D 制剂,补充不足的那部分。

在我国,专家的建议是从孩子出生后数日到两岁每天补充 400 U 的维生素 D,那么,孩子 2 岁后,是不是就不用特别补充维生素 D 了?答案是否定的。

由中国营养学会编著的《中国学龄儿童膳食指南(2016)》对学龄儿童提出了保证每天至少活动 60 分钟,增加户外活动时间的建议。这主要是因为经常进行户外活动,可以促进皮肤合成维生素 D,有利于钙的吸收和利用。但是,看看我们身边的孩子,普遍整天忙于各种辅导班、兴趣班,户外活动时间少之又少,很难通过晒太阳获取必需的维生素 D。再加上偏食挑食、爱吃零食、营养摄入不均衡等,有些孩子也很难从食物中获取足够的维生素 D。

南京市儿童医院儿保科和儿科研究所的医生曾经针对南京 0~16 岁儿童进行调查,在抽查了 2 000 多例样本后发现,1 岁以下婴儿的血清维生素 D 水平最为理想,而在 7 岁以上的儿童中,很多存在维生素 D 缺乏与不足。

如何避免孩子两岁后出现缺乏维生素 D 的情况呢?除了保证每天至少户外活动 60 分钟,适当多晒太阳,吃一些富含维生素 D 的食物以外,如果孩子出现夜惊、多汗、膝内翻等问题,要及时带他去医院检查,必要时可以在医生指导下抽血化验维生素 D 的水平,如果确实缺乏维生素 D,可以在医生指导下服用维生素 D 制剂。

第十四节　疱疹性咽峡炎与手足口病的区别

疱疹性咽峡炎和手足口病一样,都是肠道病毒引起的,但疱疹性咽峡炎主要是由柯萨奇病毒引起的,而引发手足口病的肠道病毒有 20 多种,以柯萨奇病毒和 EV71 病毒为主。这两种病的传播途径相同,如患儿的粪便、呼吸道分泌物、疱疹液及被患儿污染的毛巾、玩具等物品。

疱疹性咽峡炎的症状是突然高热,患儿体温可达 40 ℃,口腔内、咽部有疱疹,咽疼,进食困难。手足口病患儿也有发热症状,但皮疹或疱疹会出现在手、足、口腔、臀部等部位。单纯疱疹性咽峡炎,在没有合并细菌感染的情况下,引起的并发症比较少,患儿几乎不会出现重症或死亡。手足口病则比疱疹性咽峡炎凶险,少数患儿可并发无菌性脑膜炎、脑炎、呼吸道感染、心肌炎等,个别重症患儿病情进展快,易发生死亡。需要提醒的是,病毒性心肌炎主要是柯萨奇病毒感染所致,所以,当发现孩子高热后出现四肢冰凉、大汗、无力等症状,要及时就医排除心肌炎。

疱疹性咽峡炎是病毒感染,患病过程就是病毒增生复制到自然消退的过程,所以应用抗生素既不对症,也不能预防感染。滥用抗生素,会导致机体正常菌群失调,导致孩子患上其他疾病。疱疹性咽峡炎属于自限性疾病,就是说不服用任何药物,也能痊愈。不过,患儿会有高热,口腔、咽部疼痛等不适,因而护理更为重要。待宝宝口腔中的疱疹溃烂后,要尽量让他多喝凉白开,一来可以冲刷口腔、防止感染,二来可以镇痛。

第十五节　呵护眼睛应该从小做起

幼儿时期是视觉发育的黄金阶段,视觉的立体感一般在 3 岁以前就应该成形,其后至 5 岁左右视力仍继续缓慢发育,至 10 岁之后达到成熟阶段。因此,建议父母在孩子3 岁后带他至眼科检查视力发展状况,及早发现问题,尽快治疗。

一、大部分近视都与后天因素有关

一般常见的幼儿及青少年视力问题包括斜视、弱视、屈光不正、视觉剥夺,先天性的视力问题包括先天性青光眼、先天性白内障、先天性眼睑下垂、弱视或色盲等。虽然曾有报告指出先天性近视的可能性,但是根据流行病学的探讨,近视患者的遗传率极低,换句话说,大部分的近视患者都是因为后天的外在环境所造成的。

如过早过久地接触电视、电脑、手机游戏及室内采光差等,使孩子提前进入近距离用眼的"视环境",是造成其视功能损伤的重要因素。室外活动的减少,是孩子"视环境"变差的"帮凶"。除"视环境"变差外,孩子的握笔姿势、阅读环境,也对视力有很大影响。此外,过多摄入含糖量高的食物,如饮料、冰激凌等,以及不爱吃蔬菜等不良生活习惯,也可能导致孩子视力下降。

二、家长要留心观察幼儿用眼状态

眼睛不适时,青少年可以自述清楚,那么对于表达能力欠缺的幼儿来说该怎么办呢?

家长必须留心观察幼儿用眼时的状态,如果发现孩子看远处时容易眯眼,每当需要用眼时头会向某一特定方向倾斜,并常有揉眼、皱眉头等习惯,或者容易畏光、对光线敏感,时常无缘无故流眼泪、不断眨眼,或者不喜欢需要用眼的游戏如画图、堆积木等,同时手眼协调能力较差时,就要警惕孩子是否已经出现视功能方面的问题,要及时带孩子到专业医学眼科机构就诊。

三、让孩子从小养成良好的用眼习惯

为了维护孩子的视力健康,家长除了注意居家环境的安排、提供均衡的饮食、保持规律的作息之外,还要避免任何可能损伤孩子视力的行为。一定让孩子从小养成良好的用眼习惯。

1. 不要让孩子太早学习认字、写字 当孩子的视力尚未完全发育时,过度用眼可能造成视力损伤。建议多利用假日与孩子从事户外活动,帮助孩子放松眼肌,同时增进亲子关系。

2. 提供充足、舒适的室内采光 光线不足易使眼睛吃力,最舒适、最清楚的光量为20瓦两管以上的日光灯或60瓦的电灯。阅读时,应使光线由左方照射,避免直接刺激眼睛。

3. 降低电视、电脑的负面影响 建议孩子每天看电子屏幕的时间不要超过1小时,每半小时休息5~10分钟。看电视时,应该让孩子保持与电视画面对角线6~8倍的距离。最好不要让孩子太早学习使用电脑。

4. 定期进行视力检查 视力正常发展的孩子,满3岁就应带他进行第一次视力检测,之后每年固定1~2次视力检查,以便及早发现问题,把握矫治的黄金时期。

第十六节 别等孩子牙痛了再看牙

一口好牙是口腔健康的重要标志,也对全身健康有重要影响。口腔卫生调查显示,儿童乳牙患龋率呈逐年上升趋势。

生活水平不断提高,为什么孩子们牙齿的健康状况却越来越糟糕?

一、不能忽视对乳牙的保护

很多家长认为,乳牙不用刻意保护,会长出新的恒牙。北京大学口腔医学院葛立宏教授强调,这样的观点是错误的。

其实,乳牙是孩子咀嚼食物必不可少的工具,如果乳牙因为龋齿等原因不能很好地发挥其作用,势必影响到消化和吸收,从而对孩子的生长发育产生不良影响。而且,对于后续恒牙的萌出、排齐、健康都有很重要的影响,甚至影响颜面颌骨的正常发育。所以,做好孩子乳牙的保护是绝对不能忽视的。

二、5~12岁是儿童牙齿矫正的黄金期

由于现代生活主要食用精细食品,难以锻炼牙齿的咀嚼功能,儿童换牙期出现大量

牙齿不齐、错颌畸形等问题，如"龅牙""地包天"等。大多数家长认为，儿童换牙期出现这些问题不用治疗，牙齿矫正要等到12岁以后。这是一个很大的误区。研究发现表明，儿童颌面骨骼生长发育在12岁完成90%以上，12岁以后矫正牙齿，只能帮助排齐牙齿，但对颌骨错颌畸形作用较小，而且可能面对拔牙的风险。事实上，5～12岁是儿童牙齿矫正的黄金期，这个时期具有颌面部生长发育较快、口腔组织可塑性强、生长主要在夜间进行等特征。进行早期咬合诱导不仅能排齐牙齿，对孩子颌骨发育也有好处。牙齿的生长发育就像小树苗一样，如果一开始没朝正确的方向生长，只要轻轻一扶，它就正了，如果长到枝繁叶茂时再扳正，就很难了。

三、预防重于治疗

每3～6个月检查一次口腔。大多数父母都认为孩子牙齿没有明显的疼痛等不适，就没有问题，不会带着孩子看牙医。殊不知，很多看起来不起眼的症状，对牙齿却会造成极大的伤害。更重要的是，牙齿没有再生的功能，有些伤害是永久性的。

建议家长认识到口腔治疗的核心观念是预防重于治疗，一般每3～6个月要带孩子到专业的口腔医疗机构进行检查。

第十七节　孩子夏季腹泻重在预防脱水

随着夏天来临，腹泻病的高发季节也随之到来。对于腹泻的宝宝，最重要的是预防脱水和治疗脱水。婴幼儿对水、盐平衡的调节能力差，腹泻时，不仅吸收水和无机盐的能力受损，水和盐还会从血液进入肠道，造成人体水分和盐入不敷出，导致脱水。因此，宝宝腹泻治疗中最重要的环节，就是尽可能地预防脱水。

简便有效的选择是使用口服补液盐。口服补液盐配制的液体含有适当比例的葡萄糖和无机盐，巧妙利用了肠道特殊的钠-葡萄糖双向转运机制，补水效果优于纯净水，而且可以补充腹泻失去的盐分。但要切记，给孩子补液时不要因为口感不佳或其他原因，往溶液里加糖、加蜂蜜或者其他东西，避免改变液体的渗透压和盐糖比例。

如果家中没有口服补液盐，家长也可以自制液体给孩子补充，例如稀粥、淡盐汤、米汤水。补充清洁饮用水也可以。自制液体也要注意保持口味清淡，不要加很多糖。另外，建议家长不要给腹泻的孩子饮用以下液体：软饮料(可乐、雪碧、果汁饮料等)，加糖的茶水，加糖的果汁、咖啡、中药凉茶等。

补液应该从孩子一腹泻就开始，直至腹泻停止。补液的量针对不同年龄段的孩子也需有所区别，如果是完全母乳喂养的婴儿，只要增加喂奶的次数、延长喂奶的总时间就可以不需要另外补液；2岁以下儿童，腹泻一次，补充50～100 mL液体；大一点的儿童，腹泻一次补充一杯或者半杯(杯子容量约250 mL)液体；10岁以上儿童，能喝多少喝多少。

第十八节 宝宝秋季腹泻应尽早口服补液盐

秋冬交替之际,天气转冷,这个时候最易滋生病毒感染。对于小儿来说,尤其要预防轮状病毒感染,以免患上秋季腹泻。经历过的妈妈都知道,那一周里,宝宝又是发热,又是拉肚子,吃不下也喝不下,宝宝痛苦,妈妈看得心里也着急。

一、夏、秋季腹泻区别对待

秋季腹泻,也就是轮状病毒感染引起的腹泻,每年的 9 ~ 12 月是这个病的高发期。秋季腹泻起病比较急,患儿通常会出现发热、恶心、呕吐、腹泻等症状,腹泻次数较多,便便多呈清水样,水分比较多,不太臭,严重的患儿还会因长时间腹泻导致体内电解质紊乱,出现抽搐、脱水症状,在治疗上要与夏季腹泻区分开。夏季气候炎热,细菌繁殖活跃,食物容易受到细菌污染,小儿吃了受污染的食物,就会得肠炎,所以说夏季腹泻主要是细菌引起的。夏季腹泻见于年龄稍大的儿童,有发热、呕吐、腹泻等,粪便呈黏液脓血样,也可以呈水样便,即使外观无脓血,粪便化验也可以发现有白细胞和脓细胞。这种细菌性肠炎,以细菌性痢疾最常见,可以口服抗菌药物,如头孢克肟等。

二、宝宝出现脱水症状,要马上送医院

由于持续腹泻,宝宝患病后,体内会流失大量的水分和电解质,如果不及时补充,可能会出现脱水症状,家长一定要做好预防工作。

患病初期,家长也不用太着急,如果孩子精神不错,也没有呕吐症状,能吃能喝,家长可以在家给孩子治疗,补充水分和营养即可。如果发现孩子有脱水症状,就要马上送医院。

那么如何分辨孩子是不是出现脱水症状呢? 见表 3-1。

表 3-1 脱水程度分辨

脱水程度	轻度	中度	重度
精神状态	稍差	萎靡或烦躁	嗜睡、昏迷
皮肤弹性	尚可	松弛	极差
眼泪	稍少	少	无泪
前囟、眼窝	稍凹陷	凹陷	明显凹陷
手脚	温暖	稍凉	凉或青紫
尿(次数)	减少	4 ~ 6 小时无尿	6 ~ 8 小时无尿

三、治疗尽早使用口服补液盐

秋季腹泻是一种自限性疾病，在保证宝宝不出现脱水的情况下，护理 3 ~ 8 天即可自愈，部分患儿自愈时间可能会稍长一些。所以治疗秋季腹泻尤其要注意补水。

需要注意的是，这里所说的补水可不是给孩子喝白开水。对于腹泻患儿，如果能够正常吃喝，没有恶心、呕吐等症状，应尽早使用口服补液盐来进行治疗，防止出现脱水。对于呕吐得比较厉害，完全吃不下、喝不下的患儿，采取静脉补液的方式治疗，等情况好转了再口服补液盐。除了口服补液盐之外，还可以给孩子补充一些锌和益生菌。锌可以促进肠黏膜的修复，减少腹泻的持续时间，以及降低再次发生腹泻的可能性；益生菌可以帮助肠道菌群重建。

四、宝宝秋季腹泻治疗误区

（一）误区一：马上使用止泻药

秋季腹泻是由轮状病毒感染所致，腹泻是一种症状，同时也是机体自疗的一种方式，能将体内的病毒及其产生的毒素排到体外，从而减少对身体的毒害作用。如果使用止泻药，无疑是闭门留寇。

当然，如果腹泻严重，呕吐，并且持续排清水便，且开始出现脱水症状，可以酌情使用止泻药。

（二）误区二：滥用抗生素

请记住，抗生素对病毒感染引起的腹泻是无效的。秋季腹泻多是由轮状病毒感染引起的，滥用抗生素不但治不好腹泻，还可能带来副作用。

即便是细菌感染引起的腹泻，在选用抗生素的时候，也要先查清楚致病菌的种类，再选用致病菌最敏感的抗生素来进行治疗，家长切不可随意乱给孩子使用。

（三）误区三：禁食少饮

部分家长认为：孩子拉肚子都成这样了，再给孩子吃东西、喝水，腹泻会更严重。这种想法是错误的。腹泻对孩子最大的威胁是水和电解质的大量流失，其导致的后果就是脱水和电解质紊乱，治疗的重心就是给孩子补充水分和电解质。因此在腹泻期间，只要孩子食欲不受影响，饮食营养还要跟上。

五、预防

对于轮状病毒感染引起的腹泻，临床上没有特效药能快速治疗，但可以通过提前接种疫苗来降低感染率。轮状病毒疫苗是一种口服疫苗，接种对象为 2 个月 ~ 5 岁的孩子。疫苗接种后的保护率约为 80%，即使感染了，症状也会比没接种的宝宝要轻。

除此之外，为了宝宝少遭罪，家长还要做好预防措施：母乳喂养，宝宝抵抗力增强。

如果已经断奶,要加强营养,防止宝宝因营养不良导致全身抵抗力下降。因为体质弱的宝宝比健康宝宝更容易患上秋季腹泻。

尽量少带孩子去人多的公共场所,避免接触传染源,回家后,吃东西前,一定要洗手。

此外,还要特别注意家庭卫生,小儿使用的玩具和能够触摸到的家具,要注意消毒清洗,家长在喂孩子吃奶或吃饭前也要把手洗干净。

六、饮食

(一)母乳喂养的宝宝继续母乳喂养

母乳可以给宝宝提供丰富的营养,弥补宝宝在腹泻期间营养的流失,同时提升宝宝的免疫力。但是,妈妈们也要注意,宝宝腹泻期间,自己的饮食也得适当调整,尽量清淡些,减少高蛋白、高脂肪食物的摄入。

(二)人工喂养的宝宝尽量改用无乳糖配方奶粉

宝宝腹泻后,奶粉可以先停喂4~6个小时,观察宝宝有没有出现呕吐、腹胀症状,如果没有,就可以继续喂奶粉了。原来喂多少,现在还喂多少,但是建议把奶粉冲淡一些。

但是宝宝腹泻后容易发生乳糖不耐受,建议更换低乳糖或无乳糖配方奶粉,等宝宝康复后再用普通奶粉。

(三)添加辅食的宝宝要控制糖和脂肪摄入

吃辅食的宝宝饮食上尽量吃一些清淡、易消化的辅食,少吃高糖、高脂肪的食物,这些食物可能会加重宝宝腹泻。

七、防护

孩子得了病毒性腹泻,家长要采取适当的消毒隔离措施。像诺如病毒,传染性很强,家中一人感染,很可能会殃及全家。建议在家注意个人卫生,饭前便后认真洗手,不吃生冷、未煮熟的食物,腹泻、呕吐者别为他人准备食物。

孩子呕吐或腹泻后,家长应及时用75%酒精等清洗、消毒受污染的衣物,以免造成病毒扩散。

第十九节　正确对待肿大的扁桃体

我们张大嘴巴的时候,会看到咽喉里有一个悬着的像小舌头一样的东西,这个就是悬雍垂。在悬雍垂的左右两侧,各有一个窝,叫扁桃体窝。既然叫扁桃体窝,那扁桃体肯定就"生活"在里面啦。

扁桃体是一个免疫器官,正常情况下,它可以产生淋巴细胞和抗体,具有抗细菌、抗病毒的功能。形象地说,扁桃体是呼吸道的一个门户,外界的细菌、病毒,要想侵犯孩子的身体,就得先侵犯扁桃体。再加上这个地方本身就是吃饭和呼吸的必经之路,因此经常接触病菌和异物。所以,扁桃体就容易发炎、肿大、充血。这时候,孩子就会表现为反复感冒发热。那么扁桃体肥大到底要不要手术治疗?

一般来讲,扁桃体是看不到的,如果肿大到能看到了,那就是Ⅰ度;如果不仅能看到,而且还"胖"得超出了窝,接近咽后壁的中线,那就是Ⅱ度了;如果肥大到超出中线了,那就是Ⅲ度了。

一般情况下,扁桃体肥大到Ⅰ度、Ⅱ度的时候,不会影响到孩子的呼吸,或者对孩子的呼吸影响得不严重。但是,如果肿大到Ⅲ度,这时候就会影响到孩子的呼吸了。睡觉时就会打呼噜,甚至出现呼吸暂停。而到了这时,如果药物治疗效果不好,就要考虑手术了。再就是扁桃体肿大虽然没有达到Ⅲ度,但是,由于扁桃体经常发炎,导致孩子反复感冒发热,诱发了孩子的一些其他疾病,比如肾炎、风湿等,此时也要考虑手术。

有些家长觉得,孩子反复感冒发热,都是扁桃体的错。事实并非如此。中医说,治病必求于本! 这种病,根本还在于孩子的抵抗力差,以及孩子的饮食方式有问题。

中医说"邪之所凑,其气必虚",意思是说,外邪(也就是细菌和病毒等)侵犯,人就会生病,那跟正气亏虚有很大关系。那么,这类孩子,从中医上讲,多属脾肺气虚。脾肺气虚的时候,人的正气(也就是抵抗力)就会比较差。这时候,用中医进行调理效果就会比较好,吃些健脾、益气、补肺、固表的中药。人体的正气补上去了,孩子抵抗力增强了,感冒发热的次数少了,扁桃体的问题慢慢也就解决了。当然,还有一类孩子是痰热瘀结,这时候可以用一些清热化痰、解毒散结的中药,确实可以让它变小一些。这时候,病情自然就减轻了。等孩子到了青春期,扁桃体就自然萎缩了。

因此,若孩子因为扁桃体的问题反复感冒发热,家长可以带孩子到中医院去调理一阵子。尤其是冬天,正是进补的好时节,有的大夫还可以开膏方,家长给孩子买一些益气膏、养阴膏、固本膏等。

孩子扁桃体反复发炎,在生活中该注意些什么?过凉的或者过于辛辣的食物,容易引起局部的抵抗力下降。这时候,细菌和病毒侵犯就容易诱发感染引起发炎。并且,感冒发热也会越来越频繁。

所以,家长们要注意,给孩子吃水果的时候,可以先加热一下,别让孩子吃冷饮等。平时多带孩子晒太阳,多做户外活动。还可以选择一些穴位给孩子进行按摩,如背上的肺俞、肾俞,腿上的足三里等穴位。

第二十节　正确对待肥大的腺样体

一、孩子经常感冒腺样体可能发生病理性增生

腺样体也叫咽扁桃体,位于鼻咽部顶壁与咽后壁的交界处,属于淋巴组织,表面呈橘瓣样。它和扁桃体一样是免疫器官,可以将来自呼吸道和口腔的细菌、病毒等阻止在外,具有重要的屏障和防御作用。

孩子出生后,腺样体会随着年龄的增长而逐渐长大,其中,4~6岁为增殖旺盛期。这种增大是生理性的,不会对孩子的健康造成不良影响。不过,如果孩子经常感冒等,腺样体就会因为炎症的反复刺激发生病理性增生。这种病理性增生发展到一定程度,造成气道变窄,就会引发一系列问题,如鼻子不通、睡眠打鼾、呼吸不畅、张口呼吸等。

有些家长觉得,腺样体肥大不用管,因为10岁以后腺样体就开始萎缩了,慢慢地,鼻子不通、张口呼吸等问题就会全部消失,孩子就会恢复正常。事实并非如此。长期张口呼吸,气流冲击硬腭会使硬腭变形、高拱,久而久之,孩子的面部发育会变形,出现上唇短厚翘起、下颌骨下垂、上切牙突出等,医学上称之为腺样体面容。长时间呼吸不畅、睡眠打鼾,还会影响大脑供氧和睡眠质量,会影响孩子的生长发育。

二、中药治疗有优势

如果确诊孩子的鼻子不通、睡眠打鼾等是腺样体肥大所致,一定要及早治疗。

对于不太严重的腺样体肥大,采用中药治疗能明显改善睡眠打鼾、张口呼吸等症状,同时可以调理孩子的体质,减少炎症的复发。需要注意的是,在中药治疗期间,孩子晚上不能吃肉,更不能感冒,否则,治疗就会前功尽弃。

三、药物治疗无效,请适时手术

如果药物治疗对孩子的症状没有缓解,或者腺样体肥大导致3/4以上的后鼻道受堵,就需要进行微创腺样体切除手术。

然而,大多数家长并不愿意让孩子接受手术,担心手术会给孩子带来不利影响,其实大可放心,根据目前的医学水平,这项手术造成的创伤很小,风险也很小,成功率在99%以上。

另外,有些家长担心手术需要全身麻醉,会影响孩子的智力发育。其实,这种担心也没有必要。研究表明,接受全身麻醉的孩子与未接受全身麻醉的孩子在智力发育等方面没有任何差异。长期使用药物对孩子肝、肾器官的伤害,可能远大于一次全身麻醉的影响。

此外,切除腺样体,对孩子的免疫力也几乎没有影响。长期反复的炎症对孩子身体

造成的损害,远大于切除腺样体造成的影响。

第二十一节　孩子反复感冒怎么办

一、孩子体质差、生病后过度治疗都会造成反复感冒

孩子反复感冒,一般跟孩子体质差有很大关系。现代社会,物质条件好,孩子往往衣服穿得又厚又暖,吃得又好又饱。穿得过暖,身上容易出汗,这时候再一受风就容易感冒。吃得过饱,食积内热,晚上睡觉一翻腾,一踢被子,就感冒了。另外,过度治疗也是造成反复感冒的一大原因。很多家长就是见不得孩子生病,一生病中药、西药都用上,导致孩子自身的免疫功能下降,从而诱发反复感冒。

二、做好适时养生更健康

中医讲究四时养生,也叫适时养生。城市里冬天有暖气,室内超过 20 ℃,室外几摄氏度甚至低于 0 ℃,这一冷一热,人很容易感冒。夏天,室外超过 30 ℃,室内十几摄氏度,一热一冷,也容易感冒。夏天人体阳气最盛,要发散,要出汗,结果汗出不来,排不了毒。冬天是养肾精的时候,冬主收藏,此时应收敛人体的阳气。但是现在冬天室内超过20 ℃,孩子汗津津的,再加上城市人比较讲卫生,天天洗澡,这也会让孩子大汗淋漓。《黄帝内经》中有句话叫"冬不藏精,春必病温",这也是导致孩子呼吸道感染反复发作的一大诱因。我们常说,"欲要小儿安,耐得三分饥和寒",就是这个道理。

三、重视感冒的传染问题

孩子会不会得流感,一方面看孩子的抵抗力,即便是流感大暴发,仍然会有很多人因抵抗力强不会得流感。中医有句话,"正气存内,邪不可干,邪之所凑,其气必虚",所以家长要注意,多增强孩子的抗病能力。另一方面就是抗体的问题。流感也分多种类型,有些孩子以前得过流感,身体里就有这种病毒抗体,当然就不会被传染了。但是,如果孩子的同桌感冒的话,也要注意预防,比如,多喝开水,适当的情况下可以戴口罩进行预防。

四、患病期间多静养,减少运动

由于患病期间,就是人体的正气消灭外邪的时候,所以不宜进行体育锻炼,而要静养,从而帮助人体正气的恢复。如果参加体育锻炼,这时候再损耗阳气,反而容易造成病情迁延。另外,体育锻炼大多在户外进行,这时候人还容易受风,引起反复感冒。

五、感冒多喝水,病愈后少吃肉

有一个最简单的治流感的方法就是多喝水。多喝水可以促进新陈代谢,帮助体内毒

素排出,有句话叫"水是世界上最好的药"就是这个道理。流感初愈时,不能吃荤菜,因为此时正是人体最虚弱的时候,要清淡饮食,让胃肠有个修复的过程。吃肉食容易增加胃肠的负担,造成疾病反复发作,这在中医上叫"食复",意思是因饮食不当造成的疾病复发。经常有一些家长,在孩子病刚好的时候,就让其吃大量肉食,结果导致孩子病情复发。《黄帝内经》里有句话叫"病热少愈,食肉则复,多食则遗,此其禁也",就是这个道理。

第二十二节　为什么孩子容易反复生病

孩子体弱多病,家长常怀疑孩子的免疫系统是不是有问题。其实,先天性免疫缺陷的患儿极少见,继发性免疫缺陷的患儿也并不常见。有的家长带着体弱多病的孩子到医院要求检查与免疫相关的指标,检查的结果通常都很正常,偶尔个别指标稍微高了或者稍微低了,也不会对健康有大的影响。如果孩子反复生病,家长要看看是不是自身的问题。

一、自省养育方式

过于精细或者特别大意地照料是孩子反复生病的常见原因。孩子需要的是和谐自然的生活,新鲜的空气、充足的睡眠、均衡的饮食、愉快的情绪……从居住环境到衣着喂养,有时候精心的照料也可能带来灾难,比如,地毯对尘螨过敏的人来说可能是灾难,保暖对于湿疹的人来说可能是灾难,等等。

二、避免不必要的用药

小儿常见病通常是普通的病毒感染,家长要平静理智地耐心等待孩子康复,注意一般护理和对症护理,让孩子多饮水、多休息,必要时才对症用药。如果一看到孩子打喷嚏、流鼻涕,就用上一大堆的药物和偏方,这样的治疗甚至比疾病本身带来的危害更大。

三、给孩子足够的休息

入托入园后,由于孩子们亲密接触,非常容易相互传染疾病,孩子患病的概率自然会比之前高。家长如果把处于疾病恢复阶段的孩子着急地送入幼儿园,就会导致旧病未好新病又起的情况,反复如此,健康的孩子也就成了"体弱多病的孩子"。

体温恢复、症状缓解,其实并不代表疾病已痊愈,此时请不要将孩子带到人群密集的场所,也不要着急地送他进入集体生活,居家安静的活动对疾病恢复期的孩子来说是很重要的。

总之,孩子反复生病,与其带孩子盲目地做免疫功能的检查,还不如先从生活环境和生活方式上找找问题。

第二十三节 小儿厌食多因喂养不当

小儿喂食难,似乎成了大多数家长的心结。据家庭医生在线的一项调查显示,23.08%的家长表示自己的孩子具有严重的厌食习惯,83.33%的孩子不肯在吃饭时间里乖乖吃饭。然而,广州市妇女儿童医疗中心临床营养科主任刘喜红认为,高达86%的小儿厌食是由于不良饮食习惯、不当喂养方式引起的。

小儿厌食是现今小儿常见的一种症状,并不是一种单一的疾病,以1~6岁的孩子多见,严重者可导致营养不良、贫血、佝偻病及免疫力低下,出现反复呼吸道感染,对儿童生长发育、营养状态和智力发展也有不同程度的影响。

有的家长发现孩子吃得少了,或是不想吃东西了,就断定是厌食,这样太草率了。一般来说,小儿厌食的年龄在1~6岁之间,食欲减退、厌恶进食,甚至拒食达2个月,才能诊断为小儿厌食。当然,要排除那些可能导致厌食的慢性疾病及微量元素缺乏和维生素缺乏。导致小儿厌食的原因有很多,首先,某些慢性疾病,如消化性溃疡、慢性肝炎、结核病、消化不良及长期便秘等,都可能是厌食症的原因,约占9%;其次,是由不良的饮食习惯、不合理的饮食制度、不佳的进食环境及家长和孩子的心理因素造成的,例如小孩边吃边玩,或进食时家长不时逗弄、训斥,或家长过分注意儿童进食,强制喂食等,大多数小儿厌食症由此引起,比例高达86%。

一、新生儿食欲减退多为疾病所致

若是1岁以下的婴儿,特别是新生儿发现有明显食欲减退者,多为疾病所致,应该引起重视,可能是由败血症、结核病、佝偻病和各种营养缺乏症等引起。1岁以下的婴儿添加半固体食物不宜过早也不宜过晚。早于4个月,或晚于6个月,或添加的方法或方式不正确,都可能增加宝宝将来挑食、偏食或厌食的风险。婴儿添加半固体食物(俗称"辅食")的最佳时机是生理成熟度处于快速生长期,即日历年龄4~6个月,身长月增长2~3 cm,并出现其他食物引发出来的欲望。在给4~6个月的宝宝添加辅食时,不能用奶瓶喂食,要用勺子喂食,以便锻炼宝宝的咀嚼能力以及咀嚼和吞咽的协调性。

二、负性诱导比不耐烦地催促更有效

宝宝不肯在吃饭的时间里乖乖吃饭,与父母本身的态度有密不可分的关系。比如,有的孩子在吃饭时经常边吃边玩,吃一口玩几分钟再吃另一口,这样便延长了吃饭的时间,等到下一顿吃饭的时候,小孩自然就不饿,小孩潜意识里面养成了边吃边玩的习惯。时间一久,家长产生不耐烦的情绪,强制喂食,结果让孩子对食物产生了逆反心理。专家特别推荐了一个诀窍,那就是采取负性诱导。比如,家长这时不要说"快点吃,多吃点",而是可以说,"不要吃那么快,小心噎到",这时孩子反而大口大口地吃。此外,家长也可以实行正性诱导,比如:宝贝我的吃完了,你能把你的给我吃吗？要不你再吃一口,剩下的给我吃吧？这时宝宝就会将碗中的食物迅速吃完。

吃饭的氛围也很重要。压抑的氛围会影响食物的摄取,因此,不要强制喂食,如果小孩在一个地方待不住,可以换地方喂食,这样能有效地增强小孩食欲。此外,2岁以后的孩子应该学会自己吃饭。1~2岁就应训练小孩拿勺子的能力,不仅能增强儿童的自信心、受挫能力,而且对小孩性格的塑造、能力的培养具有非常重要的作用。

第二十四节　雾化治疗需要注意什么

在儿科急诊经常可以看到不少孩子正在做雾化治疗。有的家长会表示,这个治疗方法好,急性喉炎、急性支气管炎等呼吸道疾病一做就好,但有的家长却认为,一有呼吸道问题,就用雾化治疗,会不会对雾化治疗产生依赖？雾化治疗有没有什么时间或次数的限制？

一、为什么医生常选择雾化治疗

小儿由于上呼吸道等发育尚未完善,免疫力和抵抗力较低,再加上天气变化及病毒感染时,容易患呼吸道感染并导致黏膜肿胀、黏液阻塞呼吸道而加重病情,如果治疗不及时,可出现喘憋、呼吸困难等情况。

雾化治疗是将药物(通常是激素)经吸入装置分散成悬浮于气体中的雾粒或微粒,采用高速氧气气流,使药液形成雾状,由患儿从呼吸道吸入。与口服用药相比,吸入的量很少,即使很少量经过呼吸道、消化道进入体内也会很快被代谢分解掉,一般不会引起严重的全身不良反应。另外,雾化吸入治疗在减少用药剂量的同时使药物直接抵达患处,降低了药物全身不良反应,且疗效显著。在呼吸系统疾病治疗中,雾化吸入已成为重要的辅助治疗措施。

二、哪些呼吸道疾病可以使用雾化治疗

很多呼吸道疾病,例如哮喘、急性喉炎、毛细支气管炎、支气管肺炎、婴幼儿喘息、早产儿慢性肺疾病、急慢性咳嗽、上呼吸道感染及其他气道炎症类疾病均可以使用雾化治疗。

在治疗时,医生一般会根据不同的疾病、不同的治疗目的,选用不同的药物进行雾化治疗。所以,患儿应先到医院咨询专业的医生。

雾化治疗常用的药物为吸入性激素,患儿吸入的剂量和疗程也应该在专业的医生指导下进行,以达到最好的临床疗效和最小的不良反应,少数患儿使用治疗药物时间过长后,可能会出现口咽部念珠菌感染,家长不必太过担心,平时用药后注意用清水漱口即可减少口咽部念珠菌感染的发生。

三、雾化治疗的注意事项

1.雾化治疗时　在体位的选择上,婴幼儿雾化治疗时,选择半坐位或坐位为宜,年长的儿童应教他们学会深长缓慢的呼吸来增大胸廓活动度,提高肺活量。在雾化治疗时间上,很多家长觉得越长越好,看到雾化机上还有液体,觉得没喷完就没药效。中华医学会广东省医学会儿科学急救专业组副组长张又祥认为,雾化治疗时间取决于药液的容量,一般来讲雾化治疗10～15分钟就够了,每天可做2～3次。在雾化器的选择上,不同年龄的患儿可选择不同的雾化器,一般年长儿比较配合,可选用口含器,而对于年幼患儿,则需选择面罩。

孩子在雾化治疗时如果哭闹不止,也会影响到吸入而影响治疗效果,对于这类患儿,可选择在睡眠后给予雾化治疗。还有要注意的是,雾化治疗的气雾不要对着眼睛,避免对眼睛产生刺激。

2.雾化治疗前后　饮食会影响雾化治疗效果?几乎不会。雾化治疗是将药物汽化后吸入,使药物扩散至呼吸道甚至肺部,从而达到治疗的目的。而我们吃东西时,水和食物是到达消化道,与雾化吸入的药物作用部位不同,所以一般不会相互影响。但为了让药物在局部充分发挥作用,雾化吸入半小时前尽量不要进食,避免雾化吸入过程中气雾刺激气道,引起呕吐,也不要让雾化液进入眼睛,雾化治疗结束后30分钟再进食。

很多雾化治疗药物都含有激素,绝对不可忽视"擦干口鼻"这一小事。尤其是幼儿的家长不能雾化治疗完后就了事,而应在每次雾化治疗后都用拧干的湿毛巾轻轻地擦干小儿面部及口鼻部分,幼儿面部皮肤薄且血管丰富,残留药液可被吸收,有可能增加不良反应,而擦干口鼻可以防止残留雾滴刺激口鼻皮肤,避免皮肤过敏或受损。

第二十五节　儿童性发育时间提前了

"我女儿才9岁半多一点,乳房就变大了,是不是性早熟?""我女儿12岁就月经初潮,是不是饮食的问题?"对照自己那一代人的青春发育进程,许多家长看到孩子身体上的变化,都有点担心,然而去医院咨询后发现,这些情况都是正常的。

一、性早熟年龄判断标准依旧没有变

如今很多家长对性早熟十分在意,只要发现孩子有一点发育倾向,就急忙带着孩子往医院跑,经常有人把"性早熟"和发育年龄的"年代提前"趋势混为一谈。

一般认为女孩在8岁前出现乳房发育、在10岁前出现月经初潮,男孩在9岁前睾丸开始发育,出现第二性征,并伴有体格的过速发育,称为性早熟。

虽然孩子们性发育的年龄提前了,但是从目前学术观点来看,关于性早熟的年龄判断标准,依旧没有变化。

不少家长询问：如果孩子恰好处在性发育正常与性早熟之间的年龄段，该如何鉴别呢？

以年龄来区分两者，只是一个简单的判定方法，适合家长们使用，但是到了医院，还有更加专业化的检查。比如需要给孩子的性腺发育评等级，看性腺到底发育到何种程度了。另外，可以做骨龄测试。如果有必要，有的女孩子还需要做盆骨的 B 超检查。

二、6～8 岁体重超过 25 kg，警惕性早熟

家长应仔细观察孩子的发育过程，孩子 3 岁前，最好每 3 个月做一次健康体检，及时了解身高、体重的发育情况，及早发现性早熟等疾病。如果两三岁的孩子就有性特征，那么性早熟的可能性很大。如果发现 6～8 岁的孩子体重大于 25 kg，就要警惕性早熟，采取医疗手段控制病情的发展。

如果不及时治疗，性早熟的孩子由于性发育成熟过早，会导致骨骼生长时期缩短，使得骨骺过早闭合，这会严重影响身高的发育。此外，性早熟的孩子虽然性发育成熟较早，但心理成熟程度与之不一致，很容易产生心理障碍。

第二十六节　女孩比男孩更易性早熟

最近几年，"性早熟"一词频频出现在媒体上，使越来越多的家长知道了这种病，并且也很重视。尽管如此，很多性早熟患儿仍然没有在出现症状的第一时间前来就诊。为什么会出现这种情况？原因之一是有些家长虽然重视，但是却不知道孩子出现哪些症状，提示有性早熟。原因之二是乳房、生殖器都属于隐私部位，如果孩子平时自己洗澡，或者家长在帮他们洗澡时不太留意，就很难察觉到他们的第二性征开始提前发育了。

性早熟是指女孩在 8 岁以前、男孩在 9 岁以前出现第二性征，如乳房发育，阴毛、腋毛出现，身高、体重迅速增长，外生殖器发育等。目前，性早熟发病率呈上升趋势，女孩、男孩患病比例大概是 3∶1。咱们都知道平常要进行乳房自检，其实，女孩也一样，家长要经常检查她们的乳房发育情况。如果 8 岁前，女孩的乳房就开始发育，比如乳晕、乳头等开始隆起，乳晕颜色变深，就要警惕性早熟，及早带孩子去正规医院检查。平时给女孩洗内裤，要看看是否有分泌物增多的情况，如果有，也要及早就医。如果女孩不到 10 岁就来月经了，更提示有性早熟，要马上就诊。此外，家长要告诉孩子，如果感觉乳房不舒服或内裤上常有黏湿物，都要及时告诉妈妈。当然，男孩也一样，家长要经常检查一下他们的生殖器、喉咙部位，如果 9 岁前第二性征就开始发育，比如睾丸、阴茎增大，长阴毛、喉结等，要及时带他去医院检查。

临床上，性早熟的患儿多数是女孩子，男孩子很少。一般来说，10 个性早熟的孩子里面，可能 8 个是女孩，为什么会出现这样的情况呢？

首先，这是由女孩生理特点决定的。她们的下丘脑–垂体–性腺轴发育，更容易受外界刺激影响，提前启动。其次，女孩患性早熟后比男孩更容易被发现。比如夏天给女孩

子洗澡,妈妈更容易发现女孩乳房有异样,女孩也会说乳房痛。男孩性早熟最初只是体现在睾丸变大,有时候不是很容易被发现。所以女孩性早熟被发现的比例更高。最后,在目前的生活中,更容易遇到含雌激素的食物,一旦女孩雌激素摄入的量高了,可能会引起早发育。

性早熟分为真性性早熟、假性性早熟、不完全性性早熟3种。

1. 真性性早熟　是由于下丘脑-垂体-性腺轴提前启动所致,其发生机制与正常情况相同,内分泌的变化和内外生殖器的发育都和正常成熟相似,伴有身高体重加速增长,骨骼闭合提前,生长早期停止,造成最终身高较矮。

2. 假性性早熟　是由于体外有异常的过多的性激素来源造成的;体外因素多为误用含性激素的药物、食品和营养品,使用含有性激素的化妆品,母亲妊娠期或哺乳期服用含有性腺激素的药物等。

3. 不完全性性早熟　这种早熟不受下丘脑—垂体—性腺轴的控制,只有乳房或阴毛发育,而不伴随其他特征发育。

在临床上,还经常见到小婴儿单纯乳房早发育,未见其精神、智力方面的异常,一般大多会自己消退。不过值得注意的是,有部分孩子会从假性发展为真性性早熟,所以必要的随访和追踪是必需的。

性早熟对孩子的影响太大了,孩子过早出现与同龄人不一样的性特征,容易产生紧张、不安、自卑等心理。另外,过早开始性发育,导致骨骼闭合时间提前,会影响孩子最终的身高。而国际最新研究显示,性早熟的孩子,以后患乳腺癌的风险也会增加。性早熟对孩子的身心危害都很大,一定要重视,及早发现、及早诊治非常重要。

第二十七节　癫痫并非不治之症

儿童是癫痫的高发时期,癫痫患者中18岁以下者占六成以上。中国抗癫痫协会名誉会长李世绰和北京大学第一医院儿科主任姜玉武教授共同强调:"儿童癫痫的诊治关乎孩子以及整个家庭的未来,但当前一些家长对癫痫的认知和治疗观念存在误区,从而导致患儿延误就医、治疗不积极不规范等情况,影响疗效。"

癫痫俗称羊角风,是由多种病因引起的慢性脑部疾病,是神经内科常见的疾病之一。据国内多次大样本调查,我国癫痫患者中,儿童的发病率约为成人的10倍。

癫痫并非不治之症。一些家长因为孩子有病就心急乱投医,辗转接受了不规范治疗后,反而对于孩子的病情控制非常不利。各国临床研究表明,新诊断的癫痫患者,如果接受规范、合理的抗癫痫药物治疗,70%～80%的患者发作是可以控制的,其中,60%～70%的患者经过2～5年的治疗可以停药。

家长对疾病的认知和诊治观念在儿童癫痫治疗中起到了关键作用。家长对癫痫患儿治疗常存在三大认识误区:第一,病耻感很强,造成逃避就医和诊治。第二,认为全身抽搐、口吐白沫和四肢僵硬才是癫痫,没有注意孩子部分性发作,造成延误就医。如果出现身体一侧肢体短暂抽动,或某些部位有麻木针刺感,这些其实都是癫痫的症状。第三,认为常服抗癫痫药物会有不良反应,孩子发作时吃药,不发作就不吃或少吃,这些都会影响治疗效果。

小儿癫痫的治疗宜早不宜迟,越早治疗,对病情的控制越为有利,其预后情况也越好。

第二十八节 警惕五大儿童用药误区

儿童生病,科学用药、安全用药很关键。不过现实生活中,儿童用药却出现了许多问题。其中,大部分都与药物的选择或使用不当有关。给儿童用药最容易犯哪些错误?

一、误区一:感冒后马上用药

儿童感冒 90% 以上是由病毒感染引起的,病毒性感冒通常 5~7 天就能自愈。不过,许多家长无法淡定,焦虑地带孩子去医院开药打针或者擅自给孩子吃感冒药,这是一种误区。

目前,欧美等国都不推荐给 2 岁以下的儿童使用感冒药。不过,这并不是说,儿童感冒了,什么情况都不需要用药。如果感冒发热,腋下温度超过 38.5 ℃,就建议使用退热药治疗,这主要是为了缓解发热带来的不适,同时预防因高热可能引起的高热惊厥。如果是合并了细菌等病原体的感染,还需要在医生指导下合理使用抗生素等药物。

二、误区二:多种药物混吃

不少家长以为药吃得越多,病好得越快,于是中药加西药,多种药一起吃。事实上,无论中药还是西药,绝大多数药物进入体内都要经由肝代谢灭活、肾排泄清除。由于儿童的肝、肾功能还不健全,因此应尽量避免多种药物同时服用,以免造成肝、肾损伤。多种药物同时服用时,需注意各药物的有效成分,避免重复用药,加重不良反应。例如,退热用的对乙酰氨基酚成分同时存在于许多复方感冒药中,如果退烧的同时还服用复方感冒药,就有可能导致服用对乙酰氨基酚过量,造成肝损伤。

三、误区三:迷信贵药

一些家长认为,贵药、进口药一定好过便宜药和国内药,于是从网络上购买国外的药,这里面其实存在很大的风险。由于语言障碍,很多家长无法了解国外药品的真正用途和用法用量,并且由于网上的商家缺乏监管,也很难及时获得药品的不良反应信息。

一种药物好不好,首先看其是否对症,其次看疗效,最后是毒副作用大小,这三方面都没问题的情况下,尽量选择物美价廉的药物。

四、误区四：用糖水服药

有些儿童不愿意喝带有苦味的药物，于是有的家长便用糖水给孩子服药。

糖中有较多的钙、铁等矿物元素，可与中药中的蛋白质起化学反应，并在胃液中凝固变性，继而混浊沉淀，致使疗效大打折扣。有些药物恰恰是利用苦味来刺激消化液的分泌而发挥疗效的，若在药中加糖，效果不佳。

五、误区五：给儿童服成年人的药

有些家长会给孩子吃自己服过的觉得有效的药，他们认为只要剂量减半了就不会有什么问题。儿童不是缩小版的成人，他们的肝还没发育成熟，对药物的解毒能力不如成人；他们的肾对药物的清除能力也不如成人。另外，儿童大脑的血脑屏障功能还没发育完全，不能阻止某些药物对大脑的伤害。因此，不能给宝宝随意服用成人的药物，即使减少剂量也不行。

第二十九节 儿童用药不良反应多来自药物注射

抗菌药物尽量口服，吞咽困难、病情危急、呕吐、腹泻严重时才应该输液。国家食品药品监督管理总局发布《国家药品不良反应监测年度报告》，特别提示，关注儿童抗感染药用药安全。

一、抗菌药物不抗病毒只灭细菌

孩子感冒发热时，家长往往会根据以往的治疗经验，自行给孩子用药。他们常说的一句话是："来片头孢就好了。"当孩子病情仍未缓解时，家长通常觉得是"疗程还不够""药劲儿还不够"，继续给予抗菌药，甚至加大剂量，这是非常危险的。抗菌药物只具有杀灭或抑制细菌的作用，而每次孩子发病的原因未必相同，上次是细菌感染，这次有可能是病毒所致。抗菌药物对于病毒毫无用武之地，滥用反而耽误病情。

二、不良反应多来自注射药物

一般来说，抗菌药物应尽量口服。有些家长为了让孩子"好得快"，会主动要求医生打点滴，这是很不明智的。我国《2014 年抗感染药物不良反应/事件报告》显示，注射剂产生的不良反应占所有不良反应的 75.9%，而口服制剂占 21.8%。输液是静脉给药，药物直接进入血液循环，没有经过人体的天然过滤屏障，虽然药效发挥快，一旦产生不良反应，也来得更快、更严重。只有出现以下情况时才应该输液：吞咽困难、病情危急、呕吐及腹泻严重。

三、用药不能见好就收

抗菌药物是一大类药物,每种抗菌药物的特点和抗菌谱不尽相同,医生在选用抗菌药物、制定药物治疗方案时,往往会综合考虑多方面的因素,如孩子的疾病状况、抗菌药物的特性及给药剂量和途径等。不少家长认为,抗菌药物越高级越好,其实不然,理想的抗菌药物应该对细菌有高度的选择性,同时对机体不良反应少。盲目选择高级广谱抗菌药物,不仅会造成资源的浪费,还易耐药,破坏孩子体内的正常菌群,导致菌群失调。抗菌药物作为专业性极强的处方药,家长们只参考说明书是远远不够的,必须在医生、药师的指导下才能使用。此外,在服药期间,千万不能一见效就马上停药,这样不仅治不好病,残余的细菌还有可能使病情反复发作。

第三十节　小儿用药剂量怎样算

目前相较于过去,儿童用药已方便很多,但是仍然难以做到准确剂量和规格,一些药物标注时对儿童的剂量只标注"儿童酌量"的字样,在使用过程中难以掌握准确的用量,导致小儿用药问题较多。

近年来随着心脏病、糖尿病和高血压等疾病逐渐趋于低龄化,儿童发病率逐渐增高,但是国内相关药品仅有适合成人使用的规格和剂量,尚未制订出应用于儿童的剂型和剂量。而儿童自身器官稚嫩,机体对药物进行代谢的功能较差,药物代谢过程中常伴有各种不良反应的发生。

由于儿童的体重、身高、体表面积等随年龄增加而改变,不同年龄儿童用药剂量差别很大。小儿药物剂量计算方法主要有以下几种。

一、根据小儿体重计算

这是最常用、最基本的计算方法。患儿体重应以实际测量的体重为准或按公式计算获得。年长儿童按体重计算如超过成人剂量,则以成人剂量为限。为便于日常应用,可以按照以下公式粗略估算小儿的体重。

$1 \sim 6$ 个月:体重(kg)= 出生时体重(kg)+月龄×0.7。

$7 \sim 12$ 个月:体重(kg)= 6 kg+月龄×0.25。

$2 \sim 12$ 岁:体重(kg)= 年龄×2+7。

每日剂量=患儿体重(kg)×每日每千克体重所需药量。

二、根据年龄估算

按年龄比例可推算出小儿剂量,简便易行,但每个小儿的个体生长发育不同,虽是同一年龄,但体重各有差异,故该计算方法比较粗。适用于剂量幅度大,不需要十分精确的药物,如止咳药、营养药等可按年龄计算(表3-2)。

表3-2 根据年龄推算小儿用药剂量

年龄	相当于成人用量比例
出生~1个月	1/18~1/14
2~6个月	1/14~1/7
7个月~1岁	1/7~1/5
2~4岁	1/4~1/3
5~6岁	1/3~2/5
7~9岁	2/5~1/2
10~14岁	1/2~2/3
15~18岁	2/3~全量

三、根据体表面积计算

此种计算方法较合理,科学性强,适用于各年龄段,即不论任何年龄,其单位体表面积的剂量是相同的。此法的缺点是计算方法复杂,首先要知道用药者的体表面积大小,还得知道每平方米体表面积的用药剂量,此法不适用于新生儿及小婴儿,因其体表面积与体重差异大。体表面积的计算可参照体重与体表面积折算表查找,也可按体表面积计算公式计算:

体重<30 kg 的小儿,体表面积(m^2)= 体重(kg)×0.035+0.1。

体重>30 kg 的小儿,体重每增加 5 kg,体表面积增加 0.1 m^2。

体重>50 kg 的小儿,体重每增加 10 kg,体表面积增加 0.1 m^2。

第三十一节 学会正确给孩子服用退热药

孩子很容易患呼吸道疾病。如果儿童体温不超过 38.5 ℃,除了出现高热惊厥外,家长不要轻易给孩子使用退热药,可采取物理降温。

发热是机体免疫系统为了抵御感染而产生的一种免疫保护性反应,过早使用药物强行降温,会挫伤机体自然防御能力。同时,发热可反映病情变化,过早强行降温可能掩盖了症状,造成病因诊断困难,延误治疗。

临床上通常建议,以 38.5 ℃ 为界,低于此温度时,采取物理降温。家长需依据孩子精神状况灵活使用,如果儿童精神状态好且没有寒战怕冷的表现,可护住其前胸后背,用低于体温的温水擦拭头颈和四肢,帮助降温。高于 38.5 ℃ 且物理降温无效时,家长应在医生的指导下,给儿童口服布洛芬或对乙酰氨基酚等专用退热药。

当宝宝生病,尤其是出现发热、精神萎靡、身上有出血点的时候,医生往往会让家长先查一个血常规,通过最基本的血常规,可以初步判断宝宝是细菌感染还是病毒感染,是否存在贫血等。那么,我们来学习下怎样看血常规化验单。

一、血常规化验单细胞的分类

我们一般最先关注的是 5 种细胞,分别为白细胞、淋巴细胞、中性粒细胞、血红蛋白、血小板。

我们先来认识一下白细胞,小儿白细胞在不同年龄阶段正常值是不同的,在新生儿期,白细胞总数为 $20 \times 10^9/L$,在婴儿时期,白细胞总数在 $(11 \sim 12) \times 10^9/L$,在儿童时期,白细胞总数在 $(8 \sim 10) \times 10^9/L$。

其次我们来看细胞分类,根据白细胞来源、形态、功能的不同,主要分为 2 种类型。

淋巴细胞(单核细胞)和粒细胞(包含了嗜中性粒细胞、嗜酸性粒细胞、嗜碱性粒细胞),由于这几种白细胞的生理功能不同,所以当发生不同类型的感染时,所引起的各类型白细胞数量变化也不同。

对于发热的孩子,白细胞和细胞分类值常反映了感染性炎症,也常作为鉴别细菌性或非细菌性感染的首要指标。

二、血常规几项主要指标的临床意义

1. 宝宝出生时,中性粒细胞比重较高,占 60% ~ 65%,淋巴细胞占 30% ~ 35%。淋巴细胞和中性粒细胞约相等,曲线第一次交叉,以后在整个婴儿期均是淋巴细胞占优势,约占 60%,中性粒细胞约占 30%,学龄前期中性粒细胞逐渐增加,4 ~ 6 岁时两者又约相等,形成第二次交叉。6 岁后中性粒细胞继续增多,淋巴细胞减少,粒细胞约占 65%。

2. 细菌性感染通常表现为白细胞总数和中性粒细胞绝对值及百分比明显升高。但是在复杂性慢性、反复性发作的疾病(如哮喘、过敏性咳嗽、过敏性肠病等)、重症感染时,上述数值的判断又必须慎重,因为这些数值的变化既受到感染性因素的影响,又受到非感染性因素的影响。

3. 病毒性感染时:白细胞计数可以正常或者明显减低,细胞分类淋巴细胞比例增加,但是某些特殊病毒感染时,例如 EB 病毒,白细胞总数也可能明显升高。

4. 儿科血常规检验的认识误区:在没有儿科医生的地方可能会以成人白细胞总数和分类的正常值来判断小儿的化验值。

5. 血小板:新生儿期血小板波动较大,生后 48 小时内数量较低,约 $150 \times 10^9/L$,两周后可达 $300 \times 10^9/L$。生后血小板数减少可能与产伤有关。生后 6 个月血小板计数即与成人相同,为 $(150 \sim 350) \times 10^9/L$。

三、哪些指标提示孩子贫血

1. 血红蛋白和红细胞、红细胞比容是判断小儿时期贫血的主要指标。贫血可根据血

红蛋白和红细胞的数量分为轻(90~110 g/L)、中(60~90 g/L)、重(30~60 g/L)和极重(<30 g/L)4度。

2.但要注意的是,由于宝宝在生后2~3个月有生理性贫血期,应注意和病理性贫血相鉴别,生理性贫血是在婴儿生长发育过程中出现的,无须治疗,但应注意在饮食中必须有富含造血功能的物质,对于早产儿尤需及时添加含维生素E和叶酸等食物。铁剂对生理性贫血无效。

最后提醒,血常规只能作为疾病最基本的检查项目,不能单凭一张血常规就100%断定宝宝是哪种类型的感染。

第三十二节　孩子发热可以试试按揉风池穴

很多家长一看到孩子发热就慌了神,赶紧给孩子服用退热药或抱孩子去医院打退热针。儿科医生并不赞同这种做法。

发热是人体功能自我保护的一种反应,低热(38.5 ℃以下)对孩子的影响极小,过早或过量服用退热药,会使人体体表血管扩张,进而通过出汗散热降低体温,反而会让孩子出汗过多,严重时甚至出现虚脱的症状。

如果孩子的体温在38.5 ℃以下,多饮水,按摩风池穴,一般可以很快退热。

我们的后脑勺、枕部两侧入发际一寸的凹陷处,就是风池穴,每次按揉该穴位5分钟,可以发汗解表、祛风散寒。孩子发热时,可以多次按揉风池穴。

第三十三节　"春捂"的重点是捂脚、肚、背

在多变的春天里,怎么给孩子穿衣服可是关乎健康的大问题。俗话说"春捂秋冻",这很有科学道理。因为早春乍暖还寒,气温十分不稳定,孩子更应该"春捂"。

另外,在这万物复苏的季节,各种细菌、病毒也渐渐"复苏"了,春天传染病高发,麻疹、风疹、流行性腮腺炎、水痘等常见的儿科呼吸道传染病极易在此季传播,而孩子的免疫系统发育还不成熟,早早地脱下冬装,容易生病。

"春捂"也是有讲究的。首先,穿衣宜"下厚上薄"。这是因为人体下部的血液循环较上部稍差,易受到冷空气的侵袭。因此,要让孩子的下部穿得暖一些。重点要捂孩子的3个部位:脚、肚、背。捂脚:这是因为脚离心脏最远,是全身血液循环的末端,热量传到脚部很慢,又在身体的最下部,是阴气聚集的部位,本身就容易寒,常说"寒从脚起"也就是这个意思。再者,中医认为,足为三阴经(肝、脾、肾)之始,三阳经(胃、胆、膀胱)之终,足部以下有60多个穴位与五脏六腑有密切联系,脚部受寒会影响到身体健康,所以要脚暖,不要马上给孩子换上单鞋。捂肚:小点的孩子最好在最里面穿个棉肚兜,大点的

孩子要把内衣束到裤子里,这样既能保护孩子胃肠道功能,又能防止其肚子因受凉而引起的腹痛、腹泻等症状。捂背:背部适度温暖利于孩子体内阳气生发,可预防疾病,减少受凉感冒的机会。

注意,头不主张捂,中医《脉法》中有这样一句话"圣人寒头暖足,治病者取有余而益不足也"。寒头暖足,既是古代中医学的治病准则,也是养生保健的重要方法。头为"诸阳之会",是人体阳气最盛的地方,适当的寒可以刺激头部血管及神经,有助于保持大脑清醒,在一定程度上可起到保健作用。经常用冷水洗脸或冷毛巾敷头面几分钟,还能提高机体免疫力,对感冒有预防作用。当然,由于个体的差异,保持头部的"寒"要有度,孩子可以逐步换下棉帽。

"春捂"要适度,不要给孩子"捂"得太过,天暖了,衣服该减就减,天凉了,衣服该加就加。不要把孩子捂得大汗淋漓。还要记住几个字:手勤洗、窗常开、水果常吃。等清明节前后,气温在15 ℃以上并稳定时,就可以不捂了。

第三十四节 孩子长高的关键

一、身高增长有两个高峰期

正常情况下,身高增长有两个高峰期,第一个高峰期是出生后至3 岁时,第二个高峰期是青春期。

青春期前,男女孩子身高增长速度差别不大,进入青春期后,男孩子身高增长速度明显大于女孩,因此,最终成年男性的平均身高高于女性。青春期一般持续2 年左右(一般女孩子从10 ~ 12 岁开始青春期发育,男孩子从12 ~ 14 岁开始),青春期发育成熟后,身高增长明显减慢,直至停止。所以,一般女孩子骨龄在16 岁、男孩子骨龄在18 岁后,身高增长停止。

二、掌握孩子的身高增长规律

对于父母来说,掌握孩子身高增长的规律,有助于早期发现孩子身高的异常,以便早些采取相应治疗或干预措施。一般来说,男女婴儿出生时,平均身高约为50 cm。出生第一年内,身高增长速度最快,平均增长25 ~ 28 cm。1 ~ 3 岁,平均每年增长10 ~ 12 cm,至一岁时,身高为75 ~ 78 cm,2 岁时,为87 ~ 89 cm,3 岁时,为97 ~ 99 cm。3 岁后增长速度逐渐递减,每年增长5 ~ 7 cm。进入青春期,男孩可长20 ~ 30 cm,女孩可长15 ~ 25 cm。青春后期(一般在女孩初潮后,男孩变声、遗精后),身高增长逐渐减缓至停止。

细心的家长可以对照以上规律,或者与同龄的孩子相比较,若发现孩子明显异常或明显低于同龄儿的平均水平,应及时带他去医院(最好是小儿内分泌专科)咨询相关专家。像生长激素缺乏症,孩子2 岁左右就表现出比同龄儿发育落后的迹象,若家长平时很细心,就不难发现孩子的异常,及早就医,就可以避免终生遗憾了。

三、如何判断孩子是否"晚长"

有一部分孩子,在正常儿童进入青春年龄时,没有生长加速,在其他孩子停止生长或生长减慢之后,却出现身高猛长的情况。这种情况在医学上称为体质性生长发育迟缓,民间俗称"晚长",这要有一定的遗传背景。这些孩子进入发育的年龄大,因此,其青春期生长加速的年龄也大。

很多家长看到自己孩子身材矮小,都以为是"晚长",不予理会,一直等到"晚长"的年龄还不长时,才慌忙去医院请医生查找原因。事实上,若仅凭身高而不做一些相应的辅助检查,很难判断孩子到底是"晚长"还是生长激素缺乏症等疾病所致。家长不能抱侥幸心理,在孩子生长发育的过程中,无论哪个年龄阶段出现身高的落后或者某一阶段生长速率的减慢,都需要及时寻求医生的帮助,这才是最科学的。

四、孩子长不高,可乐是帮凶

摄取过多可乐不利人体健康已成为消费者共识,但这并不影响人们对可乐的喜爱,其喜爱群体也从成人逐渐扩展到青少年甚至是幼儿。众多专家对此表示担忧,可乐等碳酸饮料喝太多可能影响青少年、儿童正常生长发育,家长必须严格把关,适当限制孩子对可乐等碳酸饮料的摄取。

(一)二氧化碳气体:增强饱腹感,影响其他营养素摄取

可乐是市售饮料产品中的含糖大户。除了含糖量高,它还含有大量的二氧化碳气体,这是可乐营养价值不高却能增强饱腹感的关键所在。二氧化碳气体能刺激胃酸,抑制食欲,从而影响孩子对其他食物的摄取。时间长了可能导致营养不良,甚至出现身材矮小情况。

(二)磷酸盐:或致骨骼脱钙,且影响钙吸收

有公开资料表明,过于偏爱饮用碳酸饮料的儿童,60%会因缺钙影响正常发育,特别是可乐型饮料中磷含量过高,过量饮用会导致体内钙、磷比例失调,造成发育迟缓。

"具体说来,孩子常喝含有磷酸盐的可乐,不仅会影响身体对钙质的吸收,还可能加重钙质的代谢与流失,导致钙磷比例失调。"营养医师王瑜指出,如果骨骼吸收不到充足的营养,会导致生长缓慢,影响长高。

(三)咖啡因:影响睡眠质量,干扰生长激素分泌

通过查看配料表发现,可口可乐、百事可乐均含有咖啡因。有专家表示,可乐中添加咖啡因是国家标准所允许的,并且也是安全的。然而,咖啡因对正处于生长发育最旺盛阶段的青少年儿童来讲,确实具有负面影响。

增高与睡眠密不可分,高质量的睡眠可以促进脑垂体分泌生长激素,使大脑得到充

分的休息,同时可以使骨骼得到更多的养分,有利于增高。

然而,咖啡因能让儿童中枢神经系统兴奋起来。另外由于儿童肝、肾的发育尚不完全,解毒能力差,咖啡因在儿童体内作用时间会较长。因此,过量摄入可乐会影响孩子睡眠,可能干扰生长激素分泌,孩子正常生长发育由此受到影响。

可乐等碳酸饮料是典型的能量力度高、营养价值低,并不是孩子生长发育所必需的食品。若过量饮用可乐,不仅获取不了多少营养素,反而会影响孩子身高发育。

在饮食方面,家长要确保饮食多样化,牛奶、鸡蛋、蔬菜、水果、豆制品、瘦肉、粗粮都要适当摄取,确保营养充足,更好地促进骨骼生长。①关注蛋白质:牛奶以及乳制品中的蛋白质对身高增长有很大助力。②关注β胡萝卜素:可适量多吃小胡萝卜、红薯、南瓜、菠菜、柿子椒、杏仁等含β胡萝卜素的食物。β胡萝卜素是影响孩子骨骼生长的重要维生素,可转化成维生素A,以维持孩子骨骼发育的正常状态。③关注维生素D:维生素D对于骨骼生长发育是必需的,如果缺乏会引起骨骼变薄、变脆弱甚至变畸形。孩子应适当接受短时间、常规的日光照射,这是获取维生素D的最好方法。④关注钙:为了孩子更好地长身体,高钙食物应时刻置于餐桌,可常规摄入牛奶、酸奶、乳酪等,另外菠菜、西蓝花、紫菜等也含钙较多。

五、增高三要素:营养、睡眠、运动

理想的身高与合理的营养密不可分。在长高过程中,保证供给质优量足的营养,并使维生素和矿物质平衡非常重要。特别是蛋白质,它不仅是人体必需的营养物质,而且是参与人体重要生理活动的酶、激素、血红蛋白、肌纤凝蛋白等的重要物质。

人在青春期,身高会出现快速增长,生长激素能促进骨骼、肌肉、结缔组织和内脏的生长发育,其分泌有其明显的规律性,即白天分泌较少,夜晚睡眠时分泌较多。深睡眠1小时以后逐渐进入高峰,一般在22时至第二天凌晨1时为分泌的高峰期。如果睡得太晚,对于正在长身体的孩子来说,身高就会受到影响。

后天因素中,最有效的莫过于体育运动。运动以后生长激素分泌明显增加,但是像举重、杠铃、体操等负重训练对身高却有负影响,而像摸高练习、跳绳、游泳等训练会增加关节、韧带的柔韧性,有助于身高发育。

2岁前和青春期是长高的黄金时段。孩子在母体内快速生长10个月。而之后的第一年孩子以惊人的速度生长1.5倍。之后的一年中生长12~13 cm。这是一生中最快速的生长期。这段时间的身高与生长激素关系较小,而与均衡的营养和良好的睡眠密切相关。此后一直到青春期,主宰身高的是体内的生长激素。直到进入出现第二性征的青春期,再次出现快速生长。

第三十五节　增强脾胃功能可防止肺炎侵扰

一、为什么得肺炎

从西医的角度来看,肺炎是指终末气道,肺泡和肺间质的炎症,可由疾病微生物、理化因素,免疫损伤、过敏及药物所致。引起肺炎的病原微生物很多,最常见的如肺炎球菌、甲型溶血性链球菌、金黄色葡萄球菌、冠状病毒、腺病毒、流感病毒、巨细胞病毒、单纯疱疹病毒等。

人为什么会得肺炎? 因为我们每天呼吸的空气、穿的衣物、食的五谷,就连身体内部的器官——呼吸器官本身都依附、寄生着无数的细菌和病毒。它们与我们朝夕相处,形影不离,当人体自身免疫力下降的时候,发生感染是在所难免的。

二、哪些孩子容易得肺炎

很多家长心里边充满这样的疑惑:幼儿园里那么多小朋友,为什么我家孩子容易得肺炎? 这是因为细菌、病毒平日里专爱找抵抗力和免疫力差的孩子。

生活中,每个人面对细菌、病毒的数量都差不多。之所以同样的环境下,每个人对细菌、病毒的反应不同,是因为每个人的抵抗力和免疫力有差异。当孩子们的自身抵抗力强、免疫力足的时候,身体就能够和它们相安无事,而当孩子们自身抵抗力弱、免疫力低下时就会变成被它们感染的对象。所以,身材瘦小、体质虚弱的孩子是肺炎的多发人群。

而孩子体质的强弱跟家长日常护理有很大关系,现在夏有空调、冬有暖气,孩子们一点也不耐寒热,出了房间自然是无力对抗外界环境。大家留意下,生活中那些"捂太狠,包太严"的孩子反倒更容易感冒生病。中医也讲"要想小儿安,三分饥与寒",所以,家长们要注意,平时适当地让孩子冻一冻、晒一晒,对他的身体非常有好处。

三、增强脾胃功能才能防止肺炎侵扰

对于儿童肺炎的防治,中医有很多宝贵的经验。中医认为,脾胃是后天之本,脾胃健,气血盛,则肌肉丰腴,肢体强劲。人的后天之本动摇了,抵抗力、免疫力就会下降,疾病也就随之而来。所以,调理好孩子的脾胃,肺炎自然不会侵扰。以下为河南中医药大学第一附属医院的宋桂华主任在门诊上常见的几种调理脾胃的方法。

(一)调理痰湿困脾

这类问题多见于肥胖儿童,"小胖墩"们多爱吃甜食、冷饮,这些食物容易损伤脾胃,使脾胃不能布散水谷,导致水液内停。中医有"肺为储痰之器,脾为生痰之源"之说。另外,胖孩子们大多长期喜卧,不爱活动,久坐少动则气血运行不畅,脾胃运化呆滞,水湿容易聚集生痰。

所以,痰湿困脾的症状为:体形肥胖、气短、神疲、痰多、胸脘痞闷,纳呆,身重嗜睡。

此时家长可以给孩子熬点萝卜水喝。选块白萝卜,不要去皮,切条放入锅中,加水煮15分钟,然后加点冰糖就可以喝了。中医认为白萝卜味甘、辛、性凉,入肺、胃经。能下气宽中、消食化滞、开胃健脾、顺气化痰。

(二)调理脾肺积热

这类问题多见于食积的孩子,现在生活条件好了,家长都想拿最好的食物让孩子们吃,可是小孩子的脾胃弱,同样一块肉,大人吃了没事,小孩子吃了可能就消化不了。而且"鱼生火、肉生痰",肉、蛋、奶这些高蛋白食物,吃起来香但是不太容易消化,吃多了就会积滞在脾胃里生热、生痰,咽喉为肺胃之门户,火热上炎波及肺脏就会导致发炎。

脾肺积热的症状为:口干、口臭、大便干结、咽喉红肿,爱吃凉食,不爱吃热饭。

遇到这种情况,家长可以给孩子熬点金银花水,或者是菊花水,每次用量不宜过多。小孩子,"脏腑轻灵,随拨随应",5~10 g即可。如果伴有咳嗽,还可以加等量的芦根同煮。芦根主入肺经,能清肺热、止咳嗽。

(三)调理脾胃虚弱

这类患儿多是先天脾胃就差,不爱吃饭,样子看起来瘦瘦的,精气神不足,平日比别人怕冷。这个时候光用水熬中药就不行了,得熬粥喝。因为粥最养胃,能益五脏、补气血。家长平日里熬粥的时候放一点养胃健脾的中药,比如山药、薏苡仁、人参、核桃、红豆等。一天一碗粥,孩子的身体一点点就给吃回来了。

有的家长不理解,就问:"肺上的疾病,你怎么总在脾胃上转来转去呀?"因为根据五行属性,脾为土,肺为金,而土能生金,也就是说土相当于母亲,金相当于孩子。母子相生,子病治母。

中医治肺炎,既要养肺也要健脾,这叫"培土生金"。而且脾胃是后天之本,居于中焦,得"中焦"者得天下,只要脾胃健,就不易生病,就算生病了也容易康复。

第三十六节　推拿也可治便秘

对于功能性便秘,小儿推拿有其独特的优势。孩子不吃药、不受罪,舒舒服服地被按几下,大便就可以通畅了。在河南中医药大学第一附属医院门诊,一个3天不解大便的孩子,就被推拿老专家高清顺老师用双手神奇一按,立马就有了便意。

高老师说,他是按了两个可以让孩子排便通畅的穴位,那就是龟尾穴和七节骨穴。

龟尾穴位于人体臀部的尾椎骨处。中医认为揉龟尾穴能通调督脉之经气,可以调理大肠,对通便有一定效果。揉龟尾时家长用大拇指指腹轻按于龟尾穴上,然后做轻柔缓和的回旋转动,以300次左右为宜。

而龟尾穴向上约 4 寸的地方便是人体的七节骨。此穴对调理二便也有非常好的功效,向上推温阳止泻,向下推治便秘等症。下推七节骨时,让患儿俯卧,家长用拇指桡侧或示指、中指两指的螺纹面,自第四腰椎向尾骨端直推,少则 60 次,多则 100 次,一般擦至皮肤发红为度,能泻热通便。需注意的是,宝宝的皮肤还很娇嫩,为了防止摩擦力度过大,家长在推拿之前最好在手上擦一点爽身粉或者植物油,这会使孩子更舒服一点。

高老师说,现在孩子患便秘主要跟吃的食物有关,天天吃高蛋白食物,比如牛奶、鸡蛋、各种肉制品等。高蛋白食物虽然对孩子生长发育有好处,但过犹不及,因为高蛋白食物不容易消化,加上孩子天生脾胃娇嫩,吃多了容易导致积滞便秘。要想预防便秘,改善饮食是关键,今后爸爸妈妈们要争取把胡萝卜、青菜、竹笋、薯类、玉米等纤维食物变成餐桌上的主角。

第三十七节　天枢穴专治儿童腹胀

腹胀是儿童常见症状,从中医来讲这属于气滞。胃肠属腑,以通降为宜,气滞则会出现通降障碍,发生胀、痛等症状。

一、肚子里的气体从何而来呢

第一是食物本身含气,比如可乐、雪碧等碳酸饮料。有的孩子喜欢喝碳酸饮料,一下子喝得太多,饮料释放出的二氧化碳很容易引起腹胀,影响食欲,甚至造成肠胃功能紊乱。

第二是进食的食物产气,比如洋葱、豆类、韭菜、生葱、生蒜、芹菜等,这些食物经肠道细菌充分发酵后,会产生很多硫化氢、氨气。这些气体蓄积在肠道中,便会引起胃肠胀气。特别是现在的小孩子喜欢吃"洋快餐",左手薯条,右手可乐,吃进去的食物在肠胃里产生化学反应,更容易引起肚胀。

第三则是孩子本身脾胃不好,食物积滞,不消化,进而出现肚胀。

二、腹部的天枢穴专门治疗肚胀

遇到孩子肚胀,家长们不用过度担心,无须让孩子打针吃药,人的腹部有个专门治疗肚胀的穴位,叫天枢穴。天枢穴属于足阳明胃经,是手阳明大肠经的募穴,位于脐旁两寸,犹如天地交合之际,是脾胃升降清浊的枢纽。

如果把我们的腹部比作交通繁忙的十字路口,那天枢穴就是红绿灯,起着疏通交通、引导通行的作用。所以,天枢穴对人体的主要作用就是疏调肠腑、理气行滞。大量试验和临床验证,针刺或艾灸天枢穴对于改善胃肠功能,消除或减轻肠道功能失常而导致的各种症候,具有显著的功效。

三、具体操作

让孩子平躺在床上,家长手掌放在孩子腹部,用中间3个手指下压,按摩此处约2分钟,能快速疏通积滞在肠胃的气体,缓解腹胀。

同时,为了增强疗效,如果患儿下腹胀得厉害,可以兼揉气海穴。如果上腹胀得厉害,可以兼揉上脘穴。人体气海穴位于下腹部,前正中线上,当脐中下1.5寸处。气海,顾名思义就是气的汇聚之处,如同大海。刺激此穴也可以理气消滞,缓解肚胀。上脘穴在上腹部,前正中线上,当脐中上5寸,能和胃健脾、降逆利水。

大家按揉天枢穴的时候可以配合上述两个穴位,效果会提升一大截。这是河南中医药大学第一附属医院的著名推拿专家高清顺教授的经验。

第三十八节 小孩子感冒发热可以试试推拿

河南中医药大学的著名推拿专家高清顺教授说,因为感冒引起的发热,低于38.5℃时,不建议马上用药物退热。因为发热是孩子自身免疫系统抵抗疾病的表现,这时用中医推拿疗法帮孩子进行全身调理是个不错的选择。对于一岁以内的小孩,家长可以选择给孩子清心经、清肝经,或者是推三关、推六腑;对于一岁以上的小孩,可以为其捏脊,如伴有咳嗽,一并揉大椎、风门、肺俞穴。

一、一岁以内的小孩:清心经、清肝经、推三关、推六腑

心经位于小孩子中指末节螺纹面,清心经就是用拇指螺纹面着力,从指根方向向指尖方向直推60~100次。这样可以清热泻火、养心安神。

肝经位于小儿示指末节螺纹面,清肝经就是用拇指螺纹面着力,从指根方向向指尖方向直推60~100次。可以平肝泻火、息风解郁。

三关的位置在前臂桡侧(拇指侧),腕上肘下成一直线处。推三关就是用拇指桡侧面或示指、中指面自腕推向肘,次数在100~300次。

六腑穴在前臂伸侧面尺侧缘(小指侧),腕上肘下成一直线处。操作时用拇指或示指、中指面自肘推向腕部,称推六腑,次数在100~300次。

清心经,清肝经,或是推三关、推六腑,无论哪组手法对风寒和风热感冒都适用,均可以起到解表退热的作用。不过,如果在孩子感冒初期,风寒症状表现明显的话,家长推的时候可以借助于生姜温阳散寒的功效,先将生姜切片用医用酒精浸泡四五个小时,然后双手蘸点浸泡的姜汁水。

二、一岁以上的小孩:捏脊

脊柱是人的督脉循行部位,按摩督脉可以激发人体正气,抵御邪气。

操作时家长先把孩子放平,两只手呈空拳状,小指、中指、无名指自然弯曲,示指半弯,拇指伸直并对准示指的前半段,各指要自然。捏脊时自大椎穴(当我们低头时颈椎处有一个凸起较高的骨头)往下,捏到尾椎和肛门之间的长强穴。

注意要按照从上往下的顺序,因为中医推拿学认为从上往下为清,从下往上为补。操作时每到大椎、风门这两个穴位时应提3下,提的深度、力度要看小孩的耐受力,最后再用手掌根按揉左右侧肺俞穴各30～50次。如此循环为一次,根据小儿的病情及体质可捏拿4～8次。

温馨提醒:捏脊宜在早晨孩子空腹的时候进行,以防哭闹而引起呕吐。对于初次接受捏脊的孩子,家长在力度上一定要先轻后重,让孩子慢慢接受。

第三十九节　冷饮吃多会影响食欲

如果经常吃冷饮,宝宝本来就脆弱的胃肠道,在低温的刺激下,就会更加脆弱,致使消化吸收功能下降,而且容易产生腹胀、腹痛、腹泻等不适,导致食欲进一步下降,形成恶性循环。

戒冷饮,要从家长做起。如果自己经常吃冷饮,再去告诉孩子不要吃,效果会大打折扣。家中不买冷饮,家长起表率作用是戒冷饮的第一步。

另外,夏季食欲减退,想办法振作食欲是关键,而不是第一时间想到冷饮来帮忙。以下几个窍门对于振奋食欲有一定帮助。

一、吃点含锌食物,刺激味蕾

很多宝宝食欲不好,可能是缺锌引起的。锌缺乏可能表现出味觉下降,挑食偏食等常见症状。含锌最为丰富的两大食物主要是:贝类海产品及动物肝脏、瘦肉等。另外在菌菇类,大豆、杂豆、小麦等谷物胚芽,山核桃这些食物中也比较丰富,可以适当多吃。

二、少量多餐,促进食欲

食欲降低的时候,饮食应当清淡爽口,避免高能量油腻的食物。在供餐的次数上不妨少量多餐,可以在上午、下午以及晚上各自来一个加餐,只要总能量不超标,不用担心会胖的问题。

三、提升食物的外观

不同的色彩能对我们的心理产生不同的影响,其实颜色与食欲也有密切的关系,色泽好看的蔬菜,人的进食欲望就强。不爱吃饭时,不妨多挑选一些颜色丰富、赏心悦目的深色蔬菜来增进食欲。

四、改变食物的烹调花样

比如炒菜吃腻了,可以在鸡蛋里加一些菜末做成蔬菜鸡蛋饼,实现菜与鸡蛋的联合营养。不想吃主食,可以吃点土豆泥,吃点蓝莓、山药等,不仅营养更丰富,且饱腹感也很强。煮鸡蛋不喜欢吃,可以做成青豆虾仁鸡蛋羹。另外,经常吃一种口味,味蕾未免有些疲劳,不妨换换调味料,尝试新做法,来刺激食欲。

第四十节　少吃营养价值不高的食物

榴梿酥、蛋黄派、鸡柳等食品常常出现在很多人的购物车里。中国农业大学食品科学与营养工程学院副教授范志红提醒大家,这些食品营养价值并不高,要少买,要少吃。

为了让食品达到"酥"的口感,需要在制作过程中加入大量油脂,因此这类食品的脂肪含量很高,一般达 25%～40%,而水果肉的脂肪含量通常低于 1%,即便榴梿这种高脂肪水果,也仅占 5.3% 左右。同时,制作这类食品添加的一般为富含饱和脂肪的油脂,比如氢化植物油或棕榈油,营养价值不理想。这类食品往往还含有大量糖分,糖和饱和脂肪的组合非常不利于预防糖尿病、心脑血管病等慢性疾病。此外,蛋黄派、巧克力派、苹果派等名字里带"派"的食品,营养价值高的天然成分比例也较低,而糖、脂肪、香精和多种食品添加剂是它们迷人口感的主要原因。

草莓味、香草味等口味诱人,殊不知,这都是通过食用香精来实现的。食用香精是参照天然食品的香味,采用天然和天然等同香料、合成香料经精心调配而成。虽然在食品制作过程中,食用香精用量较少,一般对健康危害不大,但没有天然果蔬的营养。这些带"味"字的食品往往还含有很多糖分,容易让人摄入过多的糖和热量。

"脆"字多见于儿童食品,这类食品要添加膨松剂和大量脂肪,才能实现香脆的口感。这类食品营养价值很低,水分极少,稍不小心,就容易摄入大量热量,引发肥胖。

蟹柳、鱼柳等在很多人心目中,这些食品就是肉,然而,速冻后煎炸的牛柳、猪柳、鸡柳等,外面裹了厚厚的面粉,一口下去,一半是吸了大量油的淀粉,长期吃可能增加肥胖的风险。为了获得更好的口感,猪柳中一般会额外添加比较多的肥肉、适量的淀粉,营养价值要远远低于纯猪肉。

第四十一节　孩子做家务有利于健康成长

一项关于儿童做家务时间的调查,结果显示,美国孩子每天的家务劳动的时间为1.2 小时,韩国孩子是 0.7 小时,英国和法国的孩子为 0.5～0.6 小时,而中国孩子却不足0.2 小时。究其原因在于很多中国家长,总是在孩子的考试分数和特长培养上做文章,而忽略了对孩子基本生活技能动手能力的培养。很多有特长的孩子在父母的呵护下,养成了衣来伸手,饭来张口的坏习惯。这些孩子依赖性强,生活自理能力差,甚至有的孩子考进大学以后,仍然需要家长陪读,照顾日常生活。

其实,让儿童学会动手,做力所能及的家务,是教育孩子的一个重要环节。首先,儿童学做家务,有助于儿童独立性的培养。独立性是指一个人独立分析和解决问题的能力,它是社会生存及进行创造性活动必备的心理品质。生存教育的根本在于培养独立性,包括独立意识和独立能力,重点培养自理生活能力。从小让孩子进行劳动锻炼,使孩子学做家务,将会促进孩子自己能做的事自己做,不依赖别人帮助,形成独立意识。

其次,家务有助于孩子的双手和大脑协调发展。手部动作的发展,对儿童心理的发展起着重要的作用。儿童不仅通过五官观察和认识外界事物,还通过手这一特殊的感觉器官去认识世界。随着手的活动逐步完善,可以使孩子脑细胞得到更多的刺激,加快脑细胞发育成长,更有利于开发脑细胞,从而促进逻辑思维和形象思维的发展,有利于学习能力的提高。

再次,让孩子做一些力所能及的家务活,可以增强孩子的价值感,让孩子体验到自己在家庭中的贡献,通过做家务,体谅家长的辛苦,逐渐承担自己在家庭里、社会上的责任,培养了孩子良好的品质。

儿童学做家务,有利于儿童的健康成长。教育孩子养成做家务习惯的理想方法是:首先,从孩子最喜欢的项目开始做起,教孩子怎样做;其次,和孩子一起做,把家务当游戏,让孩子在游戏中快乐学习做家务;再次,不要急于让孩子做到大人的程度,一面指导,一面监督,上了轨道,才可以逐渐放手让孩子独立完成。

第四十二节　稚嫩颈椎禁不起深深低头

老人的常见病正悄悄向儿童侵袭。统计数据显示,过去数年间,因过度使用手机而致颈椎痛的学童数目上升了两成,患脊柱侧弯和轻微驼背的个案也比五六年前增加了两三成。沉迷于玩电子产品、长时间伏案做作业及不良的姿势和习惯,都给儿童颈椎埋下了健康隐患。

一、痴迷电子产品、不良姿势和习惯,导致儿童青少年颈椎病频发

现代社会,手机、掌上电脑、平板游戏机已经成了孩子的必备"新宠"。调查显示,44.5%的儿童拥有自己的手机。

越来越多的小孩子开始热衷于埋头玩电子产品,变成了小小"低头族"。但与之同时出现的,却是影响孩子一生的颈椎疾病。

上海某家医院曾在短短3个月时间里,接收了32例颈部不适伴活动受限的儿童,年龄最小的5岁,最大的仅9岁。X射线片提示32例患儿均存在颈椎生理弧度不同程度变直甚至反弓。临床门诊的大部分孩子急性发病,都是在暑假和寒假居多,家长到假期难

免放松管制,孩子长时间沉迷于手机或者平板电脑的游戏中,发病率升高。

除了低头玩手机,儿童颈椎病发病还与他们平时紧张的学习生活有关,头颈长期处于一种姿势,可使颈部软组织积累性自体损伤;背负沉重的书包可使少儿颈项、肩、背部肌肉慢性劳损,这些因素长期作用便使儿童颈椎发生病变。此外,外伤、不良睡眠习惯及体质不佳常患感冒、扁桃体炎等,也会直接或间接影响颈椎,致使颈部血流不畅,对颈椎产生不良影响。

二、未成年"低头族"对健康危害更大,会影响孩子生长发育和长个儿

儿童颈椎病的危害比成年人更大。儿童正处于骨骼生长发育阶段,和成年人相比,骨头里的水分、胶质比较多,钙质却比较少,所以孩子的骨头比较柔韧,更容易受外力影响而变形。颈椎病会影响椎体的大小、形状的发育,严重者甚至会影响胸椎、腰椎及其他骨骼的发育,甚至会使儿童身体长高受到限制。如果骨骼畸形严重,还会造成椎动脉供血不足,从而影响大脑的生理活动,导致记忆力下降,甚至造成儿童头疼、头晕、视力下降等情况。

三、做到"两不一动",养成良好习惯,预防颈椎病从儿童做起

长期不正确的学习姿势是导致孩子患颈椎病的重要原因,所以一是应要求孩子保持正确的学习姿势,坚持头离桌一尺,胸离桌一拳,手离笔尖一寸;二是引导孩子坐着时尽可能保持自然的端坐位,头部略微前倾,保持头、颈、胸的正常生理曲线。

原则上,每隔40分钟,最好让孩子们起身活动一下颈椎。玩电子产品时,每个姿势不能持续超过20分钟,中间要变换自己的坐姿或者站姿,而且尽量不要低头。可以让孩子双手交叉抱头,头部缓慢后仰,互相对抗,增强颈椎的稳定性,但持续时间不要过长。当孩子出现颈部不适、不停扭头,就得带孩子尽早就医。

四、三步自测儿童脊柱健康

第一步,让孩子脱掉上衣自然站立,从孩子背后看两肩是否等高,两侧盆骨是否等高。

第二步,用手摸一摸孩子背部的肩胛骨,看两块肩胛骨是否一边高一边低。

第三步,让孩子弯腰,家长用中指和示指沿着脊柱棘突划下来,看是否能划出正常的直线。

如果儿童在这几个步骤中出现了异常情况,一定要及时去正规医院检查治疗,以免延误病情。

第四章　女人篇

第一节 女性特殊时期的保养

一、女性经期的保养

女人,对自己要好一点。女性有很多特殊的时期,所以女性的养生要有女性的特点。《黄帝内经》中对男女养生方法的不同早有认识。在经、带、胎、产的 4 个特殊时期,女性要特别关注自己的身体。

月经属正常的生理现象,但是经期流血过多,身体便会虚弱,引起月经病或其他妇科疾病,所以应注意以下几点。

1. 清洁卫生。经期要保持外阴清洁,卫生巾要柔软清洁,要使用消毒抗菌产品。

2. 保持心情愉悦。精神状况对月经的影响非常明显,避免不良刺激非常重要。

3. 充足睡眠及合理运动。一定量的运动能够促进盆腔的血液循环,而充足高质量的睡眠也是经期最好的保障。

4. 经期需要充足的营养,但不能食过冷及辛辣食物。

5. 寒暖适宜。月经期间女性的抵抗力下降,应注意冷暖变化。经期要尽量避免寒冷刺激,特别是要防止下半身受凉,如淋雨、洗冷水澡、坐凉地面等,忌吃冷饮,也尽量不在经期洗头。

6. 经期应禁止房事,因为此时很容易患感染性疾病。

7. 经期如需用药,应经医生检查诊治,自己不要乱吃药。

二、孕妇产前的调养

中医认为胎儿的形成是男女之阴阳之精气于天地之间交合而成,男女的原始之精形成了胎儿的形体。随着胎儿的迅速发育,孕妇需要补充大量的营养,于是大多数人就把妊娠期当成大补特补的特殊时期,还认为这就是中医的观点这真是大错特错了。中医治病讲究通过辨证论治,不虚不补,以调整体内阴阳平衡为主。要成为健康的孕妈妈,就要对自己进行有针对性的营养补充。

(一)早期养胎气

唐代著名医家孙思邈《千金要方》里提出了"逐月养胎法"。中医认为,妊娠后前 3 个月,胎儿尚未定型,不能服食药物,关键在于调心。调心是要做到目不视恶色、耳不听淫声、口不吐傲言、心无邪念、心神安定等身心的调养。

饮食方面:饥饱适中,食物要清淡,饮要精细,不宜乱补。

妊娠反应:呕吐、反胃、恶心。

可用止呕和止反胃的食疗方:①甘蔗汁 120 mL 加 10 mL 生姜汁。②苹果汁 60 mL、柠檬汁 10 mL、蜂蜜 1 茶匙,加水 100 mL。③生吃柚子 100 g。

(二)中期助胎气

妊娠后 4~6 个月胎儿开始迅速生长,此时要调养身心以助胎气。孕妇须注意:动作要轻柔,保持心平气和,多晒太阳少受寒,少穿露脐露臀装,太劳累会气衰,太安逸会气滞,所以要劳逸结合。

饮食方面:美味及多样化,营养要丰富,但不能过饱,多吃蔬果有利通便。这一时期阴血往往不足,易生内热,宜药食养阴补血。

食疗方:①可用黑豆 100 g 和红枣 10 枚,煮排骨汤以养血。②党参 30 g,龙眼干 10 g,红枣 8 枚,煮水当茶饮,能滋养气血。③西洋参 5 g 炖瘦肉 100 g,贫血者以炖牛肉为好。④其他可多吃菠菜、银耳、芝麻、红萝卜、椰肉及豆类食物等。

(三)后期利生产

妊娠的最后 3 个月多数孕妇往往会出现脾气虚、下肢水肿,或是阴虚血热、胎动不安,还很容易早产。这一时期孕妇生活中要衣着宽松,不能坐浴。心情要平静。饮食要热饮,不食燥热之品。行走时要轻轻摇身。要补气健脾、滋补肝肾以打好生产的基础。

食疗方:①高丽参 3 g 炖燕窝粥。②银耳炖淮山药和龙眼干。③海参烩香菇、瘦肉。④党参、黄芪、红枣茶。

(四)妊娠期使用中药注意事项

1. 在妊娠时苦瓜不可多吃,苦瓜中含有奎宁,会造成子宫收缩而引起早产。

2. 临产时不可大量吃补气药,如野山参、西洋参、高丽参等,因为气太旺会造成血液妄行,导致生产时出血过多。

3. 要慎用有泻下、活血、破气作用的药物和食物。

三、产后调养

产后为何会腹部肥胖呢? 中医理论认为,最主要的原因就是宗筋松弛。宗筋,是全身筋之所主。《黄帝内经》说:"肝,之合筋也。其充在筋,以生血气。"肝经经过阴器而抵小腹,腹部两旁都属肝经,肝虚就会腹肿,也就是腹部肥胖。

产后坐月子是中国人的传统习俗。中医理论认为,产后调养是大补气血最适当的时候。女性在分娩时会大量出血、出汗,会造成阴血亏虚、元气耗损等情况,还会出现产后贫血及产后宫缩痛、便秘、乳汁分泌少等现象。坐月子的目的就是要预防或消除以上种种不适。很多现代女性舍本逐末,只担心体形的变化,忽视对身体的调养。其实,月子坐好了能改善体质,使身体恢复更快并能增加乳汁,有助于对初生宝宝的哺育。当然,对体形的保养也是很重要的。只有保持健康才会有长久的美,千万不要为了迅速纤体而损害健康,那是"欲速则不达"。

（一）产后调养须知

1. 膳食应多样化,粗细粮要搭配着吃,荤素菜夹杂,以富含蛋白质、维生素及微量元素的食物最好。特别是新鲜的蔬菜和水果,其中富含大量维生素,对产妇体力的恢复和补充乳汁的营养非常有好处。产妇总的饮食原则是营养均衡,易消化、吸收,不宜过多食用肥甘厚味。

2. 卧室要注意通风,保持室内空气新鲜。夏天应注意防暑降温,但要避免对流风和直接吹风,防止母婴受凉感冒。

3. 注意清洁卫生。正常分娩后,产妇最好在分娩后 3～7 天才开始洗头、洗澡和刷牙(最好用温水漱口)。冬季每隔几天擦擦身就可以了,夏天一定要洗淋浴,不可盆浴。洗澡之外,还应勤洗外阴。

4. 产后恶露未净时,一定不可同房。一般在 1 个月之后才可同房。尽早起床进行活动,坚持做产后体操。

5. 注意乳房的卫生。每次哺乳前都要用清水或是 2% 硼酸水擦净乳头。最好是母乳喂养,多余奶要用吸乳器吸出或是挤出。如果乳头破裂,涂以 50% 鱼肝油铋剂,在哺乳前洗去。要是哺乳时疼痛明显,可把奶汁挤出来喂婴儿。

（二）产后药汤

坐月子期间,产妇需要补充大量营养,促进身体尽快地恢复,好哺育婴儿。中医食疗的药汤是最好的营养补充方法。

1. 花生猪蹄汤　花生能益气、养血、润肺和胃,猪蹄是补血通乳的食疗佳品。此汤对产后乳汁缺乏很有效。

做法:猪蹄 2 个,花生 150 g,盐、味精适量。将猪蹄洗净,和花生一起放入炖锅中,用小火炖熟,加食盐、味精调味即可食用。

2. 黄芪炖鸡汤　黄芪能补气健脾、益肺止汗、补气生血,中医常用于治疗产后乳汁缺少,还能补虚固表,是治疗产后虚寒证的主药。母鸡温中健脾、补益气血。此汤对产后体虚、面色萎黄、乳汁过少、易出虚汗者效果非常好。

做法:黄芪 30 g,枸杞子 20 g,母鸡 1 只,红枣 8 颗,葱、生姜、盐、米酒适量。将黄芪放入滤袋中,母鸡洗净、切块,生姜切片,葱切段,加清水 1 500 mL,用小火慢炖 1 小时后加盐、米酒即可食用。

3. 猪蹄通草汤　通草能清热通乳,对产后缺乳非常有效。此汤每天服 3 次,连服 3 日。

做法:猪蹄 2 只,通草 8 g,葱白 3 根,盐少许。将以上 3 味共同加水煮汤服用。

4. 回乳麦芽饮　此品能健脾消食,中医常用于回乳,亦可减轻乳胀。

做法:炒麦芽 50 g,山楂 30 g,煎水服用。

四、更年期的自我调节

更年期是女性卵巢功能从旺盛状态逐渐衰退直到完全消失的一个特殊的过渡时期,

包括绝经和绝经前后的一段时间,一般在 45~55 岁之间出现。在更年期,女性会出现一系列的生理和心理方面的变化,多数妇女能够平稳地度过更年期,但也有少数妇女因为更年期生理与心理变化较大,被一系列症状所困扰,从而影响身心健康。

《黄帝内经·素问·上古天真论》提到"(女子)七七任脉虚,太冲脉衰少,天癸竭,地道不通,故形坏而无子也"。中医认为,这是一种必然的自然趋势。冲脉为血海,任脉主胞胎,冲任二脉与女性生理功能息息相关。人体气血如同储蓄一样渐渐匮乏,里面已无多余,外面岂能再花!

如果女性在月经期断绝前后一段时间出现阵发性烦热、出汗、胸闷、易激动、情绪不稳等症状,则称为更年期综合征。绝经前后肾气渐渐衰退,冲任二脉减弱,天癸渐渐枯竭,就会出现阴阳失衡、脏腑气血不协调,这就是更年期。

更年期的到来是生命的自然规律,要正确对待更年期的生理和心理变化。①保持乐观的情绪和愉快的心境。②尽量改善不良环境,避免不良刺激。③合理安排生活,劳逸结合。④保持良好的生活习惯,睡眠要充足。

第二节　妊娠期如何安全有效地运动

2019 年 1 月 17 日,妊娠 8 个月的准妈妈黎某完成了上海马拉松,这着实让大家捏了一把汗,不少人担心这样剧烈运动会影响到腹中胎儿。那么,妊娠的时候可以跑步吗?妊娠的时候应不应该运动? 哪些运动孕妇可以做? 如何做运动?

妊娠期间能不能运动取决于每个人不同的状态和体质,有的准妈妈妊娠期间蹦蹦跳跳都没有问题,而有的准妈妈甚至咳嗽一声都有可能引起胎儿的流产。想要跑步应该量力而为,了解自己的身体状况,最好咨询医生,并制订适合自己的运动计划。

如果你现在还认为妊娠期就要小心翼翼,安心静养,天天在家躺着,那你就真的落伍了。

一、妊娠期适量锻炼不会伤到胎儿

孕妇在妊娠期进行一定量的运动是很有必要的,中等强度的运动不会对宝宝造成伤害。美国妇产科医师学会的专家们在妊娠期和产后运动锻炼指南中明确指出,孕妇需要在一周里的大部分时间,甚至是每一天都要进行 20~30 分钟的中等强度锻炼,以维持或促进身体健康。

二、规律运动可缓解妊娠不适

女性妊娠后,泌尿系统、呼吸系统、循环系统、肌肉骨骼系统都发生诸多变化,比如体重增加、臀部脂肪堆积,部分孕妇还会发生妊娠糖尿病、妊娠高血压等妊娠期并发症。这都是妊娠在加重孕妇身体负担的表现,而在妊娠期规律开展运动锻炼可以增强孕妇维持身体健康的能力。运动可帮助孕妇控制体重增长,使妊娠期体重整体平均下降1~2 kg,解决妊娠期体重疯狂增长的烦恼。体重增长控制住了,妊娠糖尿病也可以轻松预防和缓解,规律运动可以显著降低孕妇的血糖水平。

在运动过程中,各种妊娠期不适如颈肩痛、手臂发麻、腰背酸痛、胸闷憋气、下肢浮肿等都可以得到有效的缓解。而且妊娠期运动对分娩过程及结果也存在积极影响,产后恢复也会快人一步。除此之外,规律运动还能让孕妇变得更放松快乐,因为运动还具有良好的心理学作用。

当然,并不是所有孕妇都适合在妊娠期进行运动的。对于存在妊娠期运动绝对禁忌证的孕妇,不推荐自主开展妊娠期运动。而符合妊娠期运动相对禁忌证的孕妇,运动前需经产科医生仔细评估身体状态,并由专业人士制订个体化运动方案,才能在妊娠期进行适量的运动。

三、妊娠期运动指南

妊娠期运动最好在运动专家和围产专家的共同指导下实施,以自己的感觉为度。妊娠早期和晚期,建议孕妇最好选择一些低强度的运动。

妊娠早期(1~12周),胎盘在子宫里未长牢,剧烈运动刺激子宫收缩容易导致流产。因此妊娠初期,可适当辅以一些低强度运动,如散步、瑜伽等,一般不建议剧烈运动,特殊体质除外。

妊娠中期(13~27周),孕妇可以适当增加运动量。这个时期,孕妇运动会带动胎儿一起运动,有利于胎儿的发育,这时慢跑是可以选择的,也可根据自己情况选择其他运动。

妊娠晚期(28周后),孕妇体重快速增加,孕肚明显,这时孕妇的行动不是很方便,也不适合剧烈运动,因为剧烈运动可能导致胎膜早破或子宫收缩,导致早产。

第三节　妊娠期运动指南

越来越多的人知道妊娠期适当运动好处多:提高身体抵抗力,让孕妇少生病;帮助控制体重,减少妊娠糖尿病、妊娠高血压、巨大儿等问题的发生;锻炼腹部、背部、盆底肌肉等,有利于自然分娩。于是,很多孕妇不再像以前那样静养,纷纷投身运动行列。尤其是看到网上流传的一些明星、达人挺着大肚子深蹲、举哑铃、跳热舞、跑步、游泳的视频,更是跃跃欲试。殊不知,运动要循序渐进,孕妇更是如此。如果妊娠前很少锻炼,妊娠后突然运动,身体就不容易适应,也很难坚持,还可能出现运动损伤等问题。

一、妊娠前坚持每天散步

工作忙,没时间锻炼;不喜欢,与运动绝缘。如果你打算要孩子,就不能这样做了,必须提前制订一个可以坚持进行的运动计划。散步是最好的选择,对身体要求不高,不容易使人受伤,人们的依从性也相对好一些。建议每天坚持散步半小时到40分钟,步数要达到6 000~8 000步。这样既能达到强身健体的目的,又不会让人感觉疲劳、有压力,更容易长期坚持下去。

二、妊娠期坚持持之以恒地运动

如果还没有养成规律运动的习惯,就意外受孕了,怎么办? 可以选择一些不需要任何技能就能开始练习的运动,除了前面提到的散步,还可以做孕妇体操、孕妇瑜伽等。

从事产科专业30多年的中华医学会委员翟桂荣说,不管妊娠期进行哪种运动,都要从最小的运动量开始,切记循序渐进。不要追求强度,更不要追求动作规范。妊娠期运动的关键是持之以恒,不要使身体感觉疲劳,运动后要感觉身体和精神状态比不运动时好。

有些人妊娠前就经常到健身房举哑铃、跳健身操、游泳、做瑜伽等,是人们眼中的健身达人。妊娠后可以继续健身吗? 当然可以,但最好在医生和专业教练的指导下进行,并且运动的强度和时间都要比孕前减少一些。

三、妊娠期运动禁忌

对于一般孕妇来说,整个妊娠期都可以坚持运动,只不过在容易出现先兆流产的孕早期和容易发生早产等问题的妊娠晚期,要根据身体情况适当减少运动量。特别是到了妊娠晚期,有些孕妇子宫敏感、腹壁较薄,一运动就肚子发紧发硬,这时要马上停止运动。另外,在运动中出现呼吸困难、头晕头痛、胸口疼痛、肌肉酸痛等不适,也要立即停止运动。

如果孕妇存在以下情况,是不建议运动的:宫颈功能不全,患有严重的妊娠期并发症(比如严重的妊娠期心脏病、妊娠高血压等)、先兆早产、先兆流产、1型糖尿病(运动易致低血糖)等。

第四节 妊娠期用药有哪些误区

一、感冒了随意服用中药

很多孕妇得了感冒后,认为服用中药更安全,常常自行服用。专家指出,一些中药,孕妇是禁止使用的,如红花可导致流产,雄黄会造成胎儿畸形等。

二、自行减药量

还有一些孕妇害怕药物会对胎儿产生不利影响,就自行减少服药量,比如把1次吃

2 片的改为 1 片,1 日 3 次的改为 1 日 2 次等。事实上,这样做不仅达不到疾病治愈的目的,相反,还可能延误病情,进而危害胎儿。正确的做法是,及时就医,在医生指导下治病用药。

三、服用维生素越多越好

有些孕妇认为维生素对胎儿的生长发育非常重要,就大量服用维生素。专家指出,维生素并非服用越多越好,过量也会对胎儿产生不利影响。如服用维生素 C 过量会导致流产,维生素 A 过量会导致胎儿骨骼畸形、泌尿生殖系统缺损及硬腭豁裂,维生素 E 过量会使胎儿大脑发育异常,维生素 D 过量则会导致胎儿大动脉和牙齿发育出现问题等。任何事情,过犹不及,所以妊娠期补充维生素,切记适量即可。

四、用牛奶送服钙剂

还有的孕妇用牛奶送服钙剂,专家认为这种做法是非常错误的,这样做会导致钙吸收率降低,造成钙质的浪费。牛奶和钙剂的服用时间,至少要间隔 1 个小时。

此外,补充钙剂时要注意:①不要空腹服用钙剂。②补钙的同时要补充维生素 D,常晒太阳,这些都有助于人体对钙的吸收。③补钙的同时要多喝水。④胃酸缺乏者,不适宜选用碳酸钙,可选用柠檬酸钙。⑤服用过多钙可能导致孕妇便秘,也可能影响孕妇对其他营养素的吸收。

五、大量服用维生素 B_6 缓解孕吐

有些孕妇为了缓解孕吐反应,会大量服用维生素 B_6。专家指出,少量服用维生素 B_6 可以有效缓解孕吐,但过量或长期服用,则会导致胎儿对其产生依赖性,医学上称为维生素 B_6 依赖症,具体表现为:胎儿在出生后会出现一系列的异常状况,如容易兴奋、受惊、哭闹不安,眼球震颤,反复惊厥等。所以,孕妇不应过多、过久地服用维生素 B_6,需要的话,要在医生指导下适量服用。

第五节　如何预防宝宝出生缺陷

宝宝的出生健康,对提高人口质量至关重要。

一、出生缺陷的含义

出生缺陷是指胚胎或胎儿在发育过程中发生的结构或功能的异常。出生缺陷包括先天畸形(指胎儿形态结构的异常),如神经管畸形、先天性心脏病、唇腭裂等,还包括低出生体重、死胎和流产。

二、妊娠最容易发生出生缺陷的时期

人体的器官结构,从妊娠第 4 周就开始慢慢形成了,到第 10 周基本成形。在这个过程中形成的出生缺陷都是比较严重的,如神经管畸形、先天性心脏病、唇腭裂等。所以预防出生缺陷应该从妊娠前就开始,因为等你发现下次月经没来,到医院检查,确认妊娠时,往往已经妊娠达 5 周以上了。

在妊娠第 10 周以后,胎儿各个器官系统开始形成各自的生理功能,在这个过程,乃至之后的整个妊娠期,都可能发生功能性的出生缺陷,如视力、听力、智力障碍和体质差等。所以预防出生缺陷越早越好,要从妊娠前 3 个月开始预防,持续到妊娠后 3 个月,甚至整个妊娠期。

三、妊娠期要避免接触的环境物理因素

噪声:在强噪声环境中(包括机场、车间、舞厅等)胎儿内耳会受到损伤,从而影响到胎儿听觉发育。

射线:孕妇一次大剂量或多次接受 X 射线治疗,可引起胎儿畸形。

微波:微波对妊娠 8~10 天的鼠胎有明显致畸作用,对人类胎儿的影响尚无报道。为安全起见,孕妇还是避免接触微波为好。

电脑和电视:电脑、电视、无线电波等发出的电磁辐射对生殖细胞有影响,妇女在妊娠最初 3 个月之内,长时间看电视,有可能引起早产、流产甚至导致胎儿畸形。

电热毯:电热毯通电后会产生较强的电磁场,孕妇使用后会影响胚胎的正常分裂,可致畸形。

四、妊娠前的准备工作

健康体检:在妊娠前半年左右,夫妻双方应去医院进行一次全面体检,向医生咨询有关遗传、优生、妊娠的各项事宜;如果是服用避孕药避孕的话,应该在准备妊娠前的半年停用,改用工具避孕;如果做过人工流产,则应在流产半年以后再妊娠。

妊娠前注意:尽量避免患热性疾病、病毒感染、避免接触放射线及化学药物,而且不要减肥,要注意饮食上对各种营养的摄取。在精神上也要充分放松,保持良好的心态来迎接小生命的到来。

妊娠前预防接种风疹疫苗。风疹疫苗是一种由风疹病毒引起的急性传染病,孕妇若在妊娠 3 个月内感染风疹病毒,病毒可以通过胎盘感染胎儿,引起胎儿畸形。

妊娠前适时增补含叶酸的维生素矿物质补充剂。神经管畸形是一种严重的出生缺陷疾病,约占全部出生缺陷的 1/10。育龄妇女服用叶酸增补剂可以预防胎儿神经管畸形。由于叶酸不耐热,食物在加工储存过程中往往会损失一半左右,因而会造成人体内叶酸的缺乏。我国目前约有 30% 的育龄妇女体内叶酸缺乏,而妊娠妇女由于对叶酸的需求量更多,因此叶酸不足的情况也就更严重。

突击的服用时间应从计划妊娠前至少 1 个月开始服用,每日服用 1 片,至少持续服

用到妊娠后第 3 个月末。服用含叶酸、维生素 B_{12} 等的复合维生素矿物质,不仅可以预防胎儿神经管畸形的发生,而且对于自然流产、胎儿宫内发育迟缓和孕妇贫血等症有着特异性疗效。

注意碘的补充:碘是人体必需的微量元素,碘可以促进胎儿和婴儿体内的细胞生长,尤其是脑细胞的生长,使用合格的碘盐是预防碘缺乏症的有效手段,碘盐要注意随吃随买,贮存时间不宜过长,贮存时应加盖,避免日照,防潮。

五、妊娠中期保健

妊娠 17～28 周为妊娠中期,此时胎儿的生长速度最快,要注意如下几个问题。

1. 定期检查　测量子宫底的高度、腹围。监测胎位、听胎心,一般妊娠 18～20 周后,要了解胎儿生长发育状况。

2. 产前诊断　妊娠 4 个多月是羊水检测的最好时期,对于有可能存在遗传病和畸形儿的高危孕妇或高龄孕妇,可对羊水进行染色体和相关生化指标检查,如发现异常,及时终止妊娠。

六、妊娠晚期保健

1. 营养指导　除了胎儿生长发育需要的营养外,胎儿体内还需储备一定的营养物质,为出生后的头 6 个月做准备,如储备脂肪、铁、钙等营养物质,一般膳食不能满足这方面的需求,需要额外补充需要的营养素。

2. 定期体检　随着子宫逐渐变大,会压迫盆腔静脉,使腿部血液循环不好,造成水肿,这是正常的,注意清淡饮食,适当运动,坐或躺着的时候,适当垫高腿部,会缓解一些。但如果伴随有头痛,体重增加过快,甚至视物模糊,一定要马上去医院。

七、妊娠期慎用药物

对胎儿有致畸危险(或潜在致畸作用)的药物有以下几种。

1. 抗生素类药物　庆大霉素、链霉素、四环素、奎宁、氯霉素;磺胺(对胎儿有致畸或杀胚胎作用)。

2. 激素类药物　如妊娠早期接触过雌激素者,胎儿心脏发生缺陷率达 18.2%。

3. 镇静安眠药　如苯巴比妥,可导致骨骼、心脏、肾、神经及泌尿生殖系统缺陷;苯妥英钠、安定,妊娠期最初 3 个月,大量服安定易引起胎儿手足、脑畸形。

4. 解热镇痛药　如阿司匹林,大剂量有致畸作用,妊娠早期接触阿司匹林有使后代智力水平下降及注意力减退的风险。

5. 维生素类药物　过量的维生素补充,如过量的维生素 A。

八、千万不要盲目保胎

孕妇发生自然流产的概率在 8% 左右,而在自然流产的胎儿中,50%～60% 都是胚胎发育异常造成的,其中,相当一部分是由染色体畸形引起的。胚胎发育不正常,导致自然流产,这是优胜劣汰的过程,是生命的自然选择。如果对这种胚胎采取保胎措施,可能会生下畸形胎儿或智力发育落后的孩子,从优生的角度上看,这种做法并不可取。

保胎治疗常给予注射黄体酮,目的是抑制子宫萎缩,促使蜕膜生长,有利于胚胎发育。但有报道称,在妊娠早期使用黄体酮会使胎儿发生心脏缺陷的风险增加,对于女婴还可引起生殖器男性化,出现假两性畸形。保胎药也可能致畸。出现先兆流产,应在医生的指导下,分析流产发生的原因,谨慎科学地对待。

第六节 产前预防出生缺陷的必修课

拥有健康聪明的孩子是每个家庭的梦想,优生优育是我国的国策,其中最重要的一环,就是防治出生缺陷。

出生缺陷的防治分为3个层次:一级预防是妊娠前干预,防治出生缺陷的发生;二级预防是产前干预,是在缺陷胎儿发生之后,检出严重缺陷的胎儿并阻止其出生或通过胎儿干预来矫正畸形;三级预防是产后干预,是在缺陷胎儿出生之后及时诊断和治疗。

遗憾的是,并非所有缺陷都能够通过医学手段得到矫正,故孕前干预和阻止无法矫正的缺陷胎儿出生是主要手段。为此需要进行遗传咨询、产前筛查和产前诊断。

一、遗传咨询

遗传咨询是由从事医学遗传的专业人员和医生,对咨询者提出的遗传性疾病的发病原因、遗传方式、诊断、预后、复发风险和防治等问题予以解答,并就婚育问题提出医学建议。

如果夫妇有下列情况,建议进行遗传咨询:①夫妇双方或家族成员患有某些遗传病或先天畸形。②反复生育过遗传病患儿或先天畸形的夫妇。③不明原因智力低下或先天畸形儿的父母。④不明原因反复流产或有死胎、死产病史的夫妇。⑤妊娠期接触不良环境因素或患有某些慢性疾病的夫妇。⑥常规检查或常见遗传病筛查发现异常者。⑦多年不育的夫妇或35岁以上的高龄夫妇。

二、产前筛查

用特定方法对妊娠女性进行筛查,以发现子代具有患遗传性疾病的高风险可疑人群,对可疑者再进一步确诊,这就是产前筛查。理论上对所有妊娠女性都应该进行筛查,目前重点是筛查以先天愚型为代表的染色体疾病和以神经管畸形、先天性唇腭裂及先天性心脏病为主的先天畸形。

三、产前诊断

产前诊断又称宫内诊断或出生前诊断,是指在胎儿出生之前应用各种手段了解其宫内发育状况和有无畸形,分析胎儿染色体核型和特殊基因等,对先天性疾病和遗传性疾病作出诊断,为胎儿宫内治疗和选择性流产提供信息。

如果孕妇有下列情形之一,建议行产前诊断检查:①羊水过多或过少。②胎儿发育异常或者胎儿可疑畸形。③妊娠早期接触过可能导致胎儿先天缺陷的物质。④夫妇一方患有先天性疾病或遗传性疾病,或有遗传病家族史。⑤曾经分娩过严重的先天性缺陷的婴儿。⑥年龄超过 35 周岁。

第七节　妊娠期饮食牢记"三减三健"

2017 年国务院办公厅印发《国民营养计划(2017—2030 年)》,提出要积极推进全民健康生活方式行动,广泛开展以"三减三健"(减盐、减油、减糖,健康口腔、健康体重、健康骨骼)为重点的专项行动。对于孕妇来说,该如何做到"三减三健"呢?

一、妊娠期饮食"三减"

(一)减盐

说到减盐,其实是减少钠的摄入量。《中国居民膳食指南(2016)》指出:每人每天食盐摄入量不超过 6 g(约 1 啤酒瓶盖),每餐不超过 2 g。

5 g 食盐含钠 2 000 mg,可满足人体对钠的需要。孕妇每天的钠推荐摄入量为 1 500 mg,与非妊娠期女性相同,不需要额外增加。

日常生活中可通过以下方式减盐限钠。

1. 用醋、柠檬汁等酸味调料代替酱油、味精、番茄酱等含盐量较高的调味品。

2. 少吃腌制肉或烟熏肉、酱菜、咸鱼等高盐食品。

3. 少吃加工食品,如添加了碱或发酵粉、小苏打的面食和糕点。

4. 减少在外就餐。

5. 购买预包装食物时一定要看配料表中是否含有谷氨酸钠、小苏打等添加剂。

6. 准备盐勺,精准控盐。

7. 通过颜色搭配、摆盘、葱蒜爆香等方式刺激食欲。

(二)减油

在所有的食品中,油脂的单位能量最高,1 g 脂肪就能产生 9 000 cal 的能量。《中国居民膳食指南(2016)》指出:食用油每人每天 25 ~ 30 g(相当于普通的白瓷汤勺 2.5 ~ 3.0 勺)。建议孕妇交替食用各种植物油,如葵花子油、花生油、大豆油和芝麻油等,每周进食 3 次橄榄油。

(三)减糖

糖摄入过多,易导致龋齿,增加超重和肥胖的发生风险。糖可以转化成脂肪,高糖饮食是直接造成糖尿病和心血管疾病的危险因素。建议每天摄入添加糖提供的能量不超过总能量的10%,最好不超过总能量的5%。孕妇减糖要注意以下几点。

1. 少吃甜食,如饼干、面包。

2. 少吃冷冻的甜品,如冰淇淋、雪糕。

3. 少喝含糖饮料,如碳酸饮料、果汁、奶茶等。

4. 含糖的酸奶不能喝太多,每天400 g足矣。

5. 建议用新鲜柠檬自制柠檬水,用酸奶机自制酸奶,用鲜牛奶、茶叶自制奶茶等。

二、妊娠期饮食"三健"

(一)健康口腔

计划妊娠的女性应关注感染性疾病(如牙周病),即使牙齿不痛不肿,也应做一次全面的口腔检查和保健,及时治疗有病变的牙齿。

妊娠期多吃富含钙质的食物,少吃甜食和酸食,每天要早晚刷牙、使用牙线。

(二)健康体重

妊娠期体重超重可能引起妊娠高血压、妊娠糖尿病或胎儿发育迟缓等,严重的话还可能引起孕妇、胎儿死亡。专家建议,妊娠期可以通过健康的生活方式来管理体重,不要暴饮暴食,要适当运动,每天至少运动半个小时。只要保证平均每周的体重增长不超过0.5 kg,妊娠期体重就能控制在正常范围内。

(三)健康骨骼

饮食不良和缺乏运动会影响骨骼,从而影响健康。牛奶及其制品是获取蛋白质、钙、维生素 A、维生素 D 和维生素 B_2 的重要食物来源之一。孕妇要尽量保证每日饮用250 ~ 500 mL 的纯牛奶或等量的无糖酸奶。同时,要减少磷的摄入,避免干扰钙质吸收的因素(如长期饮用浓茶或咖啡),经常晒太阳以促进人体维生素 D 的合成。

第八节　妊娠期营养补充三大误区

在整个妊娠期,家人都忙着给准妈妈补充营养,希望胎儿能够健康生长,赢在起跑线上。然而,不少人初衷虽好,做法却欠妥,下面这些妊娠期营养补充误区,就是不少人常犯的错。

(一)误区一:营养保健品多多益善

通过妊娠前教育,越来越多的准妈妈知道了什么是神经管畸形,缺乏哪些营养素会增加它的发生概率。也知道了生完孩子后骨质疏松严重,很大一部分原因是妊娠期钙质流失过于严重,没有得到及时有效的补充。

由此可见,及时补充缺乏的营养素,是每个准妈妈必须重视的。发现贫血时补充铁,眼睛越来越干涩时补充维生素 A,从妊娠前的 3 个月到妊娠后早期的 3 个月补充叶酸,妊娠晚期要注意补钙,等等,这些是每一位准妈妈都要知道的常识。

然而,需要提醒的是,每个人的身体状况不同,需要补充哪些营养素,需要补充多大剂量的营养素,都要因人而异。任何营养素的摄入都要寻求平衡,而不是多多益善、没有上限。在补充营养素的同时,一定要防止过量,因为过量的铁可能影响肾功能,维生素 A 过量累积会导致骨痛症状发生,叶酸过量则有可能影响锌的吸收,而钙的过量摄入则会影响钙磷平衡。

(二)误区二:食量大等于营养好

现在,越来越多的新生儿在出生时体重过重,胎儿过重还可造成难产,而造成这些现象的一个重要原因就是准妈妈在妊娠期间饮食过量。

妊娠时,家人都会跟准妈妈说:这不是为了你自己吃,是为了你们两个人吃,所以一定要吃双份。然而,他们却不知道一个人在成长的不同阶段,需要的营养素种类和数量都不同。如果吃得多就意味着营养好,就能孕育健康胎儿,那么就不必出版那么多的育儿教材了。

(三)误区三:食材越贵补得越好

像海参、鱼翅、燕窝等稀有昂贵的食材,大家往往会觉得其营养成分含量更高,其实未必。就拿鱼翅来说,它曾是人们趋之若鹜的美食,不仅味道鲜美,还能养颜美容甚至能包治百病,而真相却是不少鱼翅重金属超标。

第九节　妊娠期超重会增加剖宫产概率

中国女性的超重和肥胖的比例在逐年上升。妊娠以后超重和肥胖的比例也在上升,这种趋势的发生主要和两个方面的因素有关:一是中国经济的增长和家庭收入的提高,二是在妊娠生孩子方面,老观念依然横行:妊娠了要多补营养,要一个人为两个人吃,要安胎,要保胎,要少活动,别动了胎气。其实,妊娠期的超重与肥胖所带来的麻烦要比我们想象的要多。

如何判断自己是否超重?

体重指数(BMI)是根据体重和身高计算出来的一个指数,计算方法是 BMI = 体重(kg)/身高²(m)。BMI<18.5 kg/m²,体重不足;BMI 18.5~24.9 kg/m²,体重正常;BMI 25.0~29.9 kg/m²,超重;BMI≥30 kg/m²,肥胖。

妊娠期肥胖不仅仅会增加孕妇自身的风险,还会对胎儿带来危害。

肥胖对于母亲的影响:妊娠高血压,子痫前期,妊娠糖尿病的风险增加,剖宫产率也会上升。

肥胖对于胎儿的不良影响:出生缺陷的风险增加,例如先天性心脏病和神经管缺陷,如果腹部脂肪太厚,无法看清楚胎儿的器官结构,会影响超声检查的准确性。巨大儿的发生率增加,早产的发生率增加,死胎的发生率也上升。

妊娠期应该增加多少体重?

胖人和瘦人在妊娠期的体重增加标准是不一样的,美国医学科学院(IOM)根据孕妇和围产儿的结局,给出了妊娠期体重的合理增加范围,可以供大家参考。

对于双胎妊娠孕妇,IOM 推荐的妊娠期体重增加为:体重正常妇女为 16.8~24.5 kg,超重妇女为 14.1~22.7 kg,肥胖妇女为 11.3~19.1 kg。

对于单胎妊娠孕妇,IOM 推荐的妊娠期体重增加为:体重不足妇女为 12.7~18.1 kg,标准体重妇女为 11.3~15.9 kg,超重妇女为 6.81~11.3 kg,肥胖女性为 4.9~12.7 kg。

第十节　妊娠期睡姿

进入妊娠中、晚期,医生一般会建议准妈妈睡觉时左侧卧位。

一、为何建议左侧卧位

建议左侧卧位的依据是:脊柱位于人体正中间,下腔静脉位于脊柱的右侧,腹主动脉位于脊柱的偏左侧(少数人例外)。进入妊娠中、晚期,如果睡觉时依然采取仰卧位,沉重的子宫会同时压迫下腔静脉和腹主动脉,不少准妈妈血液循环会受影响,出现心悸、气短等不适,无法入睡。由于在同样受压的情况下,静脉受影响的程度比动脉大,所以一般建议左侧卧位,宁愿压迫腹主动脉也不压迫下腔静动脉。

二、如何左侧卧位

妊娠期应 15°~30°左侧卧位,而非 90°左侧卧位。试一下就知道,90°左侧卧位有时比较难受,且这种姿势较难长时间保持。睡着后总不自觉地翻身怎么办?最好将长条枕头放在身体的一侧,这样就不会乱翻身了。

三、左侧卧位难受怎么办

如果左侧卧位难受,那就换右侧卧位。如果左侧卧位和右侧卧位都难受,反而是仰卧位舒服怎么办？睡觉可以选择舒服的睡姿。左侧卧位是在一般情况下的建议，不是强制性的。

四、侧卧位会压到胎儿吗

侧卧位不会压到胎儿，因为胎儿在子宫中有羊水的保护。

有些准妈妈左侧卧位时，胎儿活动明显增加，乱踢乱打。如果睡觉姿势让胎动明显增加，导致你无法入睡，那就换个姿势。

第十一节 高龄生育的幸福与风险

高龄生育，尤其是超高龄生育，再一次成为大众关注的热点。医院的生殖内分泌科各诊室和产科孕前咨询门诊、再生育咨询门诊的就诊人员中，高龄女性明显增加。

在辅助生殖专家眼里，40多岁还执意要生孩子的人群，可以简单地划分为两类：一类是因为生理原因没有生育过的人；另一类，就是曾经生育过的人，这其中，有1/10是失独家庭，剩下的，都是放开二孩政策后，想要第二个宝宝的人。

如果没有绝经，年纪大的女性有可能通过各种综合手段使其受孕，包括辅助生殖技术。但随着年龄增大，身体功能特别是卵巢功能的衰退，卵子质量的下降，异常卵子比例急剧升高，安全孕育健康宝宝的概率将快速降低。

一、高龄妊娠风险多

年龄超过35岁的女性，尤其是超过40岁的女性，妊娠期易发生各种病理改变，如妊娠糖尿病、妊娠高血压等，死胎和新生儿死亡率高，胎儿畸形率较高。而且高龄产妇易出现分娩时胎位不正、前置胎盘，产后出血，血栓栓塞等风险。

高龄，尤其是超高龄女性要慎重对待再生育，妊娠前必须去专业技术强大的妇产科医院咨询是否能够妊娠，如果不适合妊娠，还是要尊重科学，选择放弃，一旦允许妊娠，要做到精准的个体化妊娠期和分娩期管理。

二、年龄对生育的三大影响

专家们之所以如此看重年龄，是因为就生育而言，年龄对女性来说是一道无法逾越的坎，用专业术语来说，年龄是一个独立的危险因素。年龄对生育的影响主要体现在以下3个方面。

1.随着年龄增长，女性的卵巢储备功能随之下降，包括数量、质量。研究显示，女性在出生时，她卵子数量有100万个，青春期就只剩40万个，35岁以后开始急剧下降，37岁后差不多就只有2.5万个了，51岁后，仅剩1 000个，52岁几乎就没有了。这个数据是在理想状态下，如果再加上疾病的打击、环境的污染、心理压力的影响，卵子消亡的速度会更快。在数量下降的同时,质量也会大打折扣。

2. 流产率、畸形率太高。女性在 35 ~ 40 岁后生育力明显下降是医学界的共识。据统计,40 ~ 43 岁女性生育率约为 15% ~ 20%,但流产率有 30% 左右;43 ~ 45 岁生育率仅为 10%,但流产率为 0 ~ 50%;45 岁以上生育率仅为 5%,流产率占一半以上。在胎儿畸形方面,年龄越大,发生率越高。以唐氏综合征(21 三体综合征)为例,25 ~ 34 岁的产妇中比例为 1/800,35 ~ 39 岁时比例就达到 1/350,40 ~ 44 岁时升为 1/100,如果是 45 岁以上,这种可能性就变成 1/50 ~ 1/40。

3. 妊娠期并发症太多,风险太大。高龄孕妇常见的妊娠风险有早产,胎儿宫内发育迟缓,不明原因的死胎,先天性畸形率增加等。在整个妊娠过程中,也更容易发生妊娠期并发症,如妊娠糖尿病、妊娠高血压等,而这些并发症严重时会威胁母婴生命。

第十二节　你需要了解的妊娠期 B 超

从受精卵植入宫腔到宝宝降临到这个世界之前,超声医生如同侦察兵,为产科医生提供有价值的情报。

第一次 B 超(妊娠 6 ~ 8 周):目的是观察胎囊位置、胎心,排除卵巢异常,排除异位妊娠。

可以选择憋尿、腹部 B 超或阴道 B 超等方式。阴道 B 超早于腹部 B 超看到胎囊(5 周),能更好地观察卵巢和输卵管的情况,及时发现异位妊娠、卵巢肿瘤等。

第二次 B 超(妊娠 11 ~ 13 周):目的是查看胎儿数量,胎儿大小,胎儿颈部透明层(NT),识别头颅严重异常。

第三次 B 超(妊娠 20 ~ 24 周):目的是查看胎儿是否畸形,检查羊水、胎盘和脐带状况、胎儿大小、宫颈长度。当需要更清楚的图像时,有时需要行经阴道 B 超观察宫颈。

第四次 B 超(妊娠 28 ~ 32 周):目的是测大小、排除畸形。

第五次 B 超(妊娠 35 ~ 37 周):目的是测量胎儿大小,检查位置,检查羊水、胎盘、脐带状况。

第十三节　自然分娩的好处

很多人认为剖宫产快捷、安全、痛苦小。其实,自然分娩才是人类繁衍过程中一个正常的生理过程,自然分娩的好处有哪些?

一、自然分娩对妈妈的好处

1. 自然分娩对机体损伤小,出血量少,产后身体恢复大大快于剖宫产,妈妈能有更多的精力照顾新生儿。

2. 自然分娩可预防卵巢癌、乳腺癌、宫颈癌、盆腔粘连及宫外孕等妇科疾病。

3. 自然分娩的妈妈下床早，活动早，有利于恶露的排出，不影响正常排便，有利于体型恢复。

4. 自然分娩的妈妈住院时间短，用药治疗少，经济负担小。

5. 自然分娩的妈妈能尽早补充营养，有利于乳汁的分泌，提高母乳喂养的成功率。

自然分娩的妈妈还能避免剖宫产的许多并发症和后遗症。

二、自然分娩对宝宝的好处

在自然分娩的过程中，胎儿有一种类似于"获能"的过程。自然分娩的婴儿能从母体获得一种免疫球蛋白IgG，出生后机体抵抗力增强，不易患传染性疾病。

自然分娩的婴儿经过主动参与一系列适应性转动，其皮肤及神经末梢的敏感性较强，对身体的协调性有帮助。

自然分娩的过程中，胎儿的肺部经过阴道的挤压，有利于呼吸系统健康。

第十四节　如何正确服用避孕药

现代人性观念很开放，2016年版《中国人性健康感受报告》指出，71.4%的国人有过婚前性行为。因此，如何避孕，成了年轻男女必须面对的问题。最常见的避孕方法是使用男性避孕套，而很多男性为了生理上的舒服不愿使用避孕套，所以女性避孕药也成了主流避孕方法之一。

谈到避孕药，很多人会为之色变，觉得不是好东西，吃了会产生很多不良反应，甚至一听到有人吃避孕药，就觉得吃药的女性受了罪，认为丈夫或男友一点都不珍惜女方。其实，口服避孕药种类很多，有些避孕药不仅不良反应少，而且对女性身体有好处。

一、避孕药时间长短不一，用法大不同

避孕药通常指口服避孕药，分为长效避孕药、短效避孕药和紧急避孕药。

长效避孕药含人工合成的孕激素和长效雌激素。在月经的第5天服1片药，药物进入人体后，会储存起来缓慢释放，起到抑制排卵的作用。1个月吃1次药，比较简单。但因为长效避孕药中孕激素和雌激素含量过高，所以有些女性服用长效避孕药后，会出现月经失调、早产等现象。

短效避孕药的主要成分是孕激素和雌激素。和长效避孕药一样，也是在月经的第5天开始服用，但是要连续22天服用，才能起到抑制排卵的作用。

紧急避孕药的主要成分是孕激素。它是在进行没有防护措施的性行为后，或者避孕失败后，72小时内紧急服用的药物。紧急避孕药不良反应比较明显，服用者会出现呕吐、

头痛、头晕、乏力、乳房肿胀等症状。

二、选对避孕药有益身体健康

大家通常理解的避孕药是紧急避孕药，这类药物不良反应大，且避孕效果不佳。服用次数过多的话，会造成月经紊乱，且会对卵巢功能造成很大损害。而长效避孕药，也因为不良反应大，在临床上很少应用。

世界卫生组织比较推荐短效避孕药。目前，市面上比较流行第三代短效避孕药，这种避孕药含微量的雌激素和孕激素，类似于天然黄体酮，基本没有不良反应，但是要坚持服用。使用这种药物，不仅避孕效果好，还会给身体带来额外的好处。

有研究表明，服用短效避孕药能降低子宫内膜癌、卵巢癌甚至结直肠癌发病率，还可以治疗痤疮。另外，功能失调性子宫出血患者，如果因出血量过大造成贫血，也可以服用短效避孕药来调节出血，避免贫血再次出现。

此外，短效避孕药还能阻挡细菌上行感染，降低异位妊娠发生概率，并增加宫颈的黏稠度，降低子宫内膜炎的发生率。

遗憾的是，短效避孕药目前的应用率很低，这主要源于国人对避孕知识的欠缺和已存的偏见。在国外，很多女性从第一次性生活起就长期服用短效避孕药，益处良多。常见的短效避孕药有妈富隆、达英35、优思明等，这些药物都可以在药店里买到，可依照说明书自行服用。避孕很重要，科学地避孕更重要。女性应学会保护自己，避免意外妊娠带给身体的不必要伤害。

第十五节 产后不运动易致足跟痛

不少新妈妈生完孩子后发现自己不能走长路了，甚至站立的时间稍微长一点，脚后跟就痛得受不了。这是怎么回事？这些产妇可能患了一种常见病——足跟痛。

足跟痛就是足跟一侧或两侧疼痛，虽然不红不肿，但是患者行走不便。足跟痛是一种足跟的骨质、关节、滑囊、筋膜等处病变引起的疾病。

一、产后足跟痛的原因

产后足跟痛的主要原因有3个。

1.妊娠期间，孕妇的体重迅速增加，足部也会增大，如果继续穿着以前的鞋子，就会挤脚，时间长了，会导致足跟关节、筋膜等受损。

2.产妇坐月子期间没有适当下地运动，足跟脂肪垫出现退化、水肿、充血等现象，行走时容易足跟痛。所以，月子里适当运动是非常有必要的。

3.新妈妈身体虚弱，外邪乘虚而入，容易造成肌肉和关节疼痛，从而引起足跟痛症状。

二、预防产后足跟痛的注意事项

预防产后足跟痛，产妇在居家护理方面要注意以下几点。

1. 产后一定要注意足部的保暖，要穿护脚趾、脚跟的鞋，穿凉鞋和拖鞋时要穿袜子，产后 3 个月内不要穿高跟鞋和硬底鞋。

2. 对疼痛部位进行热敷，或到医院进行物理治疗。

3. 产后要充分休息，但是不能长时间卧床。如果没有特殊的情况，产妇应该及早下床活动，可以散步，也可以做一些产后保健操等。这样既可以有效避免足跟痛的发生，还有利于产妇体形的恢复。

第十六节　产后不能吹风的正确理解

经常听老人说"产后不能吹风，否则会开骨缝"。老人所说的"开骨缝"，指的是开宫颈口。另外，"月子里吹空调会得关节炎"的说法也是没有依据的。

"刚生完孩子的产妇非常容易出汗，所以毛孔持续张开，倘若直接吹风，会使毛孔收缩，本来就身体虚弱的产妇，很容易感冒、头痛。因此，建议产妇坐月子不要吹凉风或者过堂风。但这并不等于夏季坐月子要拒绝空调。只要使用空调的方式正确，是完全可以的。"专家建议，使用空调或风扇时，最好让风对着墙吹，这样风被反弹回来，人体感觉会更加舒适。另外，在空调房里，产妇和孩子可以将关键部位包住，晚上睡觉最好盖上夏凉被，以防受凉感冒。空调房内要经常通风换气（每天 3～4 次，每次不少于 30 分钟，早晚温度较低，是最佳通风时间），以保持屋内空气新鲜。

第十七节　健康高效减肥不能缺了淀粉

夏天来了，想要减肥的人往往会急于求成。有种说法是，只要不吃淀粉，就能让你在短期内迅速瘦下来。这是真的吗？

北京体育科学研究所研究员、营养专家周琴璐教授表示，想要健康高效地减肥，在饮食上应坚持两个原则。

一、不要食用高糖、高油脂食物

很多人早餐喜欢吃甜甜的面包，或者是油炸饼。若你正在减肥，那请赶紧换菜单。高糖、高油、高钠的食物才是导致发胖的元凶，特别是一些加工食品里的化学添加剂，在无法代谢的情况下，会造成水肿。

二、一定要吃淀粉

饮食一定要均衡，并且保证适量的蛋白质、碳水化合物、脂肪等的摄入。不吃淀粉是很多人减肥的误区。淀粉是人体的三大能量物质之一，属于复合碳水化合物，必须由唾液和肠胃里的酶缓慢消化分解，才能逐渐释放到血液中，转化为葡萄糖等养分，也正因如此，吃淀粉所获得的饱足感会比吃糖还持久。

人体重要器官如脑部、神经系统细胞都依赖葡萄糖运作。如果为了减肥，一口淀粉都不吃，身体得不到能量，就会动用蛋白质氨基酸，将它转变成葡萄糖，这个生化路径称为"糖质新生作用"，必须由皮质醇来驱动，一旦皮质醇大量增加，体内的血清素就被抑制，使人心情低落，更会出现强烈想吃甜食的代偿心理，这样反而会令减肥失败。如果长期不摄取淀粉会导致激素失调，反而越减越肥。

第十八节　女性微胖更健康

医学上用来界定体重的数值依然用"体重指数（BMI）"来衡量［BMI＝体重（kg）/身高^2（m）］。BMI 是目前国际上常用的衡量人体胖瘦程度以及是否健康的一个标准，分为"过轻""适中""过重""肥胖""非常肥胖"5 个标准，但并没有给"微胖"划定数值范围。

新英格兰医学杂志研究显示，中国、日本、韩国等东亚人的身体质量指数 BMI 在22.6～27.4 kg/m^2 死亡风险最低，高于或低于这一范围，死于癌症、心血管病和其他疾病的风险会升高。专家表示，尽管"微胖"没有具体的标准范围，但是这样的导向比追求"骨感美"要更健康。觉得自己有些肉感的女性朋友，只要坚持锻炼，让体内的脂肪比例下降，肌肉比重上升，哪怕体重没有下降，人也会更健康。

微胖并无具体界定范围，健康女性腹部脂肪最好厚 3 cm。

近日微博上有个说法，让很多女性找到了为自己的"游泳圈"辩解的理由，这就是"女人最好有 3 cm 的腹部脂肪，它可以称得上是女性的'守护神'"。这一研究结果来自日本京都市立医院，该院医师指出，女性体内脂肪对雌激素影响很大，脂肪减得过多，会使人体停止分泌雌激素，导致停经，甚至引发不孕。对于女性而言，脂肪可以保护子宫和卵巢，健康女性的腹部脂肪厚度普遍应在 3 cm 左右。形象点说，女性腹部脂肪应该有五六片生鱼片叠加起来那么厚。

微胖有利于长寿。根据国外的调查数据，微胖带来的首要好处便是长寿。日本做过一项对 5 万名年龄为 40～79 岁的人进行的 12 年的跟踪调查。研究人员根据身体质量指数把年龄为 40 岁的研究对象分为 4 个级别，BMI 的正常范围是 18.5～25 kg/m^2，18.5 kg/m^2 以下为偏瘦，25～30 为 kg/m^{2}微胖，30 kg/m^2 以上则属于肥胖。调查发现，人在 40 岁时，体重略微超重的人要比过瘦的人多活 6～7 年，而后者的平均预期寿命要比肥胖的人少 5 年左右。研究人员说，在日本，40 岁的人中，略胖者将最长寿，男性平均剩余寿命为 40.5 年，女性为 47 年；其次为体重适中者，男性平均剩余寿命为 38.7 年，女性为

46.3年;再次为肥胖者,男性为37.9年,女性为44.9年;而体重过轻的人平均剩余寿命最短,男女分别为33.8年和41.1年。

美国疾病预防与控制中心的弗莱戈利用美国国家健康与营养检查调查数据也发现,BMI介于25 kg/m² 到29.9 kg/m² 之间的人死亡率最低。

1997年,世界卫生组织对BMI的定义给出了新标准:正常的体重BMI值应该是18.4~24.9 kg/m²,超重体重BMI值为25~29.9 kg/m²,肥胖体重BMI值≥30 kg/m²。但在我国,根据中国人的具体体质情况,国家卫计委2013版成人体重判断标准中,超重和肥胖的BMI临界值分别为≥24 kg/m²和≥28 kg/m²。

虽然微胖有利于长寿,更加符合健康身材的标准,但觉得自己比较"肉感"的微胖女性还是应该坚持锻炼。虽然很多人在锻炼之后发现,自己的体重并没有降低,甚至少部分人的体重还会小有增加,但这其实已是健康的表现,因为通过锻炼,他们体内的脂肪比例下降了,肌肉比重大大上升,肌肉密度要大于脂肪。

第十九节 常穿高跟鞋伤腰椎

一项针对北京市近4 000名18岁以上人群的问卷调查和体格检查显示,腰椎疾病患病率为9.02%,其中男性腰椎病患病率为7.91%,而女性达10.05%,女性患病率高,跟大多数女性爱穿高跟鞋有关。

女生穿上高跟鞋后,脚后跟垫高,人体只有向后倾斜,才能保证身体的平衡,这样一来,虽然达到了女性理想中的挺胸、提臀和收腹的效果,同时也导致人体重心被迫上移至腰部,腰椎就处于紧张状态,穿的时间越长,腰背肌肉和腰椎受到的损伤就越大,久而久之就可能发展成腰椎间盘突出症、骨质增生等疾病。

对某些需要在工作场合常穿高跟鞋的人来说,可在办公室准备一双舒适的平底鞋,与高跟鞋交替穿着。此外,还应注意在换鞋后做一些保护腰椎的体操,例如身体下蹲、双手抱膝呈跳跃状活动,以帮助缓解骨盆前倾和腰部过度后伸引起的肌肉酸痛,有效保护腰椎。另外,登山和打保龄球是两种可缓解腰椎疼痛的有氧运动。

第二十节 乳腺增生未必是病

越来越多的人在体检后,医生会给出乳腺增生的诊断,这一比例甚至高达90%。

事实上,在许多发达国家,乳腺增生的诊断仅作为一个病理学名词出现,即只有通过手术或穿刺等方法获取乳腺组织后才能诊断乳腺增生症,单纯靠触诊及超声检查并不能诊断乳腺增生症。

乳腺增生本身是一种生理现象,月经前增生,月经后缓解,这并非一种病理现象,一般无须进行治疗。临床上一般只有在出现明确的结节或周期性疼痛程度较重时才进行干预。

目前在国外多根据症状的不同,诊断为周期性乳痛症或乳腺良性结节。周期性乳痛症是指乳房疼痛常发生于月经前 1~2 周,通常表现为双侧乳房弥漫性的酸痛或沉重感,可放射至上臂或腋下,也可表现为一侧乳房疼痛比另一侧乳房严重,症状多随月经来潮而有不同程度的缓解,大多可以进行单纯临床观察随诊。一些患者疼痛程度较重、时间较长,或有乳腺肿瘤家族史、乳腺结节持续性增长,可以考虑进行治疗。

中医药在乳腺疼痛的调节、乳腺结构紊乱、良性结节的增殖抑制方面有较大的优势。治疗分为内治和外治两种方法,两者各有优势,口服药物全身调节作用较好,外治药物具有药物直达病灶,避免胃肠道刺激等优点。

作为一种食疗方法,玫瑰花茶是可以使用的。因为玫瑰花具有理气解郁、活血化瘀的功效,且作为一种食疗方法,其药性温和,可在一定程度上起到调节情绪的作用,故可以每日少量玫瑰花泡水喝。

要预防乳腺增生病,应注意情绪调节,保持乐观、放松的心态,适当控制脂类食物的摄入,少吃油炸食品、动物脂肪,多吃新鲜蔬菜和水果,适时婚育、哺乳,远离激素类药品,劳逸结合,睡眠充足,适量运动,每年至少到医院进行一次正规检查,如果结节、肿块突然变大、变硬,要及时到医院就诊。

第二十一节　点按膻中穴和膺窗穴消乳腺增生

乳腺增生大多时候都与心情不好、过分抑郁有关。顾名思义,乳腺增生就是乳房内出现了肿块,这些肿块就是气血瘀滞的结果。中医认为,肝主疏泄,它负责疏泄体内津液、气机的调畅,一旦出现拥堵,就会导致气滞血瘀,淤积在乳房内的话,就会形成乳腺增生。

另外,体内痰浊拥堵也会造成乳腺增生。乳房是足阳明胃经经过的地方,摸上去有硬硬的结块,就是足阳明胃经经气循行失常,痰浊温热,壅郁积于乳房之内而造成的。之所以会这样,大多和脾胃湿热有关。

乳腺增生的主要症状为乳房胀痛。

用手指指腹依次点按膻中穴、膺窗穴、天池穴等,然后,以乳房为中心,以这些穴位为重点,对乳房进行适当地轻抓、托举、搓揉。此法适合任何乳腺增生患者。

气滞型:胸满胁痛、急躁易怒。期门穴、太冲穴为肝经要穴,两穴相配有很好的疏肝理气作用。按压时可稍重,能加强疏肝理气的作用。

痰瘀型:产后乳房胀痛、内有结块、体形肥胖。丰隆穴是化痰要穴,能治人身一切之痰。它与足三里穴相配能健脾胃、化痰浊,改善症状。

第二十二节 如何有效预防乳腺癌

近年来,我国乳腺癌的发病率以每年 3% 的速度递增,乳腺癌已成为危害妇女健康的第一杀手。患者年轻化、中晚期肿瘤病例居多成为中国乳腺癌的特点。每年的 10 月是世界乳腺癌防治月,重视乳腺癌的预防,为女性健康保驾护航。

一、乳腺癌与月经

一般认为,月经初潮时间早、绝经时间晚、第一胎生育年龄晚是乳腺癌最主要的 3 个危险因素,即乳腺癌的发生与卵巢功能有关。

1. 初潮年龄 初潮年龄愈早,将来患乳腺癌的概率愈大。初潮年龄小于 12 岁与大于 17 岁相比,乳腺癌发生的相对危险度增加 2.2 倍。初潮年龄与绝经前乳腺癌的发病关联性更大。

2. 绝经年龄 55 岁以上才绝经者,得乳腺癌的概率比 45 岁以下绝经者增加 1 倍。

3. 行经时间 行经 40 年以上的妇女比行经 30 年的妇女发生乳腺癌的危险性增加 1 倍,行经 35 年以上比行经 25 年以下者危险性增加 2 倍。

二、乳腺癌与婚姻、生育

流行病学研究表明:未婚者发生乳腺癌的危险为已婚者的 2 倍;结婚但不育或第一胎在 30 岁以后亦为不利因素。适宜年龄的首次足月妊娠具有一定的保护作用,但流产会破坏这种作用。

自然流产不增加乳腺癌的发生,而人工流产则增加乳腺癌的危险。这是因为妊娠妇女人工流产后,妊娠被突然中断,体内的激素水平骤然下降,刚刚开始发育的乳腺腺泡突然停止生长,腺泡变小,让乳腺复原,但这种复原常常是不完全的,可诱发乳腺疾病。

一般认为,生过 1 个孩子的妇女患乳腺癌的机会要比没有生育的妇女少。

天津的一项妇女患乳腺癌的危险因素调查结果表明:第一胎生育年龄晚和不生育者患乳腺癌的危险增加。哺乳对乳腺癌的发生是有保护作用的。1977 年报道,香港女船民因右手要操作,所以习惯于左手抱婴右乳哺乳,结果发现她们的乳腺癌 80% 发生于左侧。

三、乳腺癌与遗传

研究发现:有乳腺癌家族史者、其母亲在绝经前曾患双侧乳腺癌的妇女,自身患乳腺癌的危险性为一般妇女的 9 倍,她们中的半数可能患乳腺癌。而且乳腺癌患者的第二代出现乳腺癌的平均年龄约比一般人提早 10 年左右,多发生在绝经前。这种易患倾向不仅与母系有关,也与父系有关。母亲未患乳腺癌,但自己的姐妹当中有两人患乳腺癌,那么自己患病的危险性则为常人的 3 倍。

四、乳腺癌与生活习惯

乳腺癌不是一种不可避免的遗传性疾病,还与其他因素如生育、饮食、内分泌等有关,只有多种因素的共同作用才会导致乳腺癌发生。

1. 吸烟　绝经期前吸烟的妇女发生乳腺癌的危险显著高于非吸烟者,而绝经后则无差别。

2. 饮酒　饮酒妇女乳腺癌的发生率比非饮酒者高40%～90%,饮酒的种类和饮酒的量与发病率亦有关系。有些报道认为饮酒可使乳腺癌发病的危险度提高145%～200%。但饮酒还与社会经济地位有关,可能只是混杂的作用。

五、乳腺癌与避孕药

以前的研究认为,妇女在育龄期使用口服避孕药,不会增加患乳腺癌的风险。近期的研究证明,使用复方口服避孕药轻度升高乳腺癌风险,与从未使用复方口服避孕药者相比较,当前使用者和既往使用者中乳腺癌风险轻度升高。

六、乳腺癌的筛查方法

普查是预防乳腺癌最好的方法。每次普查均须进行B超和外科检查。

在西方,钼靶是被证实有效的乳腺癌筛查诊断方法,这种以钼靶为主的筛查模式是否适合中国女性呢?这个问题一直是有争议的。除了证据支持的有效性,西方推荐钼靶筛查是有明显原因的,西方女性乳房体积大,以脂肪型为主,钼靶筛查操作难度不大,而且西方的钼靶检查已经比较规范。

不同的是,中国女性乳房体积小,以致密型为主(约90%的女性),使钼靶筛查的操作变得相对困难;乳腺癌发病年龄较西方小(45～55岁),此时女性处于绝经期或围绝经期,本身致密型乳房体积也比较大。

我国"十一五"期间曾做过多中心随机对照研究,发现在30～65岁的高危中国女性中,超声筛查的敏感度及准确性更好,是优于X射线的。

国际上对超声有相似的研究和结论,其中比较著名的ACRIN 6666研究在2016年报道了最新成果:他们在美国、加拿大、阿根廷的20家中心,筛查了2 809名高危者,2 662人完成了3年的超声+钼靶筛查(7 473次检查),发现了111例乳腺癌。结论认为,超声和钼靶的乳腺癌检出率相似。

七、预防乳腺癌的方法

1. 预防性治疗　对良性乳腺疾病可以短期预防性应用三苯氧胺。

2. 避免使用激素替代疗法　缓解更年期的激素替代疗法会导致乳腺癌发病危险升高,使用5年后患乳腺癌危险率增高35%。

3. 预防性切除　预防性双侧乳腺切除术可以使BRCA基因突变携带者乳腺癌发病危险降低85%～90%。对查出BRCA1/2基因突变阳性的人来说,这可能是一个激进但有效的治疗手段。多数做过这个手术的女性表示不后悔,因为这让她们从患癌的恐惧中解脱,但要注意术前沟通详细。

第二十三节　子宫肌瘤的常见症状

子宫肌瘤是女性生殖道最常见的良性肿瘤。如果对子宫肌瘤的常见症状有所了解,则可能早期发现,并在适当的时候进行治疗,从而减少对健康的影响。那么,子宫肌瘤都有哪些症状呢?

子宫肌瘤有无症状及症状的轻重与它的生长部位和大小有关,尤其是生长部位。位于子宫外表面的浆膜下子宫肌瘤,腹腔有很大的发展空间,瘤子即使长得很大有时也没有症状;而位于子宫的黏膜下子宫肌瘤,由于它影响子宫内膜的功能,即使很小也可出现不规律阴道出血。一般而言,子宫肌瘤有以下症状,但具体到每位患者,则是表现为其中一种或数种症状。

一、阴道出血

阴道出血是最常见的症状。位于子宫外表面的浆膜下子宫肌瘤多无阴道出血。肌壁间肌瘤较大时,可影响子宫的收缩,或使子宫内膜面积增大而使月经过多或经期延长。位于宫腔内的黏膜下肌瘤,则常常有不规律阴道出血、月经淋漓不净等。当然,引起阴道出血的原因很多,需要提醒的是如果出现这一症状,不要自认为是由于劳累或是更年期而不重视。

二、比较硬的包块,多是偶然被发现

当肌瘤过大或者患者体形偏瘦时,可在下腹部摸到较硬的实性包块,尤其是早晨排尿前更容易摸到,多数是在很偶然的情况下发现的,比如洗澡或者性生活时,有些在妇科检查时也可以摸到。有些肥胖的人不一定能摸到,但会发现腰围增大,有时中老年人会想当然地认为是发福。而对于生育年龄期的妇女,如果发现盆腔包块,最需要考虑的不是子宫肌瘤,而是要判断是否受孕了。

三、尿频、尿急

也可能是子宫肌瘤症状。同样由于生长部位及大小的不同,产生的症状也有差异。肌瘤向前可压迫膀胱,引起尿频、尿急,甚至排不出尿(称为尿潴留);如肌瘤生长在子宫后壁,可向后压迫直肠引起腹泻或便秘;发生在子宫两侧的阔韧带中的肌瘤可压迫输尿管、髂内外静脉和神经,从而发生输尿管梗阻、肾盂积水、下肢水肿或疼痛。

四、不育

位于子宫壁的小肌瘤或者浆膜下肌瘤一般不会影响妊娠,但有的肌瘤会改变子宫腔形态,或者阻碍受精卵的着床,或者长在子宫角处,压迫了输卵管与子宫的接口而妨碍精子进入输卵管,均可造成不育。

五、腹痛

子宫肌瘤一般很少引起腹痛,如果肌瘤过大压迫盆腔的神经,或肌瘤因急性缺血而发生红色变性,或带蒂的浆膜下子宫肌瘤发生扭转时,可引起剧烈腹痛。

六、白带增多

位于宫腔内的黏膜下肌瘤可能会引起白带增多。当肌瘤脱出子宫颈口或阴道口时,其表面会溃疡坏死,出现白带增多,如果合并感染,可有脓性白带。肌壁间肌瘤如果体积较大,可使宫腔面积增大,子宫内膜分泌增加而且盆腔充血,也可引起白带增多。

七、贫血

黏膜下肌瘤、肌壁间肌瘤会导致月经过多,长期月经过多可造成贫血,严重者可有贫血性心脏病。

对于定期体检的妇女,子宫肌瘤很容易被超声检查发现。如果女性朋友出现上述症状,通常是需要治疗的信号,就需要到医院检查。

第二十四节　月经不调可以试试穴位按压

月经不调是常见的妇科疾病,中医认为是"肾—天癸—冲任—胞宫"的气血运行失常。当出现月经不调时,建议看医生服药治疗或以针灸艾灸调理,实在没时间的话,平时在家里也可以时常按揉相应穴位来达到疏通经络的目的。

一、三阴交穴

三阴交穴位于小腿的内侧,足内踝尖上3寸,胫骨(小腿内侧骨)内侧缘后方凹陷处。三阴交穴有调和气血、补肾养肝的功用,又称为"调经要穴"。三阴交穴可以有效治疗各种妇科疾病,例如月经不调、手脚冰冷、痛经、更年期综合征等。痛经或月经不调者,在月经开始前一周左右,每天花1分钟刺激此穴,有良好的保健效果。有更年期综合征等病症者,常刺激此穴,能改善病情。但孕妇不宜刺激此穴。

二、关元穴

位于下腹部,前正中线上,肚脐下3寸。

培补元气、肾气,暖下元,治病范围广泛,包括妇科的带下、痛经及各种妇科炎症。每天坚持点按或灸此穴30分钟,有助提高性功能,对腰部发冷、体质虚弱者效果更好。还有个在家比较有可行性的操作方法,是买个有一个或两个孔的艾灸盒,每个孔放一截艾条,点燃艾条后把灸盒放在下腹部(离肚脐大约四指)的位置进行熏灸,每次30分钟左右,注意防止烫伤。

三、血海穴

位于大腿内侧,股四头肌内侧头隆起处(用掌心盖住膝盖骨,右掌按左膝,左掌按右膝),五指朝上,手掌自然张开,大拇指端下面便是血海穴。

补血养肝、止痒润肤,治疗月经不调、痛经、贫血、腹痛等。

每天上午的9~11时是脾经经气运行最旺盛的时候,人体的阳气也正处于上升趋势,所以直接进行按揉就好了。每一侧3分钟,要掌握好力道,不宜大力,只要能感觉到穴位有微微的酸胀感即可。

四、足三里穴

位于膝盖骨外侧下方凹陷往下约四指宽处。

足三里为保健要穴。具有调节机体免疫力、增强抗病能力、调理脾胃、补中益气、通经活络、疏风化湿、扶正祛邪的作用。

每天用大拇指或中指按压足三里穴1次,每次每穴按压5~10分钟,每分钟按压15~20次,每次按压要使足三里穴有针刺一样的酸胀、发热的感觉。

五、太冲穴

位于足背侧,第一、二跖骨接合部之前凹陷处。疏肝理气,调经止痛。

容易生闷气的人可以每晚睡前按压此穴位5~10分钟,用拇指指腹从此穴往脚指头方向按压,注意按压力度可稍大,但不要过大,以免引起皮下瘀血,以有酸胀痛感为佳。

第二十五节　雾霾天请这样洗脸

一、雾霾和紫外线　联手伤害脆弱肌肤

虽然健康的皮肤能够抵挡住PM 2.5侵入体内,但这些颗粒飘落并附着在裸露的肌

肤上,还是会引起各种皮肤问题。而且雾霾中的氮氧化物和挥发性有机污染物在紫外光照射下发生化学反应会对皮肤造成伤害。因此有效地清洁皮肤,才能够有效减少雾霾对皮肤的损害。

二、洗脸水要用煮沸的"软"水

我们的生活用水,多为含有较多矿物质的"硬水"。用硬水洗脸会刺激我们的皮肤,所以需要将它通过煮沸,变成软水。

1.肤质越干越敏感,水温越要柔和。水温要根据皮肤的类型、污垢情况而定。如果是油性皮肤或者是污垢较重的情况下,水温宜在 40~45 ℃,这样比较容易洗干净;干性皮肤的洗脸水温不宜过高,38~40 ℃即可;如果是敏感性皮肤,水温在 35 ℃左右就够了,直接用凉开水也是可以的。

2.泡沫越多清洁力越强,干性皮肤选无泡洗面奶。纵然清洁皮肤的产品有很多种,大多数人还是更青睐洗面奶,但不正确地使用可能会引起皮肤病,如过敏性皮炎。所以大家还是要谨慎。油性皮肤可选择泡沫型洗面奶,因为它的清洁能力比较强;干性皮肤可选择无泡沫型洗面奶,其比较温和,对于干性皮肤的清洁力也足够了;发红或敏感皮肤最好不用洗面奶,清水洗脸即可,洗完脸涂上无刺激的润肤霜。

三、雾霾天,洗脸要更认真

容易藏污纳垢的地方要洗到。注意重点部位的清洗:如眼窝、鼻头、鼻唇沟、耳郭、嘴唇周围等,这些犄角旮旯都是容易藏污纳垢的地方。①雾霾天最好每天洗脸 3~4 次。正常情况下一般建议大家每天洗 1~2 次脸;但持续的雾霾天时,建议增加洗脸次数,有条件的话每天洗 3~4 次。②冬季雾霾天,更要注重补水和保湿。由于我们的皮肤正在经受冬季、供暖和雾霾的三重夹击,除了有效的清洁,合理的补水保湿更加重要。除此以外,我们还要保持良好的生活作息习惯,早睡早起,保持充足的睡眠,多吃蔬菜水果,多喝水,保持良好的心情。

第二十六节　女人脾虚的 3 个症状

一、疲劳

人之所以疲劳,是因为肌肉不能负重了。中医讲脾主肌肉,疲劳是脾虚的一大代表症状。除了负重的骨骼肌,内脏的平滑肌也会因为脾虚而无力,所以,脾虚的另一个症状是消化能力弱,大便常年不成形,这都是胃肠肌肉无力研磨食物,也无力"塑形"糟粕导致的。

二、睡眠障碍

要么是想睡睡不着,要么是睡不醒,都属脾虚。中医所说的脾,可以将吃进去的食物化生为气血,血足了,心神才有地方栖息,人才可以安睡,脾虚、血虚自然会睡不着。而脾虚气血不足,大脑就会缺氧,人就总是困,久而久之影响到身体的修复,憔悴是自然的事。

三、喝了水就要尿,而且还总是渴

因为脾虚,脾运化水的能力不足了。所以即便总是喝水,也还是渴,严重时,喝进去的水还会停滞在体内,人因此变得又胖又肿,从面容到身形,线条不紧致了,自然影响到容貌。

上面3种情形是典型脾虚时特有的症状。中医的脾和黄色是相对的,脾虚的人,肤色会偏黄。如果不遏制住脾虚任其继续发展,会出现肾虚,而肾和黑色是对应的。从这个意义上说,"黄脸婆"是个信号,如果再发展下去就是"黑脸"了,那时候,就不是简单的容貌问题了。

第二十七节 挤压肚脐可知脾胃健康

肚脐位于我们的腹部,多数人都认为肚脐是生命的起点。虽然都知道肚脐很重要,平时却很少有人注意它,更少有人将其和脏腑、大脑等器官联系起来。胎儿在母体中时,要依靠脐带和胎盘连接,进而接受母体营养,婴儿出生之后,脐带会被剪断,形成肚脐。肚脐是我们曾经和先天沟通的标记,中医学有"脐为五脏六腑之本"之说,所以,没有肚脐,生命就无从谈起。

肚脐是我们人体的重要穴位——神阙穴。神阙穴为调整脏腑、平衡气血阴阳之枢纽,有非常好的养生保健之功效,通过检查肚脐也能了解我们身体脏腑气血的状况,挤压肚脐就可以了解我们的脾胃是否健康。

用手挤压肚脐时,若肚脐上方出现疼痛感和(或)腹部出现饱胀感,是胃腑气滞、胃经气血阻滞不畅的表现。有些人会伴随饮食减少、嗳气、腹痛等症状。

将双手放到肚脐上,若肚脐周围有疼痛感,为胃肠蠕动减慢。胃肠气血不足,会出现腹痛、闷胀、嗳气、泛酸、恶心、呕吐等症状,有的还会有腹泻、便秘交替出现的症状。不及时治疗,容易出现胃肠痉挛或胃肠炎症。

用手指挤压肚脐,若有水样感,则是脾调节水液代谢功能失调。长期任其发展,身体"水道"不通,水湿就会停聚,导致湿邪困脾,会引发水湿、痰饮、瘀血。

挤压肚脐时,如果肚脐左上方出现硬块或肚脐周围有硬块,为脾胃或肠腑气血瘀滞,经络不通的表现。

我们的肚脐皮薄凹陷,没有皮下组织,皮肤直接与筋膜、腹膜连在一起,非常容易受寒邪侵袭,所以,肚脐应温养。温养肚脐具有调和脾胃、益气养血、舒经活络、延缓衰老的功效。温养方法如下。

一、按摩肚脐法

将双手搓热,左手放右手手背上,右手掌心贴到肚脐上,顺时针方向按摩 60 次,逆时针方向按摩 60 次,反复按摩。按摩时要施加一定的压力,动作要和缓,直到腹部出现微热感,以无明显不适为宜。之后以肚脐为中心,按摩范围慢慢扩大到腹部。扩大到腹部时,手掌施加压力时力度要小些,以出现热感为宜。排便正常者,按照顺时针、逆时针方向分别按摩 60 次。对于胃火过旺或便秘者来说,应当按照顺时针按摩 180 ~ 200 次。脾气虚弱或腹泻者应当逆时针按摩 180 ~ 200 次。按摩肚脐的时间最好为早起和晚睡前。应当注意,急性胃肠炎、恶性肿瘤或皮肤出现外伤者不能采用此法按摩。

二、艾灸法

艾灸的时候要采用仰卧姿势,双腿呈屈曲位,点燃艾条,放到距离肚脐 2 ~ 3 cm 的地方悬灸,连续艾灸 20 ~ 30 分钟。《类经图翼》中记载了一种隔盐艾灸之法。将纯白的干燥食用细盐填平肚脐,之后覆上一层姜片,最后进行艾灸。隔盐艾灸适合在秋、冬、春 3 个季节使用,夏季不宜使用,因为夏季在中医五行中属火,艾灸也属火,此时如果进行艾灸很容易出现胃火。

此外,还有一种叫作"隔药饼"艾灸的方法,具体做法为:准备人参、白术、茯苓、甘草 4 味药材,取相同分量混匀,研成粉末。在药末中加入适量面粉、水,制成厚 0.5 cm、直径 2 cm 的圆形药饼,放在阴凉处。准备艾灸的时候取出药饼,用针在药饼上面扎几个孔,放到肚脐上,这样就能施灸了。此 4 味药物均有补养气血、健脾和胃的功效,能治疗脾虚导致的腹泻、腹痛、腹胀、消化不良、体倦乏力等症状。

第二十八节 预防衰老从护脾开始

《黄帝内经》中有述:"女子七岁,肾气盛,齿更发长。二七而天癸至,任脉通,太冲脉盛,月事以时下,故有子;三七,肾气平均,故真牙生而长极;四七,筋骨坚,发长极,身体盛壮;五七,阳明脉衰,面始焦,发始堕;六七,三阳脉衰于上,面皆焦,发始白。""丈夫八岁,肾气实,发长齿更。二八,肾气盛,天癸至,精气溢泻,阴阳和,故能有子;三八,肾气平均,筋骨劲强,故真牙生而长极;四八,筋骨隆盛,肌肉满壮;五八,肾气衰,发堕齿枯;六八,阳气衰竭于上,面焦,发鬓斑白。"

从这里我们也能看出,女子以"七"为周期,而男子以"八"为周期,而"五七",也就是 35 岁,对于女人来说是一个"坎儿"。因此,五七的女性阳明脉开始衰弱。阳明脉包括手阳明经、足阳明经,面部、胸部、腹部皆为阳明脉经过之处,这些地方的经脉气虚、衰弱就会对面部和腹部产生影响,于是出现面容憔悴、面色发黄、头发开始脱落等症。如面黄憔悴就与"阳明脉衰"有直接关系,腹部脂肪堆积也与阳明脉运行无力有关。上述变化,都出现在女人35岁和男人40岁之后,由于女性基础周期比男性短1年,所以,从生理规律方面说,女性比男性衰老早。

很多女性会很困惑,男人为什么不护理皮肤,但皮肤却好得出奇呢?不会有太多皱纹,也不会太干燥。虽然有些女性不断地更换护肤品、保湿霜等,可皮肤仍然非常干燥,面容憔悴、面色发黄,头发干枯。原因很简单,男性的"无感蒸发"能力比女性好。那什么是"无感蒸发"呢?实际上,"无感蒸发"就是指人体自身具备的由内而外的皮肤保湿方法。代谢旺盛、身强体健者,"无感蒸发"的能力就更强,能将身体中的热通过水分的形式散发到体外。反之,活力不足、功能减退者"无感蒸发"的能力就会相对较弱,而男性普遍比女性火力旺盛,因此,男性的"无感蒸发"比女性好,这也是男性皮肤先天保湿的原因。对于到了35岁或已过35岁的女性来说,身体的阳明经气逐渐衰弱,"无感蒸发"能力也会随之减弱,面容憔悴、皱纹等相继出现。阳明脉实际上就是脾胃之经,黄色为这条经脉对应之色,它出了问题,面部发黄就很难避免了,因此,气虚女性过了35岁之后就开始面黄憔悴了。

那么,如何增强身体"无感蒸发"的能力呢?答案是护脾。即使年纪轻,身体健康,也不能过量食用生冷食物,因为它们会对脾气产生伤害。过多食用生冷食物,35岁时衰老的表现就会更加显著。所以,应当从年轻时开始节制生冷食物。

还有一种方法就是坚持锻炼身体,养成锻炼习惯,不能上班的时候忙着上班,休息的时候忙着睡懒觉而忽视锻炼。如果实在抽不出时间锻炼,可以"强迫"自己锻炼。比如,家和公司的距离较近,可以用步行、骑自行车代替公交;上楼的时候用爬楼梯代替乘电梯。通过饮食的控制和坚持不懈的锻炼,脾气就会逐渐充足,"无感蒸发"能力也就随之提高。

第二十九节　久坐也会伤脾

很多人都听说过这样一句话"久坐伤肉",实际上,这里所说的"伤肉",伤的就是脾。从中医学的角度说,脾主肉,久坐伤肉并可伤及脾。脾主运化,脾气虚,身体的运化功能就会出问题,水谷精微不能被及时转输,食物不能被及时消化吸收,整个人就会变得虚胖。脾虚生湿,营养成分不能被吸收,"废物"便会积滞在体内。

脾气受伤之后的主要表现为越来越胖或越来越瘦。如果患者思虑过度,脾气虚就可能表现为越来越瘦;如果患者是由于懒惰久坐、不运动而致伤脾,体内就会残留大量垃圾、毒素,身体越来越胖而且形成虚胖。后者较常见,也是高血压病、糖尿病等"富贵病"的诱因。

现代很多白领女性从清晨踏入办公室就坐在椅子上,一坐就是一天,直到傍晚拖着疲倦的身体回家,窝在被子里看电视或吃零食。长时间坐着不动,肌肉就会无力。

伤肉劳脾不但会让人感觉腰酸背痛,还会为各种疾病埋下隐患。首先,坐得时间太长,正确的坐姿很难维持,坐着坐着就东倒西歪,时间久了容易导致颈椎或腰椎退行性改变。其次,坐的时间太久,身体对心脏工作量的需求就会降低,心脏供血量下降,进而引发高血压病、高脂血症、冠状动脉栓塞等心脑血管疾病。一坐一站静脉回流就会有动力,而久坐容易引发直肠静脉曲张、血液淤滞,进而引发痔(疮)。在地心引力下,长期不活动下肢的充血量会增大,引发肿痛、静脉曲张等。

可能有些女性会问,由于工作需要不得已从早到晚使用电脑怎么办?此时应当多运动,中医学认为"动则不衰",养肉健脾最有效的方法就是"多动"。对于整天坐着、不爱运动的女性来说,可以在工作间隙中旋转身体相关部位,能够起到非常好的健身功效。

一、转目

双眼同时向远处眺望,然后向左经上方再至右到下方到左方。注意,眼动头不动,旋转运目 10 圈。之后再由右经上方至左到下方回到右侧,旋转运目 10 圈,这种方法能够解除眼部疲劳,增强视力。

二、转掌

呈自然姿势站立,将双手抬起,放到胸腹前,先沿着顺时针的方向同时转动双掌 10 圈,之后按逆时针方向转动手掌 10 圈,这种方法具有舒筋活血、增强手腕活力的功效。

三、耸肩

呈自然姿势站立,身正腰直,慢慢地闭上双眼,吸气的时候,双肩胛先向上抬起,之后向前、向下、向后旋转运动 10 次,再沿反方向旋转 10 次,这种方法能够活动肩关节,防止颈肩关节综合征。

四、扭腰

双足开立,与肩同宽,双手叉腰,四指在前,拇指在后紧顶肾俞穴(位于第 2 腰椎棘突下,旁开 1.5 寸)处,先沿着顺时针方向转动 10 圈,之后沿着逆时针方向转动 10 圈,这种方法能够治疗腰肌劳损、腰酸痛等病症。

第三十节 拒绝以健康为代价的美

天气寒冷,可走进城市,仍旧会看到很多穿着丝袜、裙子甚至光着腿的女性。无论是学生,还是中年女性,似乎都在争着做靓丽的人。不管天气如何寒冷,她们都争相展露自己修长的美腿。

其中,办公室工作的女性最为常见,可能很多女性还不了解,自己虽然美丽动人,可脾胃却承受着巨大的痛苦。进入秋季之后，天气开始转凉，人的食欲增强，这也会导致增加脾胃的负担，此时，脾胃气血的循环量会大增。

如果在冬季寒冷潮湿的天气中穿着露腿的裙装，让双腿受尽寒气的侵袭，下肢的脾经、胃经就会受寒，沿着经络将寒气聚集在脾胃，引发脾胃虚寒证。主要表现为胃痛、手足冰凉、腹泻、腹胀等。

虽然一年 365 天都能够展露美腿、婀娜的身材是每个白领女性的向往，可爱美不能以牺牲身体健康为代价。虽然做美人是每个女性的梦想，但绝对不能为了美而损害自身的健康，一旦寒到一定程度，脾胃严重受损，进食之后食物就不能很好地转化成气血。气血为女人美丽之根本，脾胃受损，就意味着女人丧失了美丽的根本，使得女人再无华光，而之前的"冻"也是白受了。

第三十一节　做温暖的女人

冬季来临，首先要做的就是保暖，穿上足够多的衣服。可对于很多女性朋友来说，穿得很臃肿地出门还不如不出门，因为美丽是不分季节的，无论春夏秋冬，她们都会尽全力去追求美丽，那么冬季怎样做才能保持美丽呢？

可以多穿几件质地较薄的衣服，这样就可以根据室内外温度及时增减衣物，也不会显得太过臃肿。天气寒冷，外面穿上一件大衣就足够了，里面也不用穿太多衣服，这种穿法既不会觉得寒冷，也不会影响身材的展现。如果想让腿看起来瘦些，可以选择布料稍薄些的长裤，若觉得冷，可以在里面多穿一条丝袜或裤袜，保暖效果非常好。当然了，不是说保暖就不可以穿裙子，冬季同样可以穿裙子，但是最好穿长裙，长裙能够遮盖住双腿，这样就可以在腿上多加几层保暖，如护膝、厚袜、厚毛裤等。

除了着装外，以下方法可以辅助我们做一个温暖的女人。

一、耐寒训练

提高人体的耐寒能力，可以预防严寒对身体健康的影响。长期进行耐寒锻炼，不仅可以促进气血运行，畅通经络，充沛脾胃的气血，还能显著改善心肺功能，并且，可以加速人体新陈代谢，提高人体抗寒能力。耐寒锻炼还能够调节身体的产热、散热过程，对于体温的保持大有好处，同时降低身体的损伤概率。进行耐寒锻炼时最好选择室外运动，如慢跑、骑自行车、打太极拳等。锻炼的过程中，衣服不能穿得太厚，以稍微感觉到冷为宜。锻炼结束后，及时保暖，以免着凉。每天早上起床后要用冷水洗脸，不但能够紧致肌肤，还能够防止皮肤出皱，进而提高人体适应严寒的能力。

二、每天泡脚 30 分钟

俗话说得好："冬天泡脚，全身暖和。"足部穴位密集，包括三条阳经（膀胱经、胃经、胆经)的终止点,和三条阴经(脾经、肝经、肾经)的起始点,都在脚上,其中包括脾经和胃经。用热水泡脚时,热量能够通过经络传导,驱散脾胃之寒气,进而养护脏腑气血。每天晚上取40 ℃热水倒入盆中泡脚15～20分钟,水的深度要超过脚踝至小腿处。泡脚时,可以随时添加热水。脾胃虚弱的女性,洗脚水要稍微烫些,泡脚的时间在30分钟以上,至脚面上可以感到微微出汗即可。泡脚结束后,可以做些简单的脚部按摩,用右手掌心揉搓左脚掌心1分钟,之后用左手掌心揉搓右脚掌心1分钟。双脚各按摩3遍,就能够达到事半功倍的功效。

三、艾灸肚脐

肚脐也叫神阙穴,它是任脉的要穴,任脉统领人一身阴经经脉,循行人体前正中线,向上与心肺相连,中间经过脾胃,向下通过肾。神阙穴汇集着人体经络之气。从中医学的角度上说,脐为五脏六腑之本,元气归脏之根。意思就是说肚脐和脏腑相同,具有培元固本、健脾和胃、行气活血、散结通滞的功效,能够向四周和全身输布气血。脐疗可温经通络、调理气血、补益脏腑,冬季脐疗能够治疗脾胃虚寒,畅通周身气血。

脐疗的具体做法为:取1片生姜,生姜厚度0.2～0.3 cm,用牙签在生姜片上扎些小洞,然后将生姜片贴在肚脐上,将艾条一端点燃,放到离肚脐2～3 cm的位置,开始熏灸,艾灸30分钟左右,以局部出现温热、潮红为度。

四、食物暖身

冬季时,女性朋友们可以适量食用大枣。脾胃虚寒的女性可以将大枣蒸熟后食用。干桂花泡茶饮也是不错的选择,因为桂花具有温中散寒、暖胃止痛、化痰散瘀的功效,不管精神紧张还是轻松悠闲时,都可以为自己泡上一杯桂花茶,可宁神定志、醒脑开窍。

第三十二节　排毒与保暖哪个更重要

一直以来,女性保养都有一个误区,那就是女性都认为自己需要每天排毒才能保持健康、保持美丽。其实,从女性身体特质来说,最重要的保养应该是保暖而不是排毒,尤其是冬天的时候。

一、你真的需要排毒吗

很多女孩子爱美,想要祛痘、美白、瘦身,第一件事想到的就是排毒:吃东西要吃排毒的、抹在身上脸上的东西也要是排毒的。仿佛大家胖、黑、丑,都是因为"两袖清风、一身是毒",而不是其他原因。似乎只要把身体里的毒排掉,大家就可以变白、变瘦、变美。但事实是,很多人越排毒越有问题,没有变美,反倒是身体因排毒变得更糟糕了。

其实,很多人的身体和健康状态都是环境和自我生活习惯的产物。在今天这个手机不离手、宁可在空调里受冻也不要在热天里流汗、冬天要风度不要温度的时代,大家身体主要是靠着空调制冷人为地制造寒气、手机电脑玩得不亦乐乎人为地拉长阳气损耗、各种熬夜加班加点工作人为地拉长人体元气的消耗,冬天长期的寒气侵入等制造了自己身体的虚寒。

二、保暖才是保养的先决条件

阳气是我们生命活动的动力,换句话说就是我们各种生命活动的能量和驱动力,所以我们无论是晚上熬夜、加班工作,还是玩手机、看电视剧,都是在过度消耗我们的能量和驱动力——阳气。尽管我们平时如何排毒养颜、如何吃多少营养品保健品,都是没有用,因为我们阳气虚了,吃再多补身体的,缺乏阳气这个推动力,阳不化阴,阴不养阳,反倒是对身体产生桎梏,产生了"瘀"。这种"瘀",如果不从源头"阳气"入手,在这个大环境中,无论你再怎么补,也不可能获得美貌。这些补养上品会积滞在体内,无法到达用武之地。再怎么清瘀排毒,都不能根治。因此,对女人来说,保暖就是一种最重要的保养,而且是诸多保养办法起效的先决条件。

三、保暖难道真比排毒重要

其实,女孩子身体上、皮肤上出现的问题,大多跟受寒脱不了关系,不过这一点并不为人所知。相比来说,她们更熟知的也更能理解的是"排毒""去火",也更容易把诸多问题归为"火大""毒素堆积",比如习惯性便秘、复发性口腔溃疡。但人已经很虚,此时如果再一味"去火""排毒",只能再次克伐身体的阳气,使虚寒加剧……很多女人身体和容貌受损是常事。因为女人是靠血养的,只有血行顺畅,充盈,无论身体还是容颜才会有营养来源。而血有"得热则行,遇寒则凝"的特性,忽略了受寒这个因素,就等于人为的阻碍了气血的运行,在这样的情况下,再怎么补养身体,都无异于杯水救大火,根本无济于事。因此,基于当下这样一种客观环境,保暖远比排毒对身体的保养来的重要。

四、保暖具体应该怎么做

想对身体保暖,并不复杂,主要抓住3个大方向即可。

1. 不受寒(从源头隔断) 比如,不吹空调或少吹空调,天气变凉的时候多穿衣服,多喝水等。

2. 驱寒(祛除病邪) 如果已经受了寒,这个时候就要在寒气还留在皮肤腠理的时候,赶紧驱散出去,以免它进入人体经络、留存于脏腑,寒滞气血。

3. 阳气温阳煦身(从根本改变) 因为平日里实在太多受寒的情况了,无论是在办公室、商场,还是家里,都是风里雨里空调在等你;另外还有一些经年累月积聚的寒滞,这些情况,大火用不上,烈火用不得,就需要纯阳之气慢慢温煦。在论纯阳之性的纯度和浓度上,艾草是为数不多的,既可药用烈补阳、又可食用温补阳的选择。

五、艾叶温阳法怎么操作

在家就可以操作的艾叶温阳法如下。

1.在食用上 可与鸡蛋、酒酿、黄酒、姜枣等搭配,做成滋补汤膳,是温补身体的最佳选择,功效与味道俱全。

2.在艾灸上 选用蕲春的艾叶做成的艾条,对足三里、涌泉穴等重要养生穴(或者根据所需穴位)进行灸灸,温而不燥、润能通经。

3.在日常上 还有一种方法是大家不常见的,一样的效果,却是比上面提到的都方便的方法,那就是把上好的蕲春艾绒做成一个透而不漏的坐垫,无论是在公司开着空调的时候,还是出门在外被风吹雨打了、还是在冬天冰天雪地里走了一遭,回来的时候,都可以坐上温暖的艾绒垫,喝上一杯姜枣茶,将一天的进入身体的寒气都驱除、好好的保暖自己。

第三十三节 更年期抑郁症的注意事项

动不动就发怒,对很多事情提不起兴趣,考虑是否患上了更年期抑郁症。

首先,在饮食方面要多吃含氨基酸多的食物。因为氨基酸在振奋人的精神方面起着十分重要的作用。含氨基酸多的食物有:酸牛奶、香蕉、牛肉和鸡肉等。另外还要多吃含钙食物,可增进食欲,促进消化吸收,易使人保持愉快的情绪。含钙食物有:黄豆及豆制品、牛奶、鱼、虾、红枣、柿子、韭菜、芹菜、蒜苗等。

其次,要适量运动和保持足够的睡眠。运动可使人产生化学和心理上的变化,可改变血中激素的含量。运动还能减少抑郁症患者所具有的那种无能为力的感觉。

最后,专家提醒,如果心理症状的表现比较轻微,应该以自我调节为主,有意识地调节情绪,不要因为自己正处在更年期就放任自己随便发火。如果症状较重,无法自我调适,就要到正规医院就诊。

第三十四节 跳绳有助女性改善便秘

便秘是人们最常见的一个消化道的症状。据不完全统计约有50%的人曾有过便秘,尤其是老人、孕妇和小孩的发生率最高,许多人为此而痛苦万分。

一、多久不大便才是便秘

一般认为正常人由摄入食物,经消化与吸收到形成粪便排出体外约需要 24~48 小时,若超过 48 小时即可视为便秘。但随食物成分不同,各人的饮食及排便习惯不同,间隔时间可有很大差异。一般每日 1 次,起床后或早饭后排便。有人习惯于 2~3 天排便 1 次,有人 4~5 天甚至更长时间排便 1 次,却不感觉排便困难,排便后有舒适与愉快的感觉。因此,不能只按排便次数多少来确定是否便秘,应按各人的排便习惯来确定。只要排出通畅、无痛苦,就不能算是便秘。

因此,现代便秘的概念是:便秘是多种疾病的一个症状,一般表现为大便量太少、太硬、排出太困难,合并一些特殊症状,如长时间用力排便、直肠胀感、排便不尽感,甚至需用手法帮助排便,7 天内排便少于 2 次或长期无便意等。

二、女性便秘,主要是因为运动少

"活动活动,大便自通。"从这句话可知,经常从事运动锻炼的人,很少便秘。大便的排出需要膈肌、腹肌、提肛肌、会阴部肌肉的力量协调舒缩,才能顺利完成。女性运动量较少是造成女性常便秘的原因之一,而坚持规律的锻炼可以使肠道更好地蠕动。

运动能够很好地防治便秘。最好的方式就是通过跳绳震动内脏。弹跳能刺激骨骼、肌肉,促进血液循环,此外还能加强淋巴系统的免疫功能,这对缓解便秘十分重要。便秘患者走路时,可以尽量加大腰和胯部的转动。像模特一样走猫步,这能起到对腹腔按摩的作用,能够加强内脏,特别是胃肠的蠕动,促进营养的吸收和废弃物的排出,对胃肠功能失常、消化不良引起的便秘疗效明显。另外,像慢跑、游泳、大步走这些体育运动,坚持练习也能起到预防和减缓便秘症状的作用。

适当的体育锻炼,如散步、慢跑步、打太极拳、仰卧起坐、腹式深呼吸及提肛锻炼等,可以增强体质,使腹肌、提肛肌、肛门外括约肌等收缩能力增强,刺激结肠蠕动,加强排便功能,保持大便通畅,从而发挥良好的预防和辅助治疗便秘的作用。每个人可以根据自己的环境和身体状况,因地制宜,选择适合自己的运动锻炼方式。

第五章　男人篇

第一节　古今男性养生四合理

《素问·上古天真论》有云:"上古之人,其知道者,法于阴阳,和于术数,饮食有节,起居有常,不妄作劳,故能形与神俱,而尽终其天年,度百岁乃去。"古人认为良好的生活习惯是保持健康的基础,对于养生调摄尤为重要。

纵观古今,男子普遍存在生殖功能早衰的现象,究其原因,正如古人所言:"今时之人不然也,以酒为浆,以妄为常,醉以入房,以欲竭其精,以耗散其真,不知持满,不时御神,务快其心,逆于生乐,起居无节,故半百而衰也。"因而,我们可以从饮食、起居、运动、情志四方面合理地调摄男性的自身健康,达到延年益寿的目的。

一、饮食

《素问·藏气法时论》中写道:"五谷为养,五果为助,五畜为益,五菜为充,气味合而服之,以补益精气。"古人提倡饮食要搭配合理,温热适宜,克服饮食偏嗜;要定时定量,不可过饥过饱;要注意饮食卫生,不吃不洁、腐败变质的食物。

男性日常饮食的调理,除遵循古人的饮食原则外,还应特别注意那些对精液及前列腺液有影响的食物。研究表明,精液主要由蛋白质、维生素类、精氨酸和各种微量元素等构成,前列腺液则主要含有高浓度的锌离子、各类酶等。对于这些营养物质的摄入,在预防男性不育及防治前列腺炎等方面具有重要意义。优质蛋白质是形成精液的主要原料,营养学表明富含优质蛋白的食品有牛肉、猪肉、鸡、鸭、蛋类、鱼、虾和豆制品等;维生素类物质可以预防性器官老化,增强精子活力,富含维生素的食物有猕猴桃、苹果、橙子、花生、菠菜、西红柿等;精氨酸可以增强精子的活动能力,富含精氨酸的食物有鳝鱼、海参、芝麻、花生仁、核桃仁、豆制品等;锌元素对保持男性前列腺正常的功能、精子的产生和成熟非常重要,高锌食物有牡蛎、瘦肉、鸡肉、鸡蛋、鸡肝、坚果、番茄、小米、萝卜等。

在摄入这些食物的时候,注意不要饮酒,以免影响锌的吸收。戒烟对于养生也是必要的,研究表明,长期大量吸烟可能会导致睾酮分泌能力下降,影响男性性功能。生活当中还应减少接触含有双酚 A(BPA)的塑料制品,如食物包装袋、矿泉水瓶、医疗器械等。因 BPA 在高温、酸、碱等状态时会渗入食物经消化道进入人体,影响男性生殖能力。另外,平素要少吃葵花籽,葵花籽的蛋白部分含有抑制睾丸的成分,存在引起睾丸萎缩的风险。忌食棉籽油,棉籽油会损伤精子,导致睾丸间质纤维化。研究发现,肥胖常导致男性精液质量下降、勃起功能障碍等问题,进而使男性生育力低下。因此,控制体重对于男子健康也是很重要的,只有合理的饮食调控才能拥有健康的体魄。

二、起居

《黄帝内经·素问》云:"春三月,此谓发陈。天地俱生,万物以荣,夜卧早起,广步于庭，被发缓形，以使志生……夏三月，此谓蕃秀。天地气交，万物华实，夜卧早起，无厌于日，使志无怒……秋三月，此谓容平。天气以急，地气以明，早卧早起，与鸡俱兴，使志安宁……冬三月，此谓闭藏。水冰地坼，无扰乎阳，早卧晚起，必待日光，使志若伏若匿。"古人指出人的起居与自然界有密切关系，强调顺应四时的变化规律而养生调神，以防止疾病发生，确保身心健康。

现代人的生活节奏越来越快，越来越多的男性成为"熬夜族"和"手机电脑族"。熬夜相当于慢性自杀，长此以往会导致机体内分泌功能紊乱、免疫力下降甚至出现神经衰弱。长时间使用电脑和手机会让机体暴露在电磁辐射之中，进而导致精子质量下降。因此，男人要保持充足的睡眠，坚持睡子午觉（每晚 11 点前入睡，中午午休 10～30 分钟），还要注意控制使用手机、电脑的时间，减少电磁辐射的损伤。研究表明，维生素 D 可增强精子的能动性和顶体酶活性，增加细胞内钙离子水平，从而使其获得受精能力。经常晒太阳可以提高体内维生素 D 水平，因而多到户外晒太阳也是必要的。

另外，要注意每天清洗尿道外口，预防生殖器感染，包皮过长的男子尤要注意外阴的清洗。包茎包皮过长对男性生殖健康具有较大危害且对其性生活造成影响，应通过必要的治疗手段进行治疗。会阴部应保持适宜温度，忌会阴部受寒、高温和潮湿，内衣以宽松透气、吸汗保暖为宜，还要忌久坐和过度劳累。研究发现，接触苯及苯系物的空气污染会对男性生殖功能产生危害，因而平素应少去有苯及苯系物空气污染的场所，如家具生产车间、油漆制造车间及皮革制造业等地方，这样合理的调控起居才能更好地预防男科疾病。

三、运动

《吕氏春秋·达郁》以"流水不腐，户枢不蠹，动也"为例，阐释了"形气亦然，形不动则精不流，精不流则气郁"的道理。中医将此理论引入养生保健中，指出锻炼形体可以促使气血流畅，使人体肌肉筋骨强健，脏腑功能旺盛，并可借形动以济神静，从而使身体健康，同时也能预防疾病。

合理的运动应因人而异，循序渐进。平时要坚持进行体育锻炼，例如打太极拳、短跑等，每天坚持快走 30 分钟，这样可以改善血液循环，增强机体的免疫功能，对于预防前列腺炎有重要意义。研究表明，规律锻炼男性性器官也可以改善局部血液循环，进而提高男子性功能以延年耐老。因此，对于男子来讲，房中运动也是需要合理调摄的。《十问》《合阴阳》和《天下至道谈》被视为现存最早的房中经典著作，古人认为房中调摄最关键的是养精和养气。先人老子认为男女真元之气进行交合不能频数过度，更不能把它耗尽。孙思邈也明确指出："所以善摄生者，凡觉阳事辄盛，必谨而抑之，不可纵心竭意以自贼也。"因此，平素要节制房事，交合时心绪恬静，在交合中每完成一个回合不要泄精，耐心等待，善于促使女性性高潮到来，待精液积蓄到一定程度适当宣泄。古代医家多认为性早衰多因"气"先衰，故而平素养生应注重养气调气。房事将要射精时，需抬头仰视，大口吞咽空气，闭气，使耳中有风鸣之声，双眼睁大环视左右，并缩腹，用意志控制精气，舒缩肛门，以此可养气延年。对于养气，洪基十分推崇导引法，认为房事辅以气功导引，可增进五脏功能，进而疏通经络，益肾固精。每天晨起宜练习气功，闭口吸气，口微呼气，意守丹田，提敛肛门，导气运行，以期达到治气积精、益寿延龄的目的。

平素需注意的是，应少骑车或骑马，过多骑自行车、骑马会使前列腺和其他附属性腺受到劳损，进而影响它们的功能。另外，如遇雷电大风、醉酒饱食、劳倦新沐、大悲大喜、病后产后，皆不宜行房事。只有将运动与房事合理的结合调摄才可达到耳聪目明、筋骨强健、精力充沛的良好摄生效果。

四、情志

《素问·上古天真论》中指出："恬淡虚无，真气从之，精神内守，病安从来。"可以看出古人是非常重视人的情志活动与身体健康的关系。七情太过，会直接伤及脏腑，导致气机紊乱，也会损伤人体正气，导致机体的自我调节能力减退。所以我们要通过调养情志，来改善气质、增强自身的心理调摄能力，起到预防疾病、延年益寿的功效。

都说"男儿有泪不轻弹"，其实这是个极其不负责任的说法，男人也是会有情绪的，有了情绪得不到合理的宣泄势必会导致肝气郁滞，进而影响男性身心健康。身负家庭与工作双重压力的男人更加需要保持积极乐观的心态，避免情绪的大起大落，要永远保持一颗平常心。另外，成年男女间正常的性生活是生理所需，若性生活长时间得不到满足，也容易导致男子气机郁滞，进而影响情绪，损害健康。因此成年男性还应特别注意因房事不调所致的情志问题，及时合理的调摄自身的情志。

男人并非"表面上那么坚强"，其实他们很需要关爱。男性健康关系着每个家庭的幸福和社会的和谐安定，日益加快的生活节奏以及生理、心理上的压力严重威胁着男性的身心健康。因此，男性更应该遵循"治未病"的原则，从饮食、起居、运动、情志四方面进行合理地调摄，将男性疾病拒之门外。让男人成为货真价实的"强壮、阳刚、顶天立地、满满的正能量"代名词。

第二节　男人的养生经

传统观念中，男人是家庭的顶梁柱，理应承受更沉重的压力。但越来越多的疾病也因此快步向男性走来，让原本阳刚的男人在病魔面前变得脆弱，甚至平均寿命要比女性短上 2～3 岁。为此，世界卫生组织将每年的 10 月 28 日定为"男性健康日"，以提醒社会关心男性健康。

中国中医科学院教授杨力表示，传统中医理论著作《黄帝内经》中记载了这样一个节律，"女七男八"，意思就是女性的生命以 7 为节律，男性则以 8 为节律，每 8 年有着一次健康的变化。按照这个规律，男性应该比女性活得更久，但许多人往往对这个"黄金规律"并不了解。如果遵循并利用好它，根据不同年龄的身体变化进行调整，养生与保健的功效也许会出乎意料。

一、8 岁：为一生的健康打好基础

《黄帝内经》云："丈夫八岁，肾气实，发长齿更。"男性到了八岁，体内的肾气开始充实，身体的发育也开始明显了起来。男孩的生理发育一般要比女孩晚，到虚岁 8 岁的时候才开始逐渐换牙齿，头发也更加浓密。中医认为，肾气是人生长发育的原动力，所以，从小保护肾气为以后的健康夯实基础。肾气足的孩子，牙齿骨骼强健，身材相对"魁梧"，耳聪目明。如果此时家长发现孩子头发还是软软稀稀，换的牙齿也东倒西歪，没有同龄孩子淘气，总是胆子小、畏畏缩缩，经常习惯性尿床，就要特别注意了。可在饮食上多给孩子吃一些具有温和补肾效果的食物，比如羊肉、坚果等。特别是黑芝麻和核桃，常吃能够乌发强身，让男孩子的骨骼更加强壮。同时注意：少吃甜食，因为甜对肾气的伤害最大。家长还可将双手搓热后多给孩子揉揉腰，能够更好地促进孩子生长发育。在学习方面，应该多鼓励孩子去户外运动，培养孩子集中注意力的能力，并养成规律睡眠的好习惯。

二、16 岁：身心发育高峰应保护"生命力"

《黄帝内经》云："二八，肾气盛。"男性到了 16 岁，肾气充盛。肾主生殖，此时便开始具备了生育能力，意味着男孩即将成长为男人。16 岁，肾气变得特别的充盈，最突出的表现就是第二性征开始发育，长个、骨骼变得粗壮、长喉结、长胡须、变声，这些体征上的变化都会逐渐出现。在生殖系统方面，男性通常会在这个时间段产生精子，甚至出现遗精，这意味着具备了生育能力。此时男性的身体和智慧都处于一个高速发展的阶段，但在心智上还远没有成熟，需要家长引导。特别是青春期，性冲动乃至年轻气盛莽撞行事，都可能出问题。所以，家长首先应该健康引导孩子正确认识发育，并从言行上教育孩子谨慎行事，鼓励他们做喜欢做的事情，增强自信。其次，青春期的男孩子气血通畅，吃得比较多，此时可多吃一些五谷类的食物，辅之水果、肉类，这样能让处在发育期的他们"像种子一样"具有蓬勃的生命力。最后，鼓励男孩子在这个时期将精力放在学习上，勤奋学习，多吸收知识的养分。

三、24 岁：好年华但并非最适合生育

《黄帝内经》云："三八，肾气平均，筋骨劲强，故真牙生而长极。"从 24 岁开始，肾气开始慢慢深入到男性身体的各个部位，身体、大脑、四肢仍处在发育阶段，还可能会长个。比如长智齿，就是肾气比较足的表现。此时，正是男性身姿挺拔、筋骨强健的好年华，但许多人不知道节制，不爱惜身体，熬夜、酗酒、作息时间不规律、纵欲等都会耗散一部分精气。还有一些人在这个时期结婚生育，实际上从中医来讲是不太合适的，因为男性的肾气并未到达最适合繁衍后代的时刻，生育会显得有些早。所以，20 多岁的年轻人应生活适度，避免透支健康。顺应四时变化，规律生活，不放纵欲望，不过度劳累。在情绪上，不要太过悲伤、欣喜、愤怒，最好向老人的生活看齐。多吃黑芝麻、黑豆等富含锌、铁、钙等矿物质的"黑色"食物。在闲暇的时间做做提肛运动，早晚紧闭双唇，屏气咬牙，做"咬牙

切齿"状，都能补充肾气。

四、32 岁：达到生命最高点

《黄帝内经》云："四八，筋骨隆盛，肌肉满壮。"这是形容 32 岁男性的词句，他们浑身上下散发着男性独有的味道，身体健壮，可谓对女性最有吸引力。所以，30 出头的男性最重要的任务就是配合妻子妊娠，在此时生出最健康的宝宝。首先，多吃一些益肾生精的食物，比如，花生、核桃等；戒烟戒酒；避免久坐等伤害精子的行为；同时要避免精神过于紧张。这个时期的男性虽然精力充沛，但与之而来的事业和家庭的压力不可小觑，要学会给自己减压。

五、40 岁：身体不知不觉开始走下坡路

《黄帝内经》云："五八，肾气衰，发堕齿槁。"俗话说："男人四十一枝花。"但从健康上讲，40 岁应该是男性身体开始变差的开始。"肾气衰，发堕齿槁。"到 40 岁时，男性一般就会开始掉头发，甚至秃顶，牙齿不太能咬太硬的东西，这实际上是肾气衰退的表现。而且，男性更年期综合征也在 40 岁之后找上门来，出现头痛、失眠、容易累、听力减弱、性欲减退等症状，加上工作、家庭、社会的多重压力，不少男性会突然发胖，出现高血压、高脂血症、糖尿病等慢性疾病。要想"躲开"上述问题，除了作息规律，适度锻炼外，还要节制房事，保养肾精。多吃些粗粮和能改善性腺功能的食物，如鱼虾、韭菜等；多吃些新鲜果蔬，其中丰富的维生素可以帮助清除体内的氧化物，同样能够延缓衰老。对于一些慢性疾病的发作，要早预防，常和家人交流，以缓解压力。

六、48 岁：多事之秋衰老的迹象日益明显

《黄帝内经》云："六八，阳气衰竭于上，面焦，发鬓斑白。"脸色枯焦、脸上开始出现皱纹，头发开始变白，这是所有半百男性都会经历的衰老表现。男性会真正地感觉到衰老的存在。此时，和生殖有关的系统也开始慢慢退化，50 岁左右特别容易出现这方面的疾病。有不少男性害怕"老得太快"，会自己吃一些壮阳的保健品，但很容易出现问题。这个时期，除了从心里接受衰老的这个过程外，还可以按摩一些穴位延缓衰老。

北京中医药大学针灸学院副院长李志刚表示，可以经常灸一灸关元穴、气海穴和太溪穴。关元穴、气海穴能够壮元气，固肾气；太溪穴是肾的原穴，能全面调养肾经的元气。位置在脚踝部，内踝尖后方，跟腱与内踝尖之间的凹陷处，可以经常按揉。还要多注意肠胃健康，多喝一些粥，调理脾胃，排出体内堆积的废物，保持气血充足。最重要的是保持心情舒畅，良好的心态是青春永驻的最大法宝。

七、56 岁：补肾强肝是重点，主动休息为上策

《黄帝内经》云："七八，肝气衰，筋不能动。天癸竭，精少肾藏衰，形体皆极。"男子56 岁肝气开始衰退，外表出现衰老迹象之后，会慢慢涉及体内脏器，肝功能就在此时开始衰退。表现在外就是男性变得不爱活动，看上去精神不好。身体也失去了弹性，呈现出

衰弱的状态。所以,这个时候养生的重点应该放在补肾强肝上。生活上要积极锻炼控制体重。饮食规律,少吃肥肉和油炸食品,多吃猪肝、花生、蜂蜜、红枣等。平时可以多喝一点枸杞茶,能养肝肾。肝最怕累,怕情绪波动。这个年纪的男性就不要再逞强了,能休息的时候主动休息。不要过度悲喜,更不要愤怒。多和同龄人打交道,保持良好的心态。

八、64岁:乐活人生,人老心不老

《黄帝内经》云:"八八,则齿发去。"男人到了64岁,牙齿脱落、头发稀疏,没有了生殖能力,花甲之年的男性看上去已经走到了生命最后的一个周期。《黄帝内经》认为男性过了八八,不只是在衰弱,而是已经到了衰竭之势。换言之,便是生命走到了尽头。当然,这一点和我们今天是有很大的差别的。古时候由于医疗条件过于落后,自然平均寿命较低,而到了现在八八这一年龄只是属于老年。但总的生理特性是没有变的,也就是体内之气开始衰竭。那么在此时,最主要的就是要闭藏与养护。老人阴阳俱亏,尽量维持正气之充足是必要之事,同时各类生理活动也应尽量减少,勿耗损气机。

这便是在《黄帝内经》中所提及之男性的正常生理周期与变化,而正确养生,也就需要顺应这一变化,同时在不同的年龄阶段采取不同的策略,以保持身体之健康。

第三节　40岁是导致男人健康差异的关键时期

奔波于社会、家庭和事业之间的中年男人最容易透支健康。这个时期的男人压力最大,交际应酬、职位、职称、官场仕途然而你必须明白,健康才是你最重要的资本,失去健康你将会失去一切。

男人在60岁以前是否有病,关键要看在40岁这个转折点时是否健康。医学研究证明,健康的元素中,父母遗传占15%,社会环境占10%,自然环境占7%,医疗条件占8%,而个人生活方式则占到60%。而健康生活方式中,合理膳食占13%,心理平衡占30%,适量运动和戒烟限酒占17%,心理平衡可以说是健康最关键的钥匙。

毫不夸张地说,年届四十的男人,就像一台运转已久的机器,应该时刻注意是否需要维修,糖尿病、高血压等疾病是40岁以上男人健康的大敌。40岁的男人要时刻注意自己身体的变化,哪怕是细小的不适和反常都应引起警惕,"千里之堤毁于蚁穴",大病往往是由小疾开始的,而任何一种小疾都有可能日积月累成为大病。

正像我们前面提到的,人的健康是吃出来的,人的大部分疾病也是因为饮食不科学而得。比如,摄取油脂过多易诱发心血管疾病,饮酒过度伤胃、伤肝且易患高血压,蛋白质不足会加速衰老,维生素不足会影响人的免疫力等。在饮食上,很多人认为一日三餐越丰盛,就越有营养。事实恰恰相反,家常便饭最养人,饮食要科学合理,营养得当。据医学界权威统计,如今中年男人易患的慢性疾病,80%以上就是由于饮食不合理、营养失调引起的。

男人到了40岁,事业有了基础,可是身上的担子也加重了,这时应特别注意劳逸结

合,因为人的身体毕竟是血肉之躯,不是机器,即使是机器,也得加油,定期保养吧？而40岁的男人通常既要守着成功,又渴望更大的发展。背着成就前行,就必须要付出更多的辛苦。所以,大多40岁的男人都会感慨活得太累,且容易积劳成疾,最终毁掉了健康,真是得不偿失。

那么,40岁男人应该怎样维护健康,防治疾病呢？

一、预防"三高"

"三高"即高血压、高血脂、高血糖。40岁左右的男人社会应酬较多,酸性食物的摄入量过大,因此容易引起"三高"症状。

二、关注父母的有遗传倾向的疾病

像糖尿病、高血压、心脏病等有遗传倾向的疾病一般在青年人身上体现不出来,可是到了40岁,在身体功能下降的情况下就很容易发病了。

三、注意胃的保养

据研究表明,人的健康是吃出来的,但是大部分疾病也是吃出来的。40岁左右的人代谢功能开始变得缓慢,胃肠的吸收功能也逐渐走下坡路了,因此在饮食上要控制摄入量和品种,不要吃得过饱,尤其是晚饭不宜吃得太饱和过分油腻。

四、定期体检,了解自己的整体健康情况

医学专家认为,男人在40岁之后,每年都应该进行一次健康体检,检查项目要根据中年人的身体特点,除常规的腹部B超胸片、心电图外,还应特别注意以下项目。

1.体重血压　测体重、血压项目一般设置在体检区的开端,然而许多受检者却常常遗漏。可能是由于时间匆忙,但更多的是由于受检者认为这项检查没有必要。实际上,体重超标者常常伴有高血压、高脂血症,提供身高体重参数,会为医生评估受检者的身体状况提供依据。

2.直肠指诊检查　有的受检者由于恐惧外科的直肠指诊,会放弃此项检查。但此项检查是发现直肠肿瘤、痔疮等疾病的首选检查,而且直肠指诊并没有太大的痛苦。有经验的医生通过了解前列腺的大小、硬度和表面光滑程度,就能发现前列腺有无肥大、有无肿瘤。

3.血生化检查　目的是检查有无高血脂、高血糖、高尿酸,同时观察肾功能和肝功能。有近50%的糖尿病患者是在体检中发现的。血脂过高是动脉硬化发生发展的主要因素,而动脉硬化常会导致冠心病、心肌梗死、脑卒中等严重后果。

4.防癌检查　人的年龄越大,接触致癌物质的概率越高,发生癌变的可能性也就越高。如果一个人在青少年时期受致癌物质的影响较大,那么在步入40岁后即有形成恶性肿瘤的可能。同时,40岁男人的身体免疫系统功能开始衰退,清除癌变细胞的免疫监视功能减弱,为组织癌变提供了条件。目前,除了常规的影像学检查外,近10种肿瘤标

记物的检查为早期诊断肿瘤创造了条件。如诊断肝癌和前列腺癌的甲胎蛋白和前列腺特异抗体等。

5. 背部检查 背部不适已经成为现代人的流行病。据调查,80%的40岁男人都有过类似的经历。这看上去挺一挺就过去的事情,难受起来却会让人心乱如麻,坐立不安。甚至会到达让人不能正常行动的地步,严重影响每天的工作和生活。常坐办公室的人最不能疏忽的就是背部,年龄越大,就越要好好地照顾自己的背。

据统计,90%的背痛是由于肌肉或韧带受伤引起的。即使你一直都没有遇到过背痛的情况,注意保持良好的身体姿态,也是避免背部问题的关键。

背痛往往是一种提醒,告诉你的身体出了问题,所以千万不要忽视,也不要自己判断背痛的原因。正确的方法是出现症状,及时就医。引起背痛的原因很多,所以在去医院检查的时候,切忌病急乱投医,或是以止痛为目的的,而是要找出背痛真正的根源,从而有针对性地进行治疗。

6. 胆固醇检查 胆固醇过高是导致冠心病的主要原因,所以胆固醇的高低可以说是一个关系生死的问题。美国的研究人员早就提出,年轻时胆固醇高的人晚年更容易患心脏病。分析的结果显示,血清胆固醇高过 240 mg/dL 的人,比低于 200 mg/dL 的人患心脏病死亡的可能性多 3 倍多。胆固醇偏高的男性寿命会比正常男性短 4 ~ 9 年。所以,每年做 1 次胆固醇检查很合理。医生会通过验血来确定你的胆固醇是否偏高。

预防胜于治疗,小病不医造成大病就难治了。40 岁的男人除了努力向新领域发起冲刺外,劳逸结合,调养生息也应该摆到生活的议事日程上加以考虑。

第四节　男人养生应牢记"八不"

男人工作压力大,生活方式不科学,而且男性健康往往得不到重视,致使各种男性疾病的发病率越来越高。男人应特别注意加强养生保健,在生活方式上做到以下"八不"。

一、不压抑

要保持平和乐观的良好心态,心胸豁达、精神愉快,这是保证身心健康的首要条件。男人在受到不良精神刺激、心里感到压抑时,应采用各种合理的方式及时宣泄,或进行心理咨询,以保证心态平和乐观、身心愉悦。

二、不吸烟

长期吸烟是危害男性健康的重要原因。吸烟有百害而无一利。烟草中的尼古丁等有害物质不但是诱发肺癌等多种癌症的元凶,也对心脑血管系统等危害极大。为了自己和您的下一代的健康,男人都应该戒烟。

三、不酗酒

适量的饮酒对人体是有好处的，但如果人在喝酒上不节制，必将导致一系列的疾病，尤其是男性。从生理上讲，女性有月经，女性的疏泄渠道就比男性多了一道，女性可以通过月经把肝郁疏泄掉一部分，所以有句俗话叫"女性天生三分酒性"。男性没有月经，因此，男性肝郁疏泄的渠道就少了一条，所以，酗酒对男性肝脏的伤害更大。在西方国家，酒精性肝硬化占肝硬化病因的 50%～70%，酒精可以带来了所谓的友情，却是以健康和生命交换。

四、不嗜辛辣

男人也不应嗜吃辣椒等辛辣刺激性食品。过量食用辛辣刺激性食品可直接刺激前列腺，使腺体充血水肿，加重前列腺和邻近器官如后尿道、输精管和精囊的炎症。还会对尿道产生刺激，产生疼痛等不适症状。所以，患有前列腺炎和泌尿系统炎症的患者，应少吃或不吃辛辣刺激性食品。

五、不熬夜

充足和高质量的睡眠是消除机体疲劳、保证脏腑组织各细胞健康、减少与防止细胞异常分裂的重要保障。若经常熬夜，不但会导致白天困倦，影响工作，而且容易诱发癌症等疾病。此外，睡眠不足还易造成免疫功能下降，导致未老先衰。所以，不是工作特别需要，应尽量避免与减少熬夜。

六、不忍渴

水是生命之源。机体若缺水，不但会影响新陈代谢，还会影响脏腑组织的正常生理功能，从而诱发心脑血管疾病、泌尿系结石等。所以，一年四季都应重视水的补充，每天最好补充 1 500～2 000 mL，不要总等口渴了才补水，也不宜总用啤酒、甜性饮料代替水。

七、不憋尿

很多人有憋尿的习惯，长期憋尿易使膀胱括约肌变得松弛无力，收缩力减弱，导致排尿不畅、排尿缓慢，严重时则会造成小便失禁。憋尿会使膀胱黏膜的抵抗力下降，使细菌等有机可乘而引发感染，甚至会影响肾功能。特别是患有前列腺增生的老人若长期憋尿，因膀胱颈部和后尿道长时间处于充血、水肿状态，极易诱发尿潴留。长时间憋尿严重者还可能导致胀破膀胱。所以，每个人都应养成及时排尿的良好习惯。

八、不放纵

首先不可暴饮暴食、胡吃海喝。宜适当节食，每餐吃七八分饱，并掌握"早餐吃好、午餐吃饱、晚餐吃少"的原则；宜适当多吃蔬菜水果；宜低脂、低盐、低糖，少吃油腻、煎炸、熏烤、盐腌和辛辣刺激性制品;适当增加鸡肉、鱼肉等白肉,减少猪肉等红肉的摄入。

此外,注意不受寒,以减少感冒等疾病的发生;不要过于劳累,注意劳逸结合;中、老年人不独居及不久坐等,也是非常重要的。

第五节　中年男人健康六忌"硬熬"

男人到了中年以后,生理功能逐渐衰退,老化现象也悄然而至。因此,中年男人在日常生活中,切忌犯养生保健的大忌——"硬熬"。

一、身体疲劳时不可"硬熬"

疲劳是身体需要恢复体力和精力的正常反应,同时,也是人们所具有的一种自动控制信号和警告。如果不按警告立即采取措施,那么人体就会积劳成疾,百病缠身。所以,当中年人自我感觉有周身乏力、肌肉酸痛、头晕眼花、思维迟钝、精神不振、心悸、呼吸加快等症状时,就不要再"硬熬"下去。应立即注意劳逸结合,不宜熬夜,不宜做突击性的工作;思想要放松,胸怀要宽广,心情要舒畅,不要因一些琐事而烦恼,不要过多计较个人得失,应尽快采取保健措施,消除身心疲劳。

二、身体患病时不可"硬熬"

中年男人的大脑、心脏、肝、肾等重要器官生理功能都在不知不觉中衰退,细胞的免疫力、再生能力和机体的内分泌功能也在下降。中年男人若是对头痛、发热、咳嗽、乏力、腰酸、腿痛、便血等不适症状不重视,听之任之,强忍下去,终将拖延耽误病情,酿成重症。因此,当身体患病时,应早些到医院诊治,尽快恢复身体健康,切忌病体硬熬而导致重病染身。

三、如厕时不可"硬熬"

大便硬憋,可造成习惯性便秘、痔疮、肛裂、脱肛,除此之外还可诱发直肠结肠癌。憋尿可引起下腹胀痛难忍,甚至引起尿路感染和肾炎的发生,对健康均十分有害。因此,要养成定期大便和有了尿意就应立即小便的良好习惯。

四、起居上不可"硬熬"

每当晚上感到头昏思睡时不要硬撑,不可强用浓咖啡、浓茶去刺激神经,以免诱发神经衰弱、高血压、冠心病等。

五、口渴时不可"硬熬"

水是人体最需要的物质,中年男人必须养成定时饮水的习惯,每天饮水 6～8 杯为宜。渴是人体缺水的信号,表示体内细胞处于脱水状态,如果置之不理,硬熬下去则会影响健康。

六、肚子饿时不可"硬熬"

不要随便推迟进食时间,否则可能引起胃肠性收缩,出现腹痛、严重低血糖、手脚酸软发抖、头昏眼花,甚至昏迷、休克。经常饥饿不进食,易引起溃疡病、胃炎、消化不良等症。

第六节　男人要远离烟酒

现代社会,人们的交往越来越密切,很多男性朋友面对职场、面对交际,为了能够处理好人际关系,学会了吸烟喝酒,有些男人甚至对烟酒成瘾,没有烟酒反而感觉不习惯。事实上,烟酒在不知不觉中伤害着男人们的身体。

《黄帝内经》记载:"以酒为浆,以妄为常,则竭其精,耗散其真。"由此可见,古代人们虽然喜好喝酒,但也深知嗜酒的危害。吸烟对于脏腑的危害是不言而喻的,"吸烟有害健康""喝酒伤身"这是生活中常见的标语,可以说每个人都知道烟酒的危害。但是,由于各种各样的原因,很多人平时经常吸烟,甚至每天都喝得大醉,使自己的健康状况越来越不乐观。

的确,在社会生活中,有的时候离不开烟酒,但是我们可以控制它,使自己养成良好的生活习惯,并且掌握适当的方法使烟酒对我们的伤害降到最低。

要改变不健康的饮酒习惯,首先要认识到饮酒本是一件快乐的事情,推杯换盏的目的是为了增进感情、增加友谊、相互理解、相互尊重、使社会行为更加润滑。因此,要以低度酒或饮料为主,喝酒要适可而止。一些研究者认为安全饮酒的界限为每周不超过3瓶啤酒,并给肝一个休息日。但这种所谓安全饮酒也有不少弊病。①饮酒有个体差异性,对某些人来说饮酒量并没有减少。②少量饮酒者随着饮酒量的增加危险性也在增加。③饮酒的影响不仅是饮酒量,还有很多因素,如体重、个人体质、酒精扩散速度、饮酒类型、有无进食、酒的种类等,因而事情不是那么简单的。所以,许多学者提出最好不使用安全饮酒量这一名词,最好是尽可能不要饮酒。

此外,在改变生活习惯的同时,在专家的指导下用一些药物是有一定作用的,某些中药如桃仁、丹参、当归、赤芍等,在饮酒时和酒后可以给肝良好的保护和修复。

过量酗酒极易让身体内的代谢系统出现问题,从而破坏整个人体的健康,放纵自己其实就是在用生命和健康交换暂时的享乐,所以必须对自己不健康的饮酒习惯有所改善。

其次,戒烟的方法:在每天早上起床后,将白萝卜切成细丝,然后放入适量的白醋和白糖(目的是让味道更好),同时,可以加入适量的陈皮,以便除掉白萝卜的辛辣味。材料全部放到碗里拌均匀,经常吃这道小菜,可以降低对烟的依赖感。只要能够长期坚持吃,烟瘾小的人,很快就能够戒掉,而烟瘾大的人,可以慢慢减少对烟的依赖,再加以其他辅助的方法,便可以逐渐戒掉烟瘾。

总而言之,为了自身的健康,无论如何,男性朋友都应该尽量远离烟酒,避免烟酒对身体的伤害。

第七节　男人请远离熬夜

不少男性平时工作比较繁忙,或者是因为碰到不顺心的事情,开始有意无意地熬夜,有的甚至还通宵,第2天照常上班,不知不觉中自己体内的真火越来越弱,最后把身体都拖垮了。长时间熬夜以后,会让人身体疲乏、头昏脑涨、精力涣散等。

一、熬夜的危害不容小视

人体功能的运转是有一定规律的,必须要遵循这个规律,否则会伤及脏腑。实际上,偶尔熬夜也许看不出太大的问题,因为可以经过调整而改变熬夜带来的损耗。但是,如果长时间熬夜,便会损耗人体的精血,导致肾精不足,而体内阴阳失调,人体代谢就会出现异常,从而诱发某些病变。

很多男人都觉得熬夜没啥大不了,第二天补补觉就行。尤其是夏天因为晚上天黑得较晚,天气炎热,很多人都习惯吃夜宵、喝啤酒等,一聊就没时间概念了,熬夜也是常有的事。长期熬夜,通常会出现如下不良症状:首先,熬夜会使人体疲劳,身体的免疫能力下降,容易患感冒、胃肠感染、过敏等。其次,熬夜的隔天会出现头痛,上班或上课时经常会头昏脑涨,注意力无法集中。长期熬夜、失眠对记忆力也有无形的损伤。再次,气色变差,脸色发青。由于没有遵循生理的作息规律,尤其是眼部肌肉得不到休息,导致血液循环不畅,从而引发黑眼圈、眼袋。更糟糕的是,过度熬夜会出现健忘、易怒、焦虑等症状,有时候会诱发神经失常,做出某些不理智的行为。

二、不可打破睡眠的生物钟

中医学认为,白天属阳,夜晚属阴,而动养阳,静养阴。也就是说,晚上睡觉就是养阴,而倘若长期熬夜,体内阴气得不到滋养,会使得阴阳失调,从而导致抵抗力下降,很多疾病就会缠上身了。也许有的人不是因为工作而熬夜,感觉是轻松娱乐,并没有什么大碍。实际上,即便在该睡觉的时间里没有进行高负荷的运转,但是机体同样没有得到休息,所以各组织、器官的功能无法得以及时的恢复,对身体的伤害是没有什么区别的。我们知道,生活水平越来越高了,越来越多的人加入到养生保健的大潮中,宁愿花昂贵的价钱去买保健品,希望能养好自己的身体,但是忽略养生的最好"药物"是睡觉。

总而言之,如果要问什么是延年益寿的好方法,答案就是按规律睡觉。睡觉的过程是脏腑功能恢复的过程,也就是养精蓄锐的过程,只有得以足够的休息,才能维持好体内阴阳平衡,保障身体的健康,实现延年益寿。

三、睡眠的最佳时间

睡眠最佳的时间段是子时和午时,所以要在这两个时间段睡好觉。所谓的子午觉,也就是指子时和午时的休息。根据农历甲子推断,子时为晚上 11 点到次日凌晨 1 点,这段时间是肾气恢复的时间段,因而要有良好的睡眠状态,这时不应该还在熬夜,而正常情况应该是进入了深度睡眠的状态。所谓的午时,指的就是中午 11 点到下午 13 点。用我们现代人的话说就是午休时间,不论手中工作有多繁忙,都应该进行适当的休息,以便养足精神,提高工作的效率。有的人忙于工作,可以闭目养神,适当打个盹,以免下午感觉困顿。因为人的机体在白天处于活跃期,所以午休的时间不要太久,通常只需要 30 分钟左右即可。

总而言之,如果人长时间无法休息好,会大大伤害体内的真气,使人体的真火越来越弱,最终会积劳成疾。所以,睡觉是大事,是养生的大事,男人更需要重视起来。

第八节　男人养生的最佳食物

全世界有多少男人为自己日益凸起的肚子困扰？又有多少男人能在高压状态下维持强健的体魄？实际情况是,不眠不休的繁忙让他们的身体素质每况愈下,各种各样的疾病就会悄然袭来。

健康的食谱才是保证男人年轻、活力、健壮的良药。男人应该根据自身生理特点,得当饮食,才有助维持身心健康。

一、番茄保护前列腺

番茄红素可清除前列腺中的自由基,保护前列腺组织。这种天然类胡萝卜素主要存在于番茄、西瓜、葡萄柚等红色食品中,一个成年人每天食用 100～200 g 番茄,就能满足身体对番茄红素的需要,而熟番茄更容易被人体充分吸收。哈佛大学在 1995 年曾发表了一份针对 4.7 万人长期追踪的报告。报告中指出,每周吃 10 份以上番茄的人,患前列腺癌的概率比一般人少了 45%。所以,每天至少吃一个番茄是男人健康的选择。

二、燕麦有益心血管

男性的内分泌代谢经常遭到破坏,因此他们更易患高血压、脑卒中等疾病。而维生素 E 能预防胆固醇堵塞血管,清除体内垃圾。粗粮、坚果、植物油中都含有维生素 E,所以男士们应多吃这类食物。美国营养学家妮基·库拜克表示,尤其是燕麦,它含有丰富的可溶纤维素,可通过清理胆固醇来保护你的心脏和血管。在一些案例中,燕麦降低心脏病风险的概率达到了 30%,甚至更高。

三、多吃蚝能补精

男性从 24 岁后,精子的质与量都在走下坡路。男性精液里含有大量的锌,当体内的锌不足,会影响精子的数量与品质。而食物中海鲜类的蚝、虾、蟹的锌含量最丰富,一颗小小的蚝中的锌含量就能满足一天所需(15 mg),从而增强男人的性能力。含锌丰富的食物还有鱼、猪肝、牛肉、虾、贝类、紫菜、芝麻、花生、黄豆和豆制品等。

四、鲜枣对付高压工作

男性由于在工作、家庭以及社会中长期扮演承担者的角色,因此长期处于高压状态,更需要补充营养。经常精神紧张的人,每天可吃 3 ~ 5 枚鲜枣,以补充维生素 C,应付工作。除鲜枣外,维生素 C 含量丰富的食物还有猕猴桃、橙子、橘子、青花椰菜、芦笋等,都可以协助肾上腺皮质激素(一种抗压力的激素)的分泌,从而对抗压力。

五、大蒜缓解疲劳

人们都知道,大蒜具有强大的杀菌力,能消灭侵入体内的病菌。它还有助维生素 B_1 的吸收,促进糖类的新陈代谢以产生能量,并缓解疲劳。大蒜另一个不可忽视的功用就是提升免疫力,其中所含的硒化铅还具有抗氧化作用,因此被视为防癌食物。

六、深海鱼减少脑卒中

男人罹患高脂血症、脑卒中的年龄层正逐渐降低,而深海鱼中的欧米伽-3 脂肪酸可以阻止血液凝结、减少血管收缩、降低三酰甘油等,对心脏血管特别有益。美国心脏病协会(AHA)建议,富含欧米伽-3 脂肪酸的鱼包括鲭花鱼、秋刀鱼、石斑鱼、鲑鱼等,可以替换着吃,不过要记住 1 个星期应至少吃两次鱼。

七、吃猪肉时搭配豆类

"男人往往偏爱动物性脂肪,但这会使肾脏超负荷运转,增加患心血管疾病、恶性肿瘤等疾病的风险。即便是'瘦肉',其中肉眼看不见的隐性脂肪也占 28%。"中华医学会北京分会临床营养学会专家表示。所以,男人应学会清淡饮食,特别是减少动物性油脂(肥肉、油炸肉类、动物内脏等)和总的烹调油数量(一般不超过 30 g/日)。以猪肉为例,每天的平均肉量应控制在 100 ~ 150 g;另外,吃猪肉时最好与豆类食物搭配,因为豆制品中含有大量卵磷脂,可以乳化血浆,使胆固醇与脂肪颗粒变小,防止形成硬化斑块。

八、红酒防动脉硬化

如果非要喝酒,那就喝红酒。因为葡萄皮中所含抗氧化物质多酚留存在酒液中,可以降低心血管疾病的概率。此外,红酒能提升抗氧化作用,预防动脉硬化。最近研究结果也显示,红酒对预防男人的阿尔茨海默病也有功效。一般来说,中年男人平均每天饮用100～150 mL为宜。此外,应避免空腹饮用,佐餐时饮用更好。这样可增进食欲、帮助消化、减少对酒精的吸收。

九、把喝水提上日程

人类脑部有75%的水,脱水第一个影响到的器官就是脑,水分太少,会让人疲劳、反应变慢。偏偏男人一忙起来,就常常忘了喝水,如果用饮料或汤补充体内水分,就会徒增热量,使身体发胖。因此,尽量在餐与餐之间多喝水。例如,一进办公室,就马上倒500 mL的水放在桌上,强迫自己有空就喝,而且在午餐前喝完。一天至少要喝完1 200 mL水,相当于两瓶矿泉水。

第九节 职场男人的饮食养生

现在,健康问题已成为了办公室一族关注的焦点,可是关于"亚健康"的解决办法,多是针对白领丽人们的。其实,相对于女性白领,职场男士们更容易透支健康。一直以来,社会公众和男人自身对自己最大的期望莫过于事业有成,成为家里家外的顶梁柱。可是,职场如战场,男士们不得不以损害身体、消耗精力为代价来换取成功。面对健康和事业,职场男士往往忽略前者。

"40岁以前拼命挣钱,40岁以后花钱保命"成为不少职场男士们的最佳写照。虽然,职场男士们在打拼之余也暗暗为自己每况愈下的身体状况担心,可是,巨大的现实压力又不允许他们对自己的生活进行翻天覆地的改变。那怎么才能给自己的身体更多的关爱呢?健康饮食是身体健康的基础,所以,男士们不妨在饮食细节上做些改变,那将会收到非常大的成效。

一、饮食规律,早吃好、晚吃少

许多办公室一族因为睡得较晚,往往不吃早餐,而晚餐又很丰盛。这一生活习惯不仅会对肠胃造成严重伤害,还会加剧高血糖、高血脂、肥胖的产生。因为胃肠道的工作是有规律的,不吃早餐,胃液和胆汁都不能正常工作,时间一长,特别伤胃。而晚餐吃得过多,除了加重胃肠的负担,还使血糖转化成脂肪凝结在血管壁上或腹壁上,久而久之,人便肥胖起来,而且容易"显老"。所以,白领男士们在平日的生活里,要尽量形成合理规律的饮食习惯,早吃好、晚吃饱,这样才能给一天的工作或学习打下一个良好的基础。

二、远离健康三大害:烟、酒、油腻食物

众所周知,烟、酒有害健康,可男士们为了提神和交际等,明知烟酒有害无益,也只得"烟不离手、酒不离口"。而除了烟、酒外,还有个隐形杀手往往被人们忽略,那就是油腻食品。无论是工作盒饭还是饭店大餐,油腻食物都与男士们如影相随。摄入的油腻过

多,不仅会导致"亚健康",高血压、糖尿病等症也会缠上身,贻害终生。针对这种情况,职场男士们除了平时要远离烟酒、以清淡饮食为主外,在交际应酬时大可选择茶馆、素食店等场所,既高雅时尚,对身体健康又大有好处。

三、多摄取碱性食品、碱性饮品,保持碱性体质

职场男士们平时忙于工作、应酬,饮食上少不了摄入过多的高油高脂的食物。时间一长,身体自然也变为"亚健康"的酸性体质。其实,在饮食上,职场男士们不妨也改变一下"酸碱平衡"。多吃海带、豆制品这样的碱性食物来中和体内的酸碱度;或是在比"吃"更频繁的"喝"上多下功夫,选择健康的碱性饮品。比如老北京的传统"保健饮料"酸梅汤就是种非常适合忙碌的职场男士们的碱性饮品。说起这酸梅汤的历史,可谓源远流长。早在200多年前,历代皇帝们就以酸梅汤作为日常保健饮品,乾隆皇帝还将酸梅汤赞为"清宫异宝"。用乌梅、山楂熬制成的酸梅汤含有人体所需的多种微量元素、氨基酸、不饱和脂肪酸和膳食纤维,不仅营养丰富、去油解腻,还可以有效为劳累的职场男士们解除身体疲劳。而且,传统酸梅汤还讲究用全天然原料加冰糖、矿泉水熬制,完全不必担心化学添加剂会增加身体的负担。

除了饮食有道,职场男士们还要坚持运动、心态开朗,只有这样,才能健康、事业两不误。

第十节　男人要善待脾胃

关于吃药,中医有一个最基本的原则,"一切的药,前提是固摄脾胃"。因为脾胃是后天之本,而我们一出生就等于活在了后天,所以只要脾胃没有问题,能吃能喝,人就能活下去;而如果脾胃伤,无可救药,那就大限将至了。由此可见,脾胃对我们的身体健康起着至关重要的作用。

医学研究发现,男性胃病的发病率比女性平均高出6.2倍。现代生活节奏加快,大多数男性由于生活不规律、烟酒过度,不同程度地存在胃炎、胃溃疡等疾病。

对于脾的功能,《黄帝内经》里有"谏议之官,知周出焉"的记载,认为脾是要"知周"的,就是要了解四方周边的情形,清楚自己该做的事情。举例来说,脾的一个很重要的功能就是要把胃腐熟出来的全部精华上输于心肺。

对于脾的工作有"上进"和"下流"之称,"上进"就是指脾努力把食物的精华往上送,如果它不好好干活,不往上送,专门往下送,就叫"下流",这样就会出大麻烦。当精华不往上走而只往下走时,糖分就会随着尿流失掉,而糖是保证肌肉正常运动的基本营养物质,如果都流失了,人就会得糖尿病,人体就会慢慢虚弱下来。故中医认为糖尿病就是脾病。

脾病是大病,又被称为"富贵病"。脾病主要包括重症肌无力、糖尿病、胰腺炎和胰腺癌等。

　　糖尿病最主要的诱发原因是饮食不当。好东西吃多了，导致营养过剩，再加上房事不节和缺少运动则会导致糖尿病的发生。在传统中医里，并没有糖尿病这个词，而是称之为消渴，且分为上消、中消和下消。上消的症状是常会觉得口干口渴；中消的主要症状是"消谷善饥"，就是特别能吃，但却又很瘦，个别的血糖还会低，如果不吃东西，就会浑身大汗淋漓；下消的症状则是便秘、尿多。再者，糖尿病者在患病初期常出现一种情况，就是排出的尿泡沫特别多，这是因为里面所含的各种各样的营养物质和垃圾较多。男人在排尿的时候，一定要注意观察一下自己的尿，如果泡沫增多，那就要多注意自己的生活习惯。

　　对于糖尿病的治疗，如果是刚刚病发的人，一定要注意正常吃饭，因为糖尿病者本来脾胃就弱，如果再不好好吃饭，就会更加没劲。一般情况下，只要饮食规律，并勤加锻炼身体，病情很快就会好转。

　　因此，在日常生活中，关于如何预防和控制糖尿病，这里要坚持以下几个原则。

　　1. 饮食要坚持少荤多素。在糖尿病初期，病人应该多以黄豆等豆类食品为主。

　　2. 患病之后，要少懒多动。增加运动对人体来说非常重要，因为脾主运化，也就是干活的，如果不干了，损伤反倒更大。所以患糖尿病的初期阶段不要太过专注指标，而要在生活当中吃好睡好，并勤加锻炼，这样，病情就很容易得到改善。

　　3. 补脾阳和肾阳。中医讲，脾的功能之一就是主肌肉、主统血。因此，治糖尿病一定要补脾阳和肾阳。需要特别注意的是，补脾阳就是补脾的运化功能，要让脾重新好好去工作，而不是补脾阴。

　　4. 灸法可以治疗糖尿病。治疗糖尿病可重灸关元穴和中脘穴。灸关元穴可助脾阳，并能让命门火大动起来；灸中脘穴可治脾胃，中脘穴位于剑突和肚脐连线的中点。

　　简单地说，脾的养生要点，就是要我们在日常生活中好好吃饭、好好睡觉、不生气、多运动。

　　好好吃饭因循着"早吃好，中吃饱，晚吃少"的原则；好好睡觉则是依照时辰养生法，每天夜里10点多钟就上床去睡，早上睡到自然醒；另外，该大便的时候要去大便，不要憋着；人生在世莫生气，凡事想开点，不要胡思乱想，自寻烦恼；最后就是要多多运动，勤于锻炼了。

　　那么，胃的好坏与哪些因素有密切关系呢？我们应怎样调理好自己的胃功能呢？其实就是我们日常生活当中的吃、睡及情绪。

　　首先，要做到好好吃饭。这里的好好吃饭除了要注意饮食结构、合理搭配、营养均衡外，还要特别留意吃饭时的情绪，千万不能生气。在我们中国的家庭，往往喜欢尽可能一家人围坐在一起共同进餐，本应该是其乐融融、愉快放松的，但常常也会出现言语不当，特别是常有人爱在饭桌上数落小孩的过错，这样就会严重影响孩子的肠胃功能，甚至导致患上肠胃疾病。同时，吃饭时一定要细嚼慢咽，切忌吃得太快，那样也会损伤脾胃。

　　其次，要保持良好的睡眠，以及在生活中保持良好的情绪。

　　另外，胃气不降或腹胀时，还可以采用揉腹的方法，如果是胃寒，则可以用艾条熏灼中脘穴，每次10分钟左右即可。

　　当然了，一辈子不得病是不可能的，人也不可能从不吃药，但我们一定要知道"是药三分毒",药和食物的最大区别就是药有偏性,而吃药就是利用药的偏性来对抗疾病,所以我们万不可拿药当饭吃。

第十一节 男人更要关注肠道健康

肠道作为人体的消化道一直默默地为人体健康做着贡献,汉代王充在《论衡》中指出:"欲得长生,肠中常清;欲得不死,肠中无滓。"养生的关键并不是简单的进补,更需要及时地清除体内的垃圾。因为肠道是我们身体里最重要的消化吸收系统,营养从这里吸收,毒素、垃圾也从这里排出。所以肠道健康才是养生的关键。

和女人相比,男人患胃病的比例相对偏低一点,但他们患直肠癌的比例则要高得多。医学研究表明,久坐不动和高脂的饮食习惯联合导致了男性直肠癌的高发。专家提醒:关注男性肠道健康需要做到以下几点。

一、多喝水

除正餐中的汤外,每日至少喝 5~6 杯水。水分不足时,不论使用何种方法,都难以预防便秘的发生,如果单纯补充高纤维的食物而不同时多喝水,可能会造成更加严重的便秘。

二、培养"植物化"饮食习惯

多吃如干豆类,海藻类,地下根(茎)类,新鲜蔬菜及时令水果等。所含丰富的膳食纤维可增进肠道蠕动,缩短食物通过的时间,使食物中所含有害物质接触肠黏膜的机会减少,还可吸附带走部分有害物质,减少毒害,降低直肠癌的发病机会。

三、每天喝一杯酸奶

酸奶含有大量促进消化、吸收的有益菌,可协助人体维持肠道健康。

四、适度而规律的运动

适度运动可促进身体基能,增强肠道的消化、吸收和蠕动的功能,提高身体的新陈代谢率,同时可放松心情。要知道,精神压力也是便秘、痔疮发生的重要危险因素之一。

五、养成体检习惯,建议从 30 岁就开始进行检查

检查方式主要有直肠指检、钡灌肠造影、CT 检查等,各人可根据大夫的建议来选择检查诊断方法。

六、让排便更规律

大便的规律与否是肠道健康的重要标志,要养成规律大便的习惯。如果几天没有大便,可服用导泻药或到医院进行人工肛门灌肠。健康的排便习惯是:每天或每隔 1 天大便 1 次。

长期的便秘,会因体内产生的有害物质不能及时排出,被再次吸收,而引起腹胀、食欲减退、口内有异味(口臭)、易怒等自体中毒现象。除会使身体发胖,皮肤老化外,还会引起贫血、肛裂、痔疮、直肠溃疡,增加直肠癌的发病率。因此,保持大便通畅是十分必要的。

第十二节　心血管疾病请这样养生

《中国心血管病报告 2018》显示,我国大约有 2.9 亿心血管病患者,每 10 秒有 1 人死于心血管病,心血管病死亡率仍居首位。就目前的临床医学调查结果来看男性的心血管发病率远远大于女性。由于男性和女性的生理构造不同,生活环境,生活方式,生活心态等因素均有较大的差异,所以,患上心血管病的概率也会有所不同。

秋、冬季是心脑血管病多发季节,由于气温降低,人体受冷空气刺激常导致交感神经兴奋,容易引起血压升高或者波动,促使血栓形成,导致急性心脑血管疾病的发生。在日常生活中我们常常会发现:很多高血压患者在秋冬季节会出现血压不稳定,有时会突然眩晕、剧烈头痛等;而一些冠心病患者也会在秋冬季较平时症状加重,甚至诱发心绞痛或心肌梗死。

如何避免这些情况发生呢? 患心血管疾病的风险高的患者,比如高血压、糖尿病、高脂血症患者等,除了平时要注意的事项以外,在秋冬季应该进行相应适当的养生,以安全度过气候变化较大的季节。那么,如何进行秋冬季养生呢? 万物生长有规律,可谓"春生、夏长、秋收、冬藏"。中医理论认为:"春夏养阳,秋冬养阴。"秋冬必须保养体内阴精,当气候变冷时,正是人体阳气收敛、阴精潜藏于内之时。故应以保养阴精为主。心血管疾病患者在秋冬季首先要注意季节气候的变化,这可从两方面着手,一要对自己所患疾病有充分认识,避免思想上的轻"敌",掌握所患疾病的规律,明白所患疾病发出的不良信号,必要时要及早就医,提前进行相应的治疗,避免疾病逐步进展甚至突然恶化;二要了解自身体质状况,根据自身体质情况进行适当的生活方式改善,适应冷暖变化,必要时及时进行中医调理,千万不要在这方面有任何的偷懒侥幸,否则会因小失大。

另外,秋冬季气候干燥,是各种呼吸道疾病的好发季节。呼吸系统的感染也是心血管疾病的最常见的诱因,如病毒性心肌炎常由上呼吸道感染引起,肺源性心脏病更是由长期的慢性呼吸道疾病(如慢性气管炎、过敏性哮喘、肺气肿等)导致;心力衰竭常由肺部感染疾病诱发和加重。因此,在秋冬季节预防和治疗呼吸系统疾病对心血管病患者而言是相当重要的。心血管疾病患者,在秋冬首先要注意治疗原发疾病,如高血压、冠心病、心力衰竭、风湿性心脏病、肺心病等,严格遵医嘱用药,因为常见的心血管疾病均需要长期服用药物,如果自作主张随便加、减药物,有可能会造成非常严重的后果。痛或心肌梗死因此,心血管患者秋冬应严格按照医嘱坚持服用药物,定期检查心电图和血压,积极预防感冒等可能诱发病情加重的疾病。在此基础上,辅以中药治疗常常也能起到事半功倍的效果。

另外,男性在预防心血管疾病时还要注意远离烟酒,每天坚持进行体育运动,在运动的时候至少要坚持30分钟到1个小时,只有这样才可以帮助降低血压,提高免疫能力,增强抵抗能力。当男性到了50岁以后,还应该控制好食盐的摄入量,多吃一些新鲜的瓜果和蔬菜,帮助排出体内多余的毒素,让血管能够更加的健康。

第六章　老人篇

第一节　老人如何保持心理健康

老人罹患精神障碍,主要有三大原因。

1.生物学原因　数据显示,65岁以上老人慢性疾病的患病率达54%,超过70%的老人同时患有两种及以上的慢性疾病。一些老人由于长期患高血压、糖尿病等慢性疾病,其患抑郁症的概率也比较大,因为他们容易自卑,会无形中加重自己的负担;同时由于年龄增长,一些身体功能下降,比如听力、视力的减退,也会导致一个人性格发生转变,很容易产生依赖感,如果这时候家人不予以重视,也会导致老人抑郁。

2.个性原因　有的人性格较敏感、内向,遇事容易钻牛角尖,对心理打击的抵御能力就较差,患心理疾病的概率就大一些。此外,人老了往往更固执,考虑问题比较极端,不容易跟人交流,也是心理疾病的诱因。

3.社会心理因素　比如退休以前是独当一面的领导,如今精力衰退,会有很深的失落感。老年丧偶也是突出的负性事件。另外,夫妻关系不好的也会使一方抑郁,由于退休后两个人都在家里,突然没了工作,又要重新面对对方,这时候如果一方对另一方不够关心,就会使对方特别失落。而再婚压力、子女经济纠纷、随子女到外地居住等,也都让很多老人无所适从。

那么如何保持老人心理健康呢?

1.要经常保持积极愉快的情绪　①当碰到不顺心的事,不要闷在心里,要善于把心中的苦闷和烦恼对亲人和朋友讲出来,一吐为快,把消极情绪释放出去。不良情绪若长期压抑在心中,就有可能导致神经系统功能紊乱,血液中儿茶酚胺的含量改变,破坏体内物质代谢,特别是糖类的代谢,可损害身体健康。②要充满乐观主义精神,热爱工作,热爱生活,在完成一件有意义的工作后就会体验到有益于身心健康的满足感和成功感。③积极锻炼身体,中医学提出的"因病而致郁",就是说久病或重病而易于产生情绪抑郁烦躁。因此,积极锻炼身体,同时注意饮食,合理安排生活,适当睡眠,是情绪饱满与安定的基础。

2.善于处理人际关系　助人为乐,是我们的传统思想品德。大家互相帮助,彼此心里都会愉快。以谅解、宽容、信任、友爱等积极态度与别人相处,会得到愉快的情绪体验。以大度、热情等积极态度影响周围,在自己周围形成有利于团结进取的气氛,使人获得安全感和信任感,从中可产生心理上的愉悦感。

3.要有爱好　积极参加有益的集体活动,每个人都应有泛的兴趣和爱好。能经常参加有益的集体活动,进行正常的友好交往,可有效地消除忧愁,使心情舒畅。这无疑是有助于身心健康的。

4.正确认识自身与社会的关系　根据社会的要求,随时调整自己的意识和行为,使个人的言行更符合社会规范。摆正个人与集体、个人与社会的关系,正确对待得与失、成功与失败。只有这样才可减少来自社会的心理压力,从而使心理处于良好状态。

第二节　做好离退休生活的心理过渡

人的一生，是由一个年龄阶段向另一个年龄阶段转移的过程。随着每次转移，生活方式、个人身份、责任乃至心理状态等，也要随之发生变化。一般说来，在中年以前，多数人的这种变化是"向上"的。人过中年以后，不仅负担加重，精力也在不断耗损，而且面临着走向老年的实际问题，这是任何人都无法逃避的。从工作岗位上退下来，从表面上看，这种转变就带有"每况愈下"的意思，这对有血有肉、有情有义的人来说，自然是件大事情。面临这样的现实，很容易出现心理问题，所以要适应退休后的生活。

人活在世上，想永远拥有和保持一种固定的心态是不可能的。因此，顺应变化及时调整心态就显得特别重要。到年龄退休，是件很正常的事情。退休对一个人来说，是人生的一次转变，需要从生活中去酿造自己的第二个春天，要为自己拟定个"安老计划"，使得生活在清静中透露生机，无为中而有为，闲逸中自有情趣，仍能沉浸在希望、期待、充实与快乐的气氛之中。要活得开朗、洒脱、豁达，自需未雨绸缪，在心理上早有所准备，一旦结束上下班有规律的生活，才不至于感到茫然若失，心神不定。老人在工作岗位上操劳了大半辈子，很可能放弃过一些本应属于自己的东西，比如求知、学艺、爱好和悠闲。退休之后，可以把这些重新捡起来，在今后的时光里付诸实施，弥补往日的不足和遗憾，以充实未来的生活。有些老人于退休后，在书画、写作、棋艺、太极拳方面大有长进，正是抓住晚年光阴从容进取的结果，从而把"下坡路"变成了"上坡路"。另外，现代生活的丰富与多彩，退休后只要有能力、有余热，还可找个适合自己的工作。完全不必为"大势将去"而郁郁寡欢。

人的健康长寿与心理因素有关。保持不畏老、情绪好，有益于长寿。不畏老，能使大脑保持年轻，功能正常，使各器官系统协调工作，代谢仍然旺盛，生命力强；不畏老，能免除忧、惊、恐等不良情绪对人体的危害；不畏老，会使人对健康长寿充满信心，能主动地采用有益健康的生活方式。

第三节　5 个坚持保长寿

据《印度时报》报道，美国长寿专家丹·布特纳尔发现，生活中遵循一些简单的习惯，就能达到长寿的目的。

布特纳尔本人曾考察过世界各地人们的长寿秘诀，并进行了提炼归纳。在他的专著《蓝色区域：从长寿人群中吸取的生活经验》一书中，布特纳尔表示："做到 5 个坚持，你就可以多活 10 年。"

一、每天保持 1.5 小时的无意识体力活动，而不是刻意进行体育锻炼

最长寿的人往往生活在生活条件并不便捷的地区，然而就是这种艰苦的生活环境让他们获得了最满意的回报。他们需要步行去商店、回家和拜访朋友，这就让他们获得了大量活动身体的机会。生活在长寿地区的人群无一不遵循着以生产生活性劳动为主的运动方式。比如意大利撒丁岛的男性，百岁老人仍能耕作。

二、与关爱老人的子女生活在一起

长寿老人都生活在一个关爱老人的大家庭中，与子孙们生活在一起。这不仅仅是为了获得更好的照料，长寿老人也为大家庭的顺畅运转做出了贡献。如他们种植蔬菜、烹饪一日三餐和清理房屋等。这就显现出一种强大的双重效应：他们的子孙可以从长辈的勤劳和智慧中受益，百岁老人也从后代的青春活力中获得了保持身体活跃的动力，他们绝不待在家中无所事事。

三、有明确的生活目标和乐观的生活态度

大部分长寿老人都会有精神修养，开朗乐观的心理状态也让他们很少出现抑郁情绪。这些老人免疫力更强，心脏病的发病率较低。他们往往拥有强大而广泛的社会交往和社会支持，有明确的生活目标。

四、多吃豆，少吃肉

对于长寿老人来说，肉更像是一种作料，每周一两次，量很少。他们以植物性食物为主，大量摄取豆类食品和坚果。长寿老人通常早餐摄入较多的食物和营养，而晚饭的量是最小的，一天中的食物量呈倒金字塔分布。

五、放慢生活节奏，抽空就休息

长寿老人的生活节奏保持"慢半拍"，吃饭细嚼慢咽，做事不慌不忙，不让自己陷入过度忙碌，并且保障每天休闲娱乐的时间。压力是对人体健康最有害的因素。慢性压力会引起慢性炎症的形成，导致人体过早老化。

第四节　老人长寿五大"微"条件

一、微胖

衡量人体胖瘦，国际上通用一项指标——体重指数，BMI（体重指数）= 体重（kg）/身

高²(m)。刊登在《新英格兰医学杂志》上的一项研究发现,中国、日本、韩国等东亚国家人群将 BMI 控制在 22.6 ~ 27.4 kg/m²,死亡风险最低。美国一项针对 600 万人、长达 40 年的调查也发现,超过标准体重 10% ~ 15% 的人寿命最长,死亡率最低。

微胖的优势在中老年群体中更为突出。日本研究显示,与偏瘦的人相比,40 岁时体重稍微超重的人寿命更长,能多活 6 ~ 7 年。临床数据也表明,与瘦弱的老人相比,微胖老人不易发生流感、肺炎等急性感染,外科手术的预后效果也更好。其原因在于,皮下脂肪稍多利于储存能量、抵抗寒冷、提高免疫力、保护重要器官,从而延缓衰老。

任何年龄段的人都不该过分减肥,老人更要注重补充营养,BMI 以 26 kg/m² 左右为宜。

二、微凉

温度和健康的关系密切,尤其是室温和饮食温度。研究表明,最佳环境温度是 18 ~ 20 ℃,此时人体感觉微微发凉,但机体免疫力能得到最大限度发挥,抗病能力更强,睡眠质量更高。要提醒的是,人们不要过多利用外界手段干预室温,忽视自身的体温调节系统。比如冬天室温设置过高,夏天温度调得过低。冬天室温以 16 ~ 20 ℃ 为宜,夏天控制在 24 ~ 26 ℃。

饮食也讲究低温。一方面,烹调方式上,应以凉拌、蒸、煮等低温烹调为主,能最大限度地保留食物的营养。煎炒、油炸等高温烹调,会造成维生素等营养元素的大量损失。另一方面,食物应在微凉状态下食用,长期吃烫食,可能烫伤食管黏膜,诱发食管癌。

三、微饿

长期坚持吃到七分饱,不仅可以保证营养摄入,还利于控制体重、保持头脑清醒。但对很多人来说,保持七分饱的状态很难。七分饱是一种似饱非饱、对食物意犹未尽的微饿感。胃里没觉得满,对食物的热情已有所下降,进食速度变慢,但还是习惯性地想吃,可如果把食物撤走,很快就会忘记吃东西。通常来说,在吃饭时间相对固定的条件下,这顿吃了七分饱,在下一餐之前不会有明显的饥饿感,否则就说明没吃到七分,可以再加点饭量。

四、微汗

运动中出汗多少常被人们用作评判运动效果的标准。但对中老年人来说,大汗淋漓并非最佳运动状态,可导致虚脱、跌伤,诱发气喘、胸闷、腹痛等。因此,中老年人应遵循适度原则,以微微出汗、稍感疲惫、浑身舒畅为宜。

五、微愚

长寿离不开乐观豁达的心态,而豁达的心态又来源于淡泊名利、难得糊涂的处世哲学。就像一位百岁老红军所说:"不图名、不图利、不着急、不生气,就能活个大年纪。"反之,斤斤计较、凡事较真的人,往往会因气愤、抑郁诱发多种疾病。

养生必先养心,生活中糊涂一点、潇洒一点,拿得起放得下,学会微愚和自嘲,才是大智慧。多交朋友、培养爱好、勤于阅读、多做运动,都有利于人们的心理健康。

第五节　六艺保持大脑活力

看到熟人想不起名字、不记得东西放哪儿、忘记最近发生的事情……随着年龄增长,记忆力开始减退。那么,是否有方法能让大脑保持年轻状态呢? 传统文化"六艺"——礼、乐、射、御、书、数,就是保持大脑活力的秘诀。

礼:走出家门,多社交。老人退休后交际圈变小,但和新老朋友参加一些社会活动,体验到自己的价值所在,让身心得到真正的释放,会让老人有一些全新的体验。

乐:听音乐,唱唱歌。研究发现,音乐对治疗和缓解焦虑、抑郁、失眠及阿尔茨海默病的精神行为异常有很大帮助。依据个人喜好选择音乐类型,听歌、唱歌要以"不累"为原则。

射:多动手、勤用脑。多选择手脑并用、精神专注的运动,比如画画、陶艺、手工制作、园艺等创造性活动。

御:动起来。老人应量力适当运动,太极拳、健步走、登山等都是不错的选择;如果没有高血压、糖尿病、高脂血症、脑梗死、冠心病等疾病,运动时可稍微"快"一些,达到微微出汗为宜。

书:活到老,学到老,勤用脑。可以从事书法、画画、摄影等传统文化活动。

数:多做与数字有关的思维或推理。如下象棋、玩牌等。

第六节　幸福抓住7个"伴"

爱伴。爱家庭,爱生活,爱大自然。爱能使人的胸怀更加宽广,心境更好,心态更健康,从而使老人童心不泯,抗衰延年。

德伴。加强道德修养。做到乐善好施,助人为乐,世事通达,心胸宽广,这必然会使老人的心理获得平衡。

乐伴。笑是美好心情的自然流露,使老人的心境坦然,健康长寿。

动伴。老人能够经常从事一些适宜的劳动和运动,可以利关节,丰肌肉,通血脉,强筋骨,实脏器,增健康,抗衰老。

游伴。走低谷,攀高峰,游山玩水,返璞归真,实乃老人健康长寿秘诀之一。

说伴。无论是喜事还是愁事,老人还是要一吐为快。因为,说也是一种通气化瘀的良药。

书伴。老人经常看书读报,天天用脑,可心胸开阔,益智增神,生活充满乐趣,延缓身心的衰老。

第七节 会"花钱"才舒畅

人到老年,不像年轻时那样囊中羞涩,不像中年时瞻前顾后,在最能花钱的年龄,会花钱其实是对自己年轻时的一种弥补,对自己年老的一种奖励!

当然,会花钱不是说只知道花钱或者是花钱大手大脚,而是指能将钱花到实际用处,懂得投资,该花就花。

一、会花钱的老人更美丽

中老年人也该好好打扮自己了。可以多花点钱买一些漂亮的衣服,让自己能够在年老的时候依然光鲜美丽。穿得好看了,才会越活越年轻,这样更有利于健康长寿。

我们需要懂得,与其不停地买很多价格便宜的衣服,不如选择几套适合自己气质与身材的高品质衣服,这样既能让自己端庄美丽,也算得上是另一种节约。

二、会花钱的老人更健康

人年纪越大,就越要将钱投资在健康的饮食与生活方式上。不要贪图便宜去买劣质食品,也不要盲目花钱购买保健品。真正的健康,其实是根据自身实际,购置一些适合自己的体育用品,强身健体,这样才是保持健康的正确方式。

这样虽然看似花了一些钱,但其实是"花小钱,省大钱"。因为有了一个健康的身体,就有了革命的本钱。

三、会花钱的老人更快乐

花钱旅游、买些自己喜欢的纪念品,换来的是快乐、高兴。旅游还可以锻炼身体、活动筋骨,会摄影的就拍些美丽的风景照,会写作的就写点游记小文,乐趣多多,快乐多多。

第八节 口腔是身体健康的晴雨表

全国第3次口腔健康流行病学调查显示,老人龋病发病率为88.1%~98.4%,牙周健康的老人只有14.1%~14.5%。

老人口腔疾病有4个特点。一是龋病、根面龋的发病率高。龋病即俗称的虫牙、蛀牙。根面龋是指人到中年以后,牙周逐渐开始"暴露"的现象。二是对牙髓病的反应降低、牙质过敏。三是牙周病发病率居高不下,牙周疾病是引起成年人牙齿脱落的主要原因之一,也是危害人类牙齿和全身健康的主要口腔疾病。四是牙列缺损、缺失及肿瘤发病率显著增高。老人口腔疾病的临床表现主要为牙痛、牙齿松动、口腔溃疡、牙龈出血、口腔有肿块、口腔异味等。

一、牙好才能身体好

口腔疾病对全身疾病都有影响,如对主动脉瘤、阿尔茨海默病、慢性阻塞性肺疾病的影响,有 2/3 灼口综合征患者伴随着精神疾病。因此口腔疾病是全身疾病的前兆,口腔黏膜病诊疗应树立多学科联合治疗的理念。

其实大多数口腔黏膜病是可以有效控制和治愈的,口腔黏膜病病因复杂,病种也比较多,关键就在于口腔医师是否能够根据患者个体差异来治疗,帮助患者治疗要全面,口腔医生应该加强与其他学科的交流学习。晚上睡觉戴假牙会大大增加义齿性口炎的发病率,刷假牙也要用专门的洗刷工具。

二、心情好才能牙口好

口腔疾病治疗可以引入改善情绪的非饮食治疗方法。比如灼口综合征患者,一般都是退休的老人。这些老人退休后,工作环境、生活环境发生改变,常常感到抑郁焦虑,而这种焦躁的状态正是灼口综合征的发病原因之一。

因此,口腔疾病患者应适当运动,在运动过程中人体会产生内啡肽,内啡肽类似于吗啡,能使人心情愉快。多晒太阳也有利于改善情绪,每天晒 15~30 分钟的太阳,紫外线有助于人体合成多巴胺。

口腔清洁对于保护口腔健康十分重要,口腔医生应在诊疗过程中加强对患者口腔清洁的教育。

口腔专家向大家介绍了口腔保健"三部曲",即一刷、二通、三冲。一刷就是平时早晚用牙刷清洁口腔;二通就是使用牙线、牙间隙刷(也叫牙缝刷)这类专门工具来清洁;三冲就是使用冲牙器。一般来说,牙刷和牙线就足够我们日常的牙齿清洁工作了。

第九节　如何正确晒太阳补钙

随着年龄增长,老人或多或少地伴有钙的流失,出现关节疲劳、不能走远路、腰肩痛等情况。及早补钙是每一个老人的必修功课,而夏季是老人补钙的最好时节。

夏季阳光充足,衣着较少,裸露皮肤面积大,皮肤经阳光照射后,日光中的紫外线能促进体内维生素 D 的合成,可以大大增加钙的吸收。

另外,夏季日照时间长,户外活动较多,充分的活动和锻炼也能够增加骨骼弹性和韧性,改善或减轻骨质疏松的症状。老人每天要保证 1~2 小时的室外活动,如散步、骑车、游泳、打太极拳、八段锦等。可以选择每天紫外线照射不是特别强烈的时候,如上午 9~10 点,下午 5~6 点,以免中暑。

需要注意,不要隔着玻璃晒太阳,因为玻璃可以阻挡大部分紫外线,阻碍维生素 D 的合成。

对于钙流失较多的老人,还要保证从饮食中多补充钙质,食用含钙量较高的食品,如虾皮、精瘦肉、鱼肉、菠菜、豆制品、奶制品;伴有乳糖不耐受症的老人可选择喝酸奶、豆浆。

补钙要分三步走:首先,补钙要有钙的摄入,例如吃钙片,这只是第一步。其次,肠道要把吃进去的钙吸收掉,这需要维生素 D 的参与。所以,医生会建议患者补钙的同时,补充维生素 D。最后,肠道吸收钙剂,使体内血钙水平上升。但增加血钙不是目的,我们的目的是让血液中的钙向骨头沉积,转化成骨钙,这就需要维生素 K_2 的配合。维生素 K_2 就像踢足球时的临门一脚,非常关键,如果体内没有充足的维生素 K_2,即使补充再多的钙和维生素 D,也解决不了骨质疏松问题。

补钙效果差,就是因为欠缺临门一脚。长期以来,人们在补钙时只关注钙和维生素 D 的摄入,却忽略了维生素 K_2 的作用,这也是为什么中老年人经常补钙,最后却仍然出现骨质疏松的主要原因。维生素 K_2 是骨和钙代谢的关键控制因子,没有它的参与,人体摄入的钙不可能在骨骼上有效矿化、沉积与保持。维生素 K_2 能够帮助身体捕捉更多的钙,增加骨质量和骨密度。

另外,维生素 K_2 可以让钙结晶得更规则,增加骨强度。更重要的是,维生素 K_2 会约束骨钙,使其不易丢失,从骨矿化速度、成骨细胞、破骨细胞 3 个方面控制钙的活动,从根源上消除骨质疏松。想从饮食中补充维生素 K_2 很难。虽然深绿叶菜含有丰富的维生素 K_1,可以经肠道菌群转化为 K_2,但由于不健康的饮食习惯及抗生素的滥用,想通过饮食摄取足够量的维生素 K_2 很难做到,只能外源性补充。

第十节　老人健身方式很重要

一、健身不只是有氧运动

随着年龄的增加,人体器官也在衰老。因此,每天要进行 30 分钟的有氧心肺运动,但要适当增加力量、柔韧性及平衡能力锻炼。

二、开始训练不要太快

健身训练欲速则不达。多年不锻炼的人,可以从最简单的饭后散步开始。形成习惯后,再增加运动量。60 多岁的人无论多么有经验,充分热身都非常必要。

三、运动多样化

每天做同样的运动,既容易厌倦又容易受伤。建议进行交叉训练,比如,跑步与自行车运动交叉、跑步与游泳交叉等。

四、健身优先，不找借口

对待健身应该像对待生活中其他重要事情一样。一旦制订了健身计划就雷打不动地付诸实施，绝不以时间、孩子或其他事情为借口，拖延或停止健身计划。

五、不要小瞧自己

别以为年过四十，运动表现就必然"一落千丈"。研究发现，运动员在 50 ~ 75 岁年龄段，每年运动表现只下降了 3.4%。80 岁时还可以取得较高的运动成绩。

六、调整速度，间歇式训练

在日常步行运动中增加快步走及慢步休息的间歇式训练，有助于在较短的时间内消耗体内更多的热量。

七、和大家一起锻炼

获得家人和朋友的支持非常重要，相互鼓励，一起训练，效果更好。

八、注意旧伤

运动一定要注意旧伤。如果双膝曾经受过伤，跑步就不是最佳选择。

九、别让体重困扰自己

很多人开始健身时都只想到要减肥。当减重效果不理想时，有些人就会心灰意冷，甚至停止健身。专家表示，应该综合考虑到锻炼的多种其他保健作用，坚持长期有效的健身可以降低患 2 型糖尿病、心脏病及某些癌症的风险，还能让你安心入眠。

第十一节　老来练肌肉可以防病健身更长寿

很多人觉得锻炼肌肉是年轻人的事儿，其实老人适当锻炼肌肉可减少患慢性疾病的风险，利于长寿。50 岁时男性肌肉量约减少 1/3，女性约减少一半，如不练肌肉，健康状况会加速下滑。随着年龄的增长，人的基础代谢率下降，能量消耗减少。由于肌肉总量呈下降趋势，人的基础代谢率每十年下降 3%。不经常运动的人，每年减少 0.25 kg 肌肉，增加 0.25 kg 脂肪，脂肪的堆积导致体重增加，对心脏和骨骼等都会带来负担。不运动时，1 kg 肌肉可消耗 75 ~ 110 cal 热量，而 1 kg 脂肪只能消耗 4 ~ 10 cal 热量。适度增加肌肉比例，有助于提高新陈代谢，减少脂肪，避免肥胖，有助老人健康。

老人适度锻炼肌肉还有以下 4 种好处。

1. 减缓腰酸背痛　不少老年朋友的颈椎和腰椎不是太好甚至退化,在肌肉力量不足、过度使用的情况下,会带来疼痛。增加肌肉力量则会给骨骼提供保护和支撑。

2. 降低糖尿病风险　肌肉能从血液中摄取所需糖分加以利用,减少机体对胰岛素的依赖,从而降低患糖尿病风险。

3. 预防骨质疏松　适度肌肉训练会不断刺激人体骨骼,使机体做出反应,加强骨密度来适应长期锻炼。

4. 减少摔跤的概率　有意识地锻炼肌肉,能提高行动能力与身体的平衡性,减少摔跤概率,预防骨折。

俗话说"人老腿先老",所以建议老人的肌肉锻炼先从腿部开始,锻炼时以小负荷力量训练为宜,比如练下肢时可做半蹲。如觉得半蹲吃力,可坐着练习伸弯小腿。男性对臂部、胸部和腿部肌肉要求较高,可多做推举重量较轻的杠铃、背着杠铃下蹲的动作。女性对曲线要求较高,适合用小重量哑铃做推举、转体等动作。刚开始锻炼时,以中等运动量为宜,运动时间建议在 1~1.5 小时,女性可根据体力减少运动量。老人在锻炼肌肉前最好到医院的运动保健咨询门诊进行咨询,选择适合自己锻炼的项目锻炼肌肉。

第十二节　老人如何选择合适的鞋子

不少老人由于穿鞋不当引起腿痛,甚至扭伤脚踝,那么该如何选择鞋子呢?

首先,买鞋的核心需求就是"合脚",遵循"鞋前宽、鞋中韧、鞋跟硬"的原则。其次,好的老人鞋应该是鞋底外层硬一点,防止被硬物划伤;内层软一点,带气垫的最好,能起到减震作用,如果中间足弓处垫高一点就更好了。鞋底则是锥形的最好,它与地面接触面积大,稳定性好。再次,最好挑双大半码的鞋。老人脚最怕挤,鞋子尺寸稍微宽松一点没有关系;系带的或有粘扣的鞋能随时调节肥瘦,比较跟脚,最适合老人;后跟一定要服帖,可以将脚尖或脚跟往前或后踮起,看看鞋子是否能完全包裹脚部。此外,老人脚跟脂肪垫变薄,很容易疼痛,所以鞋跟 2.0~2.5 cm 较适宜,既能缓冲,走路也更省力。

第十三节　正确看待鹅卵石路

退休后,老人们总觉得生活过于清闲,想找点事做。公园里的鹅卵石小路引起了许多老人的关注,并且冠之于"健康之路"的美名。老人认为走"健康路"不但可以消磨时间,而且身体也能得到锻炼。所以,每天都要去走上几个来回,刚开始的时候觉得非常舒服,晚上睡觉特别香。可是好景不长,后来发现走路时间长了、站立久了脚底疼痛不已,随后还引起小腿疼痛。

走"健康之路"的确能给健康带来一些益处。脚底的穴位很多,是重要的经脉反射区,所谓"一足通全身"就是这个意思。足为人之根,是人体精气汇集的中心。足部离心脏最远,又处于人体的最下端,末梢血液循环比较差,血液容易滞留。所以,在日常保健中,经常保持足部的血液循环畅通非常重要。很多人觉得光脚走走鹅卵石路,足底穴位得到很好按摩,还能促进脚部以及全身的血液循环和新陈代谢,增强神经系统和内分泌的调节功能,从而提高身体抵抗疾病的能力。但是,专家提醒,并不是所有老人都适合走鹅卵石路,康复锻炼切忌盲目跟风,一定要因人而异,因病而异。那么,哪些人不宜走鹅卵石路呢?又有哪些方法可以替代呢?

一、哪类老人不适宜走鹅卵石路

(一)有关节炎的老人不宜

随着年龄增长,全身骨关节呈现慢性的、进展性的退化,受累比较多的是颈椎、腰椎和膝关节。如果膝关节有退行性病变,会表现为关节疼痛僵硬,上、下楼困难,严重时,局部有明显肿胀、压痛,甚至畸形。专家建议,这类人的康复锻炼宜选择不负重的坐着锻炼方式,如游泳、骑单车等。走鹅卵石路是一种让关节负重的锻炼,只会加重原有的关节负担。

(二)平足老人不宜

专家介绍,正常人的足底都有足弓,它在起到缓冲震荡作用的同时,还能保护足底重要神经、血管、肌腱等组织,而平足的人足弓低或者是没有,这就使得足底的弹性变差,失去对足底重要组织的保护作用,如果再在石子路上走来踩去,就很容易造成足部组织的一些伤害,反而会加重病情。

(三)患高血压的老人不宜

因老人走路不稳,鹅卵石路高低不平易导致摔倒,本身患高血压的老人一旦摔倒,很容易有生命危险。

(四)脚部有伤的老人不宜

由于鹅卵石比较硬,近期脚部有损伤,如发生关节胀痛、拉伤、扭伤、炎症急性期的人,也不宜去走鹅卵石健身。

最后,专家还提醒,走鹅卵石路,最好是赤脚或者穿着较薄的袜子行走。老人在鹅卵石路面上行走锻炼,一定要控制好时间,每天早晚各走15分钟左右为宜。同时要集中注意力,以免由于路面凹凸、易滑等造成摔伤、扭伤等。不建议老人在鹅卵石路上倒着行走,这样走路危险性更大。如果发生足底皮肤外伤,要及时就医处理。

二、与走鹅卵石路相比,动手按摩更靠谱

足底被称为人体的第二心脏,分布着许多穴位,是人体脏器的反射区。按摩足底可

提高人体抵抗力,有助健康长寿。老人经常走鹅卵石路无非是为了刺激足底的穴位,其实只要学会足底按摩,就不需要每天到公园走鹅卵石路。

自我足底按摩的方法很简单,只需要每天在睡前准备一盆 40 ℃ 左右的温水,水深要没过脚踝处,再加上一勺食盐就足够了。

按摩方法:将食盐倒入温水中,并搅拌均匀,然后用来泡脚,泡 15 分钟后可开始足底按摩。先用右手示指、中指及无名指的指间关节按摩左脚的涌泉穴(位于足底部前 1/3 与后 2/3 交点上)60 次,再用左手按摩右脚的涌泉穴 60 次。然后,用大拇指按压每个脚趾的指蹼,共 3~5 分钟,注意要将脚放在水里按压。最后,用干毛巾擦干双脚,再用大拇指分别按揉两侧的足三里穴(位于髌骨下缘 3 寸,胫骨前嵴外一横指处)及三阴交穴(位于内踝尖上直上 3 寸,胫骨后缘靠近骨边凹陷处)20 次,按摩的力度应先轻后重,以有酸麻胀感为宜。

第十四节 老年间隔散步法

散步是简便易行的健身法,尤其适合中老年人。散步有很多诀窍,做对了功效加倍。

日本专家推荐"间隔散步法",即慢走和快走交替进行,增强肌力和耐力、降低"三高"、促进睡眠的效果更好。一项持续 5 年的研究显示,该法有助老人预防运动器官综合征,并且采取"间隔散步法"的人,不易受炎症的侵袭。

一般的散步对肌肉压力较小,提高肌肉和耐力的效果不大,而持续数十分钟的快走对中老年人来说又负担较重。"间隔散步法"结合两者,一张一弛,锻炼效果更佳。"间隔快走法"的基本做法是:慢走和快走每隔 3 分钟变换 1 次,循环进行。快走时,速度保持个人最快步速的 70% 左右,也就是身体感觉微微吃力的程度。快走 3 分钟后,肌肉就会分泌乳酸,人体随之出现疲劳不适感,此时切换成慢走,就能给人体缓冲时间,有利坚持下去。此外,散步的姿势要正确:挺背收颌,目视前方 25 m 处;迈大步,脚跟先着地;肘部弯曲 90°,大幅前后挥动。每天做 5~10 遍,总共持续 30 分钟至 1 小时;一周做 4 天以上,持续 5 个月。老人要循序渐进,可将快走 3 分钟改成 2 分钟,每天分成多次来做。

散步后 30 分钟内可以喝点牛奶,其中的蛋白质和糖分能促进基础代谢,增强体温调节功能,冬防着凉,夏抗中暑。

第十五节 散步不等于健步走

"走"是中老年人喜欢的运动方式,也是最简单的锻炼方式。人们常说"饭后百步走,活到九十九",将各种"走"统称为"散步",可是由于走步锻炼的目标、性质、方式、方法不同,其效能也有一定差异。

一、散步——放松镇静的休闲活动

散步是一种休闲活动,以闲适的心情,去轻松地漫步。它不要求运动强度和速度,有较强的随意性。散步要先用2~3分钟时间做深呼吸和伸展运动热身,然后再开始散步,散步时头、肩、臀部、膝盖和脚成一条直线,应在整个散步过程中保持这种"脊柱不偏不倚"的姿势,并看前方10 m处。散步要选择清静的地方。

二、健步走——简单有效的有氧运动

健步走是一种有氧运动,有益于心血管健康,是在肌肉不存在氧债的情况下进行的长时间身体活动,这种活动可提高氧的利用率,降低心率,降低血压,还可发展侧支循环和增大冠状动脉面积,防止冠心病发生。健步走是在自然行走的基础上,躯干伸直,收腹、挺胸、抬头,随走步速度的加快而肘关节自然弯曲,以肩关节为轴自然前后摆臂,同时腿朝前迈,脚跟先着地,过渡到前脚掌,然后推离地面。健步走时,上下肢应协调运动,并配合深而均匀的呼吸。健步走速度的快慢是决定锻炼效果的关键因素,通常因人而异可分为慢步走(每分钟70~90步)、中速走(每分钟90~120步)、快步走(每分钟120~140步)、极快速走(每分钟140步以上)。

第十六节 饮茶与养生

饮茶的好处很多,茶是理想的饮料,但要注意饮茶的合理性,特别是老人更要掌握:"清淡为好,适量为佳,饭后少饮,睡前不饮,即泡即饮,服药不饮"的原则。

一、饮茶不过量

茶有提神、消除疲劳的功效,但不可过量。因为茶中的主要成分是咖啡因,过量可引起兴奋、不安、失眠。

二、饮茶不宜过浓

浓茶所含的咖啡因往往过量,造成心动过速、心律不齐。因此,有冠心病、肺源性心脏病、高血压的老人喝茶宜清淡、少饮。

三、饭后不要立即饮茶

饭后立即饮茶会引起消化不良和某些营养物质的缺乏。

四、睡前不宜饮茶

茶有提神兴奋、利尿作用。所以晚间不要喝茶,以免兴奋、失眠、多尿,影响正常的睡眠;一般可在晚饭后改为饮白开水。

五、不要用茶水服药

因为茶中的鞣质可和药物结合而沉淀,这样会改变药性,阻碍吸收,影响药效。

六、不要喝隔夜茶

茶水搁置太久容易被污染,茶水成分也容易起变化,所以喝隔夜茶有害身体。

七、有的人不宜喝茶

茶能提高基础代谢率,有甲状腺功能亢进症的患者不应饮茶;茶能刺激胃酸分泌,有溃疡的患者喝茶要慎重,一定不要饮浓茶;因茶叶中含有大量鞣酸,能影响人体对铁和蛋白质等的吸收,因此,患有营养不良及缺铁性贫血的患者不宜饮茶;患有严重的动脉硬化、高血压的患者不要饮浓茶;发热的患者不宜饮茶。另外,茶叶中的鞣质有收敛的作用,喝浓茶会引起便秘,老人要加以注意。

八、掌握好泡茶时水的温度

根据茶叶种类的不同,泡茶的水温也应有所不同。一般绿茶,以刚刚沸滚的水为好;高级绿茶,由于特别细嫩,冲泡用水不可太烫,烫则易熟,破坏了茶中的有效成分;对于红茶和乌龙茶要用沸的开水冲泡,才能把茶叶中有效成分浸泡出来。冲泡的时间,视开水的温度,茶叶老嫩和茶量的多少而定。一般 3~5 分钟即可。并做到随泡随饮。

九、不饮用霉茶

霉茶中含有大量的毒素,不能饮用。

十、不要空腹饮茶

有人喜欢晨起后空腹饮茶,这样会冲淡胃液,影响消化,对身体不利。

老人的饮茶方法:早饭后泡一杯茶水,待口渴茶温,慢慢品饮,并不断续水,这样一杯茶水,上午饮,咖啡因和鞣酸浓度较大,提神消食;至中午茶已冲淡,不妨碍午睡;而到了下午基本上可以饮水为主。

第十七节 泡脚的注意事项

人体五脏六腑在脚上都有相应的投射区域,坚持泡脚,可刺激脚上的穴位,以舒经活络、颐养脏腑、延年益寿。但是老人泡脚方法不当也会引发健康问题,经常泡脚养生的老人要注意以下几个方面。

老人泡完脚之后,最好平躺或者在沙发上半躺3分钟。因为泡脚的时候全身的血液都往下半身加速循环流淌,直到脚底。如若突然起身,老人循环功能本身较弱,血液不能及时"增援"到上半身,容易造成一过性的眩晕。所以泡脚后老人先别着急起身去倒水,最好平躺或者半躺3分钟左右,有利于血液回流心脏,预防低血压和眩晕的发生。

泡脚的时候后背、额头微微有汗即可,千万不能泡得浑身大汗。因为中医认为"汗为心之液",出汗太多不利于心血管系统的健康。心脏病、心功能不全、低血压、经常头晕的人,都不宜用太热的水泡脚。糖尿病老年患者更要留意水温,因为这类患者末梢神经常不能正确感知外界温度,即使水温很高,他们也感觉不到,容易被烫伤,从而引发严重的后果。泡脚的水以40 ℃左右为宜。

老人最好晚上9点泡脚,此时肾经气血比较衰弱,泡脚有利于温补肾阳。这个时间点泡脚也能避免在过饱、过饥或进食状态下进行。

第十八节 艾灸养生

人至老年,形体衰弱,气血阴阳均会不足,最易生病,且病久难愈,但此期人群也最重养生,人生大事多已了却,可专心调养身体。老年期养生除注意起居有常、饮食规律、锻炼适宜外,艾灸养生也是强身健体、延年益寿的绝佳选择。

一、灸百会

百会属督脉,又名三阳五会,为"阳脉之海"。常灸百会可振奋一身阳气、醒脑开窍、温阳启督、升提中气,对素体阳虚,脱肛久痢,羸弱多病,思维迟钝的老人尤为适宜。因灸百会对血压有双向调节作用,可预防高血压和防止血压过低,故百会多配灸其他穴位预防脑卒中。《千金翼方》中提到:"其灸法,先灸百会,次灸风池,次灸大椎,次灸肩井,次灸曲池,次灸间使,各三壮,次灸三里五壮",明确提出预防脑卒中的艾灸方法。

二、灸命门

命门穴属督脉,为人体长寿穴之一,是人体先天元阳之气汇聚之处,有强肾固本、温阳固精、延年益寿的作用。常灸命门穴，可壮命门之火，使元气充足，调节机体各脏腑功能，激活机体活力，促进新陈代谢，从而达到"阴平阳秘"的效果，对老人、房劳者、久病体虚者尤为适宜。

三、灸涌泉

涌泉又名地冲，因肾水经气如泉从此涌出而得名，为长寿保健要穴，有补肾壮阳、增精益髓、滋阴降火、引火归元、交通心肾、平肝潜阳等作用。俗话说："若要老人安，涌泉常温暖"，常灸涌泉可壮元阳、祛阴寒，借助艾火的热力，通过经络腧穴的作用，达到温养阳气、行气活血、疏通经络、强筋健骨、延年益寿的目的。涌泉灸对老人、阴虚阳亢者尤为适宜，若配合足浴和按擦涌泉，可终不染恙，面色红腻，腰足轻快，还可改善老人睡眠。

四、灸大椎

大椎为手足三阳经与督脉之会，总督一身之阳，故称诸阳之会。常灸大椎，可解表通阳、清脑宁神、培补阳气、强健身躯，提高免疫力，对外感人群及体质虚弱者尤为适宜。因大椎为诸阳之会，灸之可和解少阳，祛邪外出，是防治疟疾的常用穴。常灸大椎配合风门、肺俞，还可增强肺脏功能，预防感冒和肺部疾患。

五、灸膏肓俞

膏肓俞属足太阳膀胱经，为保健要穴，有通宣理肺，益气补虚的功效。《备急千金要方》："膏肓俞无所不治，主羸瘦虚损……若能用心方便求得，灸之无疾不愈矣"。本法对一切虚劳诸损，年老体弱者，哮喘、肺痨、瘰疬等慢性顽疾者尤为适宜，对无病者可强身健骨，对体质虚弱者可扶助阳气，促进身体康健。艾灸养生源远流长，防病效果确切，操作方便，安全可靠，但欲获延年益寿之效，绝非一朝一夕之功，须长期坚持，按时施灸。须树立养生保健和防病意识，坚持不懈，做到未病先防，已病防变，无病时用心保养，有病时及时调治，方可得以长寿。

第十九节　老人冬季需要注意的几点

冬天之所以成为老人的一个坎儿，主要是由于老人身体的自我调节能力差，抵抗力较弱，气温的骤降及冷风的侵袭很容易导致原有疾病加重，特别是心脑血管疾病和呼吸系统疾病。再加上冬季感冒和跌倒多发，老人恢复较慢，在这个过程中容易加重病情或诱发多种并发症。

中国慢性病前瞻性研究项目在今年公布的一组数据显示，我国冬季心血管病患者死亡人数比夏天高 41%。

一、低温加重心脑血管病

很多老人有高血压、高血脂等基础性疾病。冬季气温较低,特别是遇到大风降温天气,寒冷会刺激人体血管收缩,从而促使心率加快,血压升高,心脏负荷增加,同时也增加了脑出血和心肌梗死发作的机会。

此外,冬季因排汗减少,饮水量减少,水分摄取不足,血液黏稠度增加,容易形成血栓,导致急性心血管事件发生或病情恶化。

老人在冬季一定要密切监测血压,及时调整药物。高血压患者服降压药时不可随意停服,如果突然停药,可能出现血压反弹。

二、寒冷干燥,容易诱发呼吸系统疾病

冬季寒冷干燥,再加上又是雾霾多发季节,很容易导致老年性慢性肺病患者急性发作。最常见的呼吸系统疾病主要是哮喘、肺炎,此外,咽炎、急性气管炎和支气管炎也容易发作,特别是老人,本身抵抗力就弱,对冬季气温、湿度等气象要素的变化极为敏感,如果长期处于寒冷干燥的环境中,很容易发生上呼吸道感染而诱发哮喘。

冬天要特别注意咽喉部保暖,出门尽量不要穿低领衣服,同时最好围上围巾。

三、感冒诱发基础疾病

冬天还是感冒的多发季节,体质虚弱的老人不可避免地成为流感病毒首要攻击目标。感冒后会加重心肺功能的需求,心衰患者容易出现心衰急性加重,诱发急性心梗。对于有慢性呼吸系统疾病,如哮喘、气管炎的老人,一场小小的感冒可能就会引发肺炎,若不及时治疗,会同时引起多个器官系统的连锁反应,比如呼吸衰竭、心力衰竭、肾衰竭、细菌性心内膜炎等,这些连锁反应的致死率和致残率很高。

由于老人组织、器官逐步老化,各类药物在体内的代谢、运转分布与作用强度都比较特殊,某些感冒药会对肝、肾、脑等重要器官产生不同程度的损害。对于有其他基础疾病的老人,感冒药可能会和其他药物相互作用,影响药效或者产生不良反应。所以,老年人感冒后要更慎重地选择感冒药。

四、骨折导致多种并发症

入冬后,老人出现骨折的现象明显增多。老人一旦发生骨折,容易导致原有的内科系统疾病加重,以及泌尿系统感染、压疮、肺炎等并发症。

部分骨折患者活动受限,需要长期卧床,容易形成深静脉血栓,而血栓会随着血液循环游走可导致肺栓塞,重者可导致骨折患者猝死;此外,骨折后高凝状态也增加了血栓形成的概率,应注意观察。

第二十节 保养心脏可以常按护心穴

老人上臂都有松弛的悬垂肌肉,左臂更明显。捏揉起来犹如棉絮,手指一搓还有疙疙瘩瘩的脂肪颗粒,稍一用力疼痛难忍。这其实是心脏供血不足、气血运行不畅的表现。补救方法很简单,每天捏揉此处,能把松弛的肌肉捏实,心脏供血也会顺畅,自然不再胸闷气短。

手臂内侧是手少阴心经的循行部位。心经起于心中,在体内和体表各有一段循行路线,体表心经循行路线是沿手臂内侧后缘一直到小指。心经与心血管病直接相关,主治心、胸、神志方面的疾病,以及上肢内侧后缘疼痛、掌心热等。心经经气异常,会产生心痛、咽干、口渴、前臂厥冷、麻痛等症。此外,心经还可安定神志、调节心理,治疗失眠健忘、神经衰弱等神经和精神疾病。疏理心经和检测心功能的最佳时间是上午 11 点至下午 1 点。两臂各捏揉 5～10 分钟。

一、掐按神门助眠防阿尔茨海默病

神门位于腕横纹尺侧端,尺侧腕屈肌腱的桡侧凹陷处。它为心经之原穴,即安定心神的门户。临睡前点按此穴有助产生困意,调节睡眠障碍,平时经常揉按还可防治阿尔茨海默病。神门穴还治疗晕车。神门穴位置很深,需用大拇指的指节内侧用力掐按才能达到一定刺激量,产生治疗效果。

二、弹拨极泉测心功能

极泉位于腋窝顶点,腋动脉搏动处。它不仅可以调节心律,治疗两肋疼痛,还是检测心血管健康的要穴。检测手法是用拇指点按极泉,然后拨动它,拨动时会触及很多"小筋",并产生向手指传导的发麻感。若麻感明显,说明心经通畅,心血管功能正常;若拨动时只痛不麻也不传导,证明心血管有淤阻;若不痛也不麻,说明心血管系统供血不足。

三、心痛疲劳按通里

心动过缓的人群大多在通里穴(小指一侧的腕横纹向上一横指处)有压痛、结节等阳性反应点。捏拿此穴 36 次为 1 遍,捏拿 3～5 遍,可舒心安神。上班族工作疲惫时,两手握拳,将手腕内侧放在桌子边缘上,从通里穴向手肘方向推,重复 30～50 次,既可休息大脑,还可疏通心经。

第二十一节　糖尿病患者的冬季养生

入冬后,身体的新陈代谢变慢,抵抗力下降,特别容易生病,而且易损伤阳气。冬季养生并不像想象中那么复杂,平时留意一些养生小常识,也可以达到事半功倍的效果。

一般情况下,冬季的血糖要比春秋两季高。因此糖尿病最容易在冬季加重,应特别注意保健。同时,寒冷会刺激交感神经,使之兴奋,使体内儿茶酚胺类物质分泌增加,易导致血糖升高、血小板聚集而形成血栓,同时导致血压升高,激发冠状动脉痉挛,诱发心绞痛等。如每年"寒流"袭来时,糖尿病患者尤其是老年糖尿病患者便会发生不良生理反应,如血糖、血压升高,从而出现心肌梗死、脑梗死和脑出血。老年糖尿病患者在冬季应了解以下养生小常识。

一、避寒就温

每年"寒流"袭来时,糖尿病患者尤其是老年糖尿病患者便会发生不良生理反应,如血糖、血压升高,从而出现心肌梗死、脑梗死和脑出血发病率明显升高。因此糖尿病患者应注意御寒,随时注意天气变化,及时添加衣服,注意保暖。平时要通过积极的锻炼,提高机体抗寒和抗病能力。居室应温暖防风,一般宜保持在18 ℃以上。气温骤降与寒流过境时,最好减少外出,若要外出则应做好保暖防护。

二、饮食节制

冬天气温下降,出汗减少,容易导致各种消化液分泌增加,人们食欲大增,这也是血糖升高的因素之一。因此,糖尿病患者应在医生的指导下,根据自身情况制定科学饮食方案,控制主食,忌食甜点。有饥饿感者,可增加副食如豆制品、乳制品,多吃新鲜蔬菜,以满足机体需要。糖尿病患者还要养成冬季多喝汤的习惯,鸡汤、排骨汤含有人体所需的多种氨基酸,可溶性高,易于吸收,可以有效增强抵抗力。还要注意维生素 A、维生素 B₂、维生素 C 的摄取,适量食胡萝卜、油菜、菠菜、绿豆芽、枣、核桃仁等。

三、热水泡脚

脚是人体之根,素有第二心脏之称。入睡前用40～50 ℃的热水泡泡脚(并配合按摩10 多分钟),可加速血液循环、消除疲劳,并有保健益寿之作用。

四、早睡晚起

"日出而作,日落而息"。在冬季,保证充足睡眠时间尤为重要,从传统养生学的角度讲,冬季适当地增加睡眠时间有利于人体阳气的潜藏和阴精的积蓄,使人体达到"阴平阳秘,精神乃治"的健康状态。另外,起得太早,睡眠时间不够再加上大量运动,糖尿病患者的身体往往承受不了。

五、锻炼不可过早

不少人晨练选择在天亮之前或者天蒙蒙亮时(5时左右),以为此时环境幽静,空气清新。其实不然,由于夜间近地面层空气冷却作用,容易形成稳定的逆温层,就像盖子一样,罩在空中,使近地面空气中的污染物不易扩散,而此时污染物的浓度最大。日出之后气温开始上升,逆气层被破坏,污染物向外扩散出去。这时才是晨练得好机会。

六、宁静为本

冬季要以安定清静为根本,保持精神上的愉快和情绪上的稳定。《黄帝内经》中说,在冬季应避免各种不良情绪的干扰和刺激,让心情始终处于淡泊宁静的状态,遇事做到含而不露,秘而不宣,使心神安静自如,让自己的内心世界充满乐观喜悦的情绪。过度的喜、怒和悲伤,与糖尿病有着密切而微妙的内在联系,此时交感神经兴奋,促使肝中的糖原释放进入血液,血糖升高,同时会导致心脑血管局部痉挛,局部血管供血不足,引发急性心脑血管事件。

七、多晒太阳

糖尿病患者非常容易并发出现骨质疏松症,而骨质疏松症对于糖尿病患者是一个巨大的危害,不但会引发患者全身疼痛,不能运动,甚至会引起骨折,严重影响患者的生活质量。冬天由于户外气温降低,大多数糖尿病患者减少了户外运动的时间,这样接触阳光的机会相应减少,而经常晒太阳是预防骨质疏松一个极为重要的措施。所以糖尿病患者在冬天要多晒晒太阳。

第七章　养生名言谚语

第一节　运动是健康的源泉

流水不腐,户枢不蠹,动也。

——吕不韦

动则生,静则息。

——杨万里

常动则筋骨竦,气脉舒。

——颜元

养身莫善于习动。

——颜元

劳心者,不可不劳手足。

——《中外卫生要旨》

一身动则一身强,一家动则一家强,一国动则一国强,天下动则天下强。

——颜元

生活多美好啊,体育锻炼乐趣无穷!

——普希金

缺少活动的生活,是一种慢性自杀。正确的健身运动可以增加寿命。

——莫尔豪斯

水若停滞即失其纯洁,心不活动精气立消。

——达·芬奇

运动是世界上最好的安定剂。

——怀特

运动的作用可以代替药物,但所有的药物都不能代替运动。

——蒂素

第二节　健康是第一财富

肉不坚,膝理疏,则善病风。

——《黄帝内经》

伟大的事业基于高深的学问,坚强的意志在于强健的体魄。

——孙中山

健康的乞丐比有病的国王更幸福。

——叔本华

健全的精神寓于健全的身体！

——列宁

保持健康,这是对自己的义务,甚至也是对社会的义务。

——富兰克林

健康是人生第一财富。

——爱默生

健康的生活,既开出鲜花,又结出甜果。

——普希金

健康先于一切。

——莫泊桑

科学的基础是健康的身体。

——居里夫人

健全的肉体是健全心灵的产物。

——萧伯纳

第三节　乐观的人更健康

一种美好的心情,比十剂良药更能解除生理上的疲惫和痛楚。

——马克思

有德则乐,乐则能久。

——《左传》

乐观的人永葆青春。

——拜伦

在吃饭、睡觉、运动时能宽心无虑,满怀高兴,便是长寿的妙理之一。

——培根

真正的快乐是对生活乐观,对工作愉快,对事业兴奋。

——爱因斯坦

快乐使身体无病,心灵无忧。

——杰弗逊

第四节　用理智支配你的情绪

经得起各种诱惑和烦恼的考验,才算达到了最完美的心灵的健康。

——培根

用感情生活的人,生命是悲剧;用思想生活的人,生命是喜剧。

——布律耶尔

第五节 生气是拿别人的错误惩罚自己

牢骚太盛防肠断,风物长宜放眼量。

——毛泽东

人要是发脾气就等于在人类进步的阶梯上倒退了一步。

——达尔文

容易发怒,是品格上最为显著的弱点。

——但丁

愤怒使别人遭殃,但受害最大的却是自己。

——列夫·托尔斯泰

愤怒以愚蠢开始,以后悔告终。

——毕达哥拉斯

发一次怒对身体的损害,比发一次热还要厉害。

——大仲马

愤怒对别人有害,但愤怒时受害最深者乃是本人。

——列夫·托尔斯泰

第六节 养生莫若养性

身体必须要有精力,才能听从精神的支配。

——卢梭

身体的健康在很大程度上取决于精神的健康。

——约翰·格雷

第七节 小劳则身健

勤劳一日,可得一夜安眠;勤劳一生,可得幸福长眠。

——达·芬奇

节制和劳动是人类的两个真正的医生。

——卢梭

世上不知有多少人，为着疏懒误了自己的人生。

——莫泊桑

第八节　人都需要娱乐和变换兴趣

游戏是儿童最正当的行为，玩具是儿童的天使。

——鲁迅

旅行教给人们宽容之美德。

——爱利克

谁不会休息，谁就不会工作。

——列宁

第九节　休息是天然的保姆

闲暇的目的不是为了心灵获得充足，而是为了心灵获得休息。

——西塞罗

食勿求饱。

——孔子

节饮食以养胃，多读书以养胆。

——庄子

饮食不节，杀人顷刻。

——《本草纲目》

饮食如不适可而止，厨师亦成下毒之人。

——伏尔泰

饮食节制常常使人头脑清醒，思维敏捷。

——富兰克林

婴儿常病，伤于饱也。

——《潜夫论》

酗酒是暂时性的自杀。

——罗素

酒精使肝脏痛哭流涕。

——俄罗斯民间谚语

睡眠是大自然的神奇的秘密，它恢复人的一切力量，肉体的精神的。

——契诃夫

参考文献

[1]徐金尧.健身养生名言谚语荟萃[M].浙江:浙江大学出版社,1989.

[2]高红敏.黄帝内经中的谚语养生[M].北京:朝华出版社,2009.

[3]郭霞珍.养生名言谚语集锦[M].北京:人民卫生出版社,2011.

[4]王昕.《黄帝内经》中的女人养生养颜经[M].西安:陕西师范大学出版社,2009.

[5]鲁大夫.男人四十养生之道[M].北京:中国言实出版社,2010.

[6]杨玉平.女人养生先养脾[M].北京:人民军医出版社,2015.